基层医疗卫生机构财务与会计实务

卫生部规划财务司　组织编写

企业管理出版社

图书在版编目（CIP）数据

基层医疗卫生机构财务与会计实务/卫生部规划财务司组织编写.
—北京：企业管理出版社，2012.5

ISBN 978 - 7 - 5164 - 0063 - 0

Ⅰ.①基…　Ⅱ.①卫…　Ⅲ.①医院—财务制度—中国
②医院—会计制度—中国　Ⅳ.①R197.322

中国版本图书馆 CIP 数据核字（2012）第 086135 号

书　　　名：基层医疗卫生机构财务与会计实务
作　　　者：卫生部规划财务司
责任编辑：韩天放
书　　　号：ISBN 978 - 7 - 5164 - 0063 - 0
出版发行：企业管理出版社
地　　　址：北京市海淀区紫竹院南路 17 号　　邮编：100048
网　　　址：http：//www.emph.cn
电　　　话：编辑部（010）68701292　出版部（010）68701719　发行部（010）68414644
电子信箱：bjtf@ vip.sohu.com
印　　　刷：北京大运河印刷有限责任公司
经　　　销：新华书店
规　　　格：180 毫米×240 毫米　　16 开本　　21.25 印张　　325 千字
版　　　次：2012 年 6 月第 1 版　　2017 年 5 月第 2 次印刷
定　　　价：48.00 元

目　录

第一章　总　论

第一节　新制度出台的背景

随着我国经济社会的快速发展和医疗卫生体制改革的不断深化，卫生事业得到了前所未有的发展，医疗卫生服务体系进一步建立健全，基层医疗卫生机构经济运行的内外部环境发生了深刻变化，也对财务管理和会计核算提出了新的要求。

我国《基层医疗卫生机构财务制度》和《基层医疗卫生机构会计制度》，正是基于基层医疗卫生机构综合改革快速推进、服务体系基本建立完善，原有制度已经不能适应财务管理和会计核算的实际需求等现实情况而制定颁发的。

一、基层医疗卫生机构综合改革对财务会计制度改革提出了新要求

2009年3月公布的《中共中央、国务院关于深化医药卫生体制改革的意见》（中发〔2009〕6号）（以下简称《医改意见》），以建立中国特色医药卫生体制，逐步实现人人享有基本医疗卫生服务，提高全民健康水平为目标，对我国医疗服务体系建设、体制机制建立与完善提出了总体设想和明确要求。随之，国务院印发了《医药卫生体制改革近期重点实施方案（2009—2011年）》（国发〔2009〕12号）、《建立健全基层医疗卫生机构补偿机制的意见》（国办发2010年62号）等一系列改革配套文件，显示了新医改"保基本、强基层、建机制"的基本特点。随着新医改的不断推进，

基层医疗卫生机构的管理与运行发生了显著变化。

（一）基层医疗卫生机构补偿机制转换

《医改意见》明确了基层医疗卫生机构运行成本通过服务收费和政府补助补偿。政府负责其举办的乡镇卫生院、城市社区卫生服务中心和服务站按国家规定核定的基本建设、设备购置、人员经费及所承担公共卫生服务的业务经费，按定额定项和购买服务等方式补助。

随着基本药物制度在政府举办的基层医疗卫生机构全面实施，基本公共服务经费的落实、城镇居民基本医疗保险制度和新型农村合作医疗制度覆盖面不断扩大和筹资水平的不断提高，基层医疗卫生机构的收入来源渠道及其结构发生了明显变化：

1. 财政补助水平大幅度提高。

2. 医疗服务收入占比相对下降，公共卫生服务成本补偿资金占比明显上升。

3. 不再依靠药品加成收入维持经济运行。

4. 基本医疗保险筹资及支付制度对经济运行的影响程度越来越深。

由此，政府更加重视基层医疗卫生机构预算管理，基层医疗卫生机构的服务公益性也更加突出。内部财务管理的思路、重点和会计核算的内容均随之发生重大转变。

（二）服务功能变化

《医改意见》科学界定了基层医疗卫生机构的职能：乡镇卫生院主要是"提供公共卫生服务和常见病、多发病的诊疗等综合服务，并承担对村卫生室的业务管理和技术指导"，城市社区卫生服务机构主要是"以维护社区居民健康为中心，提供疾病预防控制等公共卫生服务、一般常见病及多发病的初级诊疗服务、慢性病管理和康复服务"。

可以看到，基层医疗卫生机构的基本职能定位是使用适宜技术、适宜设备和基本药物，为广大群众提供低成本的基本诊疗服务和公益性的公共卫生服务。而在新医改实施之前，大多数基层医疗卫生机构投入主要的医务力量用于提供医疗服务，内部管理和成本费用控制的重心、财务会计核算的内容主要是医疗业务。

随着基本公共卫生服务经费的落实和补助水平的提高，基层医疗卫生机构的服务内容开始向基本医疗服务和基本公共卫生服务并重转变。基本公共卫生服务提供的数量、质量，以及提供过程中的人力、物耗等成本费用成为其财务管理和会计核算的新内容和重点。

（三）绩效管理导向的变化

新医改坚持以投入换机制，大力推进基层医疗卫生机构综合改革，引导基层医疗卫生机构主动转变运行机制，提高服务质量和效率。与之相适应，基层医疗卫生机构正在逐步探索完善收入分配制度，建立以服务质量和服务数量为核心、以岗位责任与绩效为基础的考核和激励制度。也就是说，基层医疗卫生机构绩效管理导向已经从过去的业务收入为核心逐步转变为基本医疗和基本公共卫生服务数量和质量为核心，管理运行、业务规程、人员岗位设置、收入分配等思路和办法随之转变，所有这些，都体现在财务管理和会计核算中。

二、基层医疗卫生服务体系建设为新财会制度的制订实施奠定了基础

党和政府一贯高度重视农村卫生事业的发展和基层医疗卫生机构的建设。经过多年的投入和积累，我国基层医疗卫生服务体系已经逐步建立完善。

截至 2010 年末，我国政府举办的乡镇卫生院和城市社区卫生服务中心分别达到 40 430 个和 4 207 个，共占政府举办医疗卫生机构总数的 83%；年末在职职工人数分别为 120.7 万人和 18.8 万人，共占总人数的 30%；门急诊服务分别为 10.06 亿人次和 2.62 亿人次，共占总数的 42%；住院服务分别为 3752.9 万人次和 181.36 万人次，共占总数的 32%。由此可见，基层医疗卫生机构数、职工人数均达到了相当规模，机构遍及城乡各地，在满足城乡居民基本医疗卫生服务需求方面发挥着不可替代的作用。

随着基层医疗卫生服务体系的建立完善，其在整个医疗卫生服务体系中

的地位日渐重要，加上预算管理、功能定位等方面的特殊性，单独制定基层医疗卫生机构财会制度具有必要性和可行性。

同时，随着基层医疗卫生机构的发展，各地在预算管理、财务管理和会计核算等方面已经积累了一定的经验，还探索了一些包括"收支两条线"、"国库集中支付"、"财务集中管理"等在内的新模式，为新制度的颁布实施创造了管理条件。

三、基层医疗卫生机构综合改革呼唤出台新制度

原有制度对规范基层医疗卫生机构财务行为、加强财务管理、提高会计核算水平、促进医疗卫生机构健康发展起到了重要作用。但是，随着基层医疗卫生机构预算管理模式和成本补偿渠道的重大调整、功能定位的进一步清晰和业务活动的显著变化，原有制度的不适应性逐渐暴露出来，与公立医院共用一套财务会计制度针对性不强，已经难以满足管理的需要。基层医疗卫生机构一直借用《医院财务制度》和《医院会计制度》，而医院是以医疗服务为中心，医院财会制度也是围绕医疗成本核算设计的。新医改要求基层医疗卫生机构向基本医疗服务和公共卫生服务并重转变，特别是政府投入大量基本公共卫生服务经费后，基层医疗卫生机构的功能定位和补偿渠道都有所调整，财务管理要求和会计核算方法随之改变，需要与之相适应的专门的财会制度进行规范。

第二节　新制度的主要内容与特点

一、新制度的主要内容

（一）《基层医疗卫生机构财务制度》的主要内容

《基层医疗卫生机构财务制度》包括 12 章 57 条内容。依次是总则、单位预算管理、收入管理、支出管理、收支结余管理、资产管理、负债管理、

净资产管理、财务清算、财务报告及财务分析、财务监督、附则。

第一章"总则",提出制度制定的目的、适用范围、财务管理基本原则和主要任务。

第二章"单位预算管理",明确了基层医疗卫生机构预算管理的具体办法。

第三章"收入管理",明确了基层医疗卫生机构收入的主要内容和管理要求。

第四章"支出管理",明确了基层医疗卫生机构支出的主要内容和管理要求。

第五章"收支结余管理",明确了基层医疗卫生机构收支结余的概念、计算公式及分配办法。

第六章"资产管理",明确了基层医疗卫生机构资产的概念、分类、计量办法,规范了流动资产、固定资产、在建工程和无形资产的管理办法。

第七章"负债管理",明确了基层医疗卫生机构负债的概念和分类。

第八章"净资产管理",明确了基层医疗卫生机构净资产的性质、来源和用途。

第九章"财务清算",明确了基层医疗卫生机构财务清算办法和清算程序。

第十章"财务报告与分析",明确了基层医疗卫生机构财务报告的种类,规定基层医疗卫生机构可以根据本机构的特点和需要增加财务分析指标。

第十一章"财务监督",明确了基层医疗卫生机构财务监督的内容、方式和职能。

第十二章"附则",明确了执行本制度有关的一些问题。

(二)《基层医疗卫生机构会计制度》的主要内容

《基层医疗卫生机构会计制度》包括五个部分,依次是总说明、会计科目名称和编号、会计科目使用说明、会计报表格式和会计报表编制说明。

第一部分"总说明",主要规定了本制度的制定依据、适用范围、核算基础、会计要素、会计科目运用基本规定、财务报告构成和基本要求等。

第二部分"会计科目名称和编号",主要规定了制度中会计核算所涉及的全部会计科目名称和编号,按照资产、负债、净资产、收入和支出五个部分列示。

第三部分"会计科目使用说明",规定了各会计科目涉及的主要业务的账务处理办法。

第四部分"会计报表格式",规定了各种会计报表的具体格式,包括资产负债表、收入支出总表、业务收支明细表、财政补助收支明细表和净资产变动表。

第五部分"会计报表编制说明",对各种报表的编制要求进行了规定。

二、新制度的主要特点

新制度以基层医疗卫生机构综合改革为框架,适应基层医疗卫生机构功能定位和运行机制的转变,体现了强化预算管理、简化核算程序、促进财务管理水平不断提高的基本思路。其基本特点包括:

(一)加强预算管理。随着基层医疗卫生机构综合改革的不断深化,财政性投入成为基层医疗卫生机构主要资金来源,财政补助收入占其总收入的比重大幅度提高,成为影响其基本经济运行的关键因素。基层财会制度明确规定,政府对基层医疗卫生机构实行"核定任务、核定收支、绩效考核补助、超支不补、结余按规定使用"的预算管理办法。新制度从财务管理到会计核算都涵盖了不同管理模式。如考虑部分地方对基层医疗卫生机构实行"统一领导、集中管理"的财务管理体制,对基层医疗卫生机构财务集中核算和会计委托代理记账作出规范;为适应国库集中支付要求,设置了"零余额账户用款额度"和"财政应返还额度"等资产类科目;为适应"收支两条线"管理办法,设置了"应缴款项"、"待结算医疗款"科目;为为防范财务风险,解决医疗纠纷赔偿等实际问题,设置了"医疗风险基金"科目等。

同时,要求把预算和财务管理责任层层落实到各部门、各环节,并通过会计核算与预算的衔接,达到强化财务监管和会计监督、加强基层医疗卫生机构内部管理、确保资金专款专用、充分发挥资金使用效益的目的。

（二）准确定位功能。基层医疗卫生机构的服务提供对实现城乡居民基本公共卫生服务的公平性和可及性具有不可替代的作用。在基本公共卫生服务经费得以落实且投入不断加大、基本药物制度覆盖面迅速扩大等背景下，基层医疗卫生机构功能定位正逐步由基本医疗服务为主向公共卫生服务和基本医疗服务并重转变。根据基层医疗卫生机构提供公共卫生服务和基本医疗服务的职能定位，基层医疗卫生机构财政补偿渠道更加明确，相应设置了财政补助收入的 5 个明细科目核算（人员经费、公用经费、公共卫生服务、基本建设、设备购置），把药品收入作为医疗收入的一个明细科目核算。根据基本公共卫生服务主要由基层医疗卫生机构承担的新情况，相应设置了"医疗卫生支出"科目，并设置了基本医疗支出和公共卫生服务支出等明细科目。同时，体现政府对基本建设和设备购置足额安排的要求，将政府承担的基本建设和设备购置支出单独反映，相应设置了"财政基建设备补助支出"等支出类科目。

（三）简化核算方法。基层医疗卫生机构在收入来源和支出使用上与以医疗服务为中心的城市医院有显著差别，尤其是财政补助资金在其经济运行中占较大比重，大部分基层医疗卫生机构医疗收支规模非常有限，所以，基层医疗卫生机构采用收付实现制为主的记账基础，不要求开展复杂的成本核算，不再提取修购基金和坏账准备，无形资产不需要摊销等。

（四）加强重点监控。改革后的基层医疗卫生机构经济运行中，除了原有的基本医疗服务收支之外，基本公共卫生服务补助和财政项目补助的比重大幅度上升，成为财务管理和会计核算的又一重点内容。为了准确反映基层医疗卫生机构的经济运行状况，分析其履行基本功能时两大类收支规模和结构，新制度明确了基层医疗卫生机构收入主要由医疗收入、财政补助收入和上级补助收入构成，在会计核算流程中清晰反映了各种补偿渠道的资金流程，突出了对财政补助资金收支活动的财务管理，完善和细化了相应的会计核算要求。

第二章　单位预算管理

第一节　预算概述

一、预算的概念与意义

基层医疗卫生机构预算是指基层医疗卫生机构按照国家有关规定，根据事业发展计划和目标编制的年度财务收支计划，由收入预算和支出预算组成，单位的所有收支应全部纳入预算管理。它是保证财务收支活动有计划、有步骤进行的基础和前提，是实现财务管理目标的重要手段，也是财务活动的基本依据。

（一）有利于贯彻执行国家卫生方针与政策。预算是基层医疗卫生机构财务活动的"施工图"，是国家医疗卫生政策和财务收支活动全面、具体的反映。通过预算管理，基层医疗卫生机构贯彻落实国家医疗卫生政策的具体行动就会全面地反映到财务收支活动上来，在预算安排上，对国家支持优先发展和重点保障的项目予以倾斜，对控制、限制的项目在预算安排上予以核减，从而促进医疗卫生事业的健康有序发展。

（二）有利于保证收支平衡，防范财务风险。基层医疗卫生机构严格实行预算管理，强化预算约束意识，保证收支活动按计划有序进行，避免出现盲目收支等不规范行为，有效防范财务风险，从而促进基层医疗卫生机构的平稳健康发展。

（三）有利于强化政府监管，改进和完善财务管理。通过对基层医疗卫生机构的预算管理，可以强化政府部门的监督。卫生、审计、财政等政府部门在实施日常监督过程中，把资金收支的事前计划、事中控制、事后监督有机结合起来，形成一个完整的控制体系。在预算执行中若出现超收或少收、超支或少支等问题，应及时查找原因，采取措施加以纠正，以促进管理制度的改进和完善，不断提升财务管理水平。

（四）有利于强化财务分析，便于年度考核。年度结束后，卫生主管部门、财政部门要对基层医疗卫生机构的财务收支状况、各项任务完成情况进行绩效考核。考核的标尺之一就是预算，如收支预算完成比率，人员经费占比、公用经费占比等，通过与预算对比分析，既能体现成绩，也能发现工作中存在的问题，便于总结经验，改进管理，奖优罚劣，督促管理和服务工作的不断创新和优化。

二、预算管理办法

政府对基层医疗卫生机构实行"核定任务、核定收支、绩效考核补助、超支不补、结余按规定使用"的预算管理办法。有条件的地区可探索对基层医疗卫生机构实行"收支两条线"管理。

（一）核定任务。是指卫生主管部门和财政部门根据国家卫生政策和卫生事业发展规划，结合当地实际，充分考虑基层医疗卫生机构的功能定位、机构规模、技术条件、服务能力等因素，核定基层医疗卫生机构年度内应提供的基本医疗和公共卫生服务工作数量（可称之为标准业务量）和质量。在相关因素没有明显变动的情况下，标准业务量的核定应保持基本稳定。

（二）核定收支。是指卫生主管部门和财政部门根据基层医疗卫生机构的事业发展计划、工作任务、收入政策、支出标准以及财政补助标准等，对基层医疗卫生机构的年度收入和支出的每个项目进行审核，统筹核定收入和支出总额。

（三）绩效考核补助。是指卫生主管部门和财政部门在对基层医疗卫生机构年度工作数量和质量完成情况进行科学评估与考核的基础上，落实经常性收支差额补助等各项财政补助。在绩效考核方案中，应明确规定没有完成核定任务或超额完成核定任务（标准业务量）情况下经费扣减或奖励的办法，保证机构运行效率，调动管理和服务的积极性。

（四）超支不补、结余按规定使用。是指基层卫生医疗机构的收支预算经卫生主管部门和财政部门核定后，必须按照预算执行，除特殊原因外，对超支部分卫生主管部门和财政部门不再追加补助。

年度收支结余为正数的，可按规定提取职工福利基金、奖励基金等专用基金，剩余部分转入事业基金。财政专项补助应按规定办理结转继续使用，项目结余资金符合有关规定或经财政部门批准，可解除限定用途，按规定使用。

第二节　预算编制与执行

一、预算编制

（一）编制预算的基本原则

基层医疗卫生机构编制预算，必须坚持以收定支、收支平衡、统筹兼顾、保证重点的原则，不得编制赤字预算。

1. 以收定支、收支平衡。编制预算要坚持以收定支、收支平衡，这是预算编制的基本原则，也是最基本的要求。在实际工作中，要全面客观地把握影响收入的因素和政策，务求把收入预算做准、做实，在此基础上，坚持量入为出，收支平衡，合理安排支出预算，不得安排无收入来源保障的支出项目，也不能安排超收入预算的支出项目。

2. 统筹兼顾、保证重点。基层医疗卫生机构承担着繁重的基本医疗卫生服务任务，各个方面都需要资金支持，如人员经费、机构运转、设备购置、基本建设、职工福利等都需要考虑。但在收入有限的情况下，就要坚持保证重点，兼顾一般的原则，分清轻重缓急，统筹考虑，合理安排。

3. 全面真实、合理合法。编制预算时，必须以客观事实和实际数字为基础，真实反映经济活动与实际需求，将所有收入和支出全部纳入预算指标，全面完整地反映收支活动和规模；编制预算既要反映单位事业发展的客观需要，又要符合预算法及国家有关部门的相关政策规定。

（二）编制预算的准备工作

预算编制是预算管理的基础环节。为保证预算编制的科学、合理、准确，必须做好各项准备工作。

1. 对上年度预算执行情况进行全面分析。上年度预算执行情况是本年度预算编制的基础和依据。基层医疗卫生机构应对上年度预算执行情况进行全面分析，从中找出存在的问题和原因，剔除一次性和不可比因素，为编制本年度预算提供依据。

2. 核实基本数字。编制预算，必须对各项基本数字，如人员、标准、支出定额、项目规模等进行核实和测算，使预算的编制建立在可靠的数据基础上。

3. 正确测算各种因素对单位收支的影响。认真分析相关政策变化、社会经济环境对单位经济活动产生的可能影响，如物价调整、工资调整都可能对收支有较大影响，应该根据有关文件进行科学估算。

4. 准确掌握财政部门和卫生主管部门对编制预算的要求。编制预算前，准确理解财政部门和卫生主管部门有关预算编制的说明和要求，熟悉预算科目及其内涵，掌握表格的内在联系，为正式编制预算做好理论和技术上的准备。

（三）预算的组成与编制要求

1. 预算组成。基层卫生医疗机构的预算由收入预算和支出预算组成。收入预算主要包括：医疗收入、财政补助收入、上级补助收入、其他收入等内容。支出预算主要包括：医疗卫生支出、财政基建设备补助支出和其他支出等内容。

2. 预算的编制要求。我国财政（预算）年度和会计年度均采用历年制，预（决）算编制周期为每年的 1 月 1 日到 12 月 31 日。基层医疗卫生机构应按照财政部门规定的表式、时间和要求，根据预算编制的原则和内容，依据上年度预算执行情况，编制年度预算草案。

（四）收入预算的编制

要根据本年核定的任务量，结合上年度收入和结余情况，合理确定本年度各项收入的规模，包括门诊人次、出院人数、医疗服务收费标准、药品收入、政府补助规模和其他收入等。

1. 医疗收入预算的编制

根据以前年度的医疗服务实际工作量和次均费用，结合年度相关影响因素（如医疗服务价格调整政策、医疗保障政策调整、新技术推广计划、人员变动等），合理编制本年度的标准医疗服务工作量和医疗收入。

标准医疗服务工作量的确定，应保持相对稳定。

医疗收入 = 门诊收入 + 住院收入

门诊收入 = 门诊服务量 × 次均费用

住院收入 = 住院服务量 × 次均费用

2. 财政补助收入预算的编制

根据财政补助政策和基层医疗卫生机构的基本数字（人员、床位数、房屋面积、车辆编制等）、辖区服务人口数、项目可行性论证等，合理编制本年度人员经费补助收入（基本工资补助、绩效工资补助、离退休人员经费补助等）、公用经费补助收入、基本公共卫生补助收入、基本建设补助收入、设备购置补助收入和经常性收支差额补助收入等。

3. 上级补助收入预算的编制

参照以前年度实际收入情况，合理预计从主管部门和上级单位取得的非财政补助收入。如：上级业务主管部门调剂余缺，科技、环保等其他部门拨来的非财政预算资金。财政预算渠道安排的补助不得列入上级补助收入。

4. 其他收入预算的编制

应参照以前年度实际收入情况，合理预计上述各项收入以外的其他收入，如：救护车收入、废品变卖、利息收入和社会捐赠等。

（四）支出预算的编制

要根据本年度卫生事业发展计划，充分考虑上年度支出结果和本年度支出增减因素，合理确定本年度各项支出的规模，包括医疗卫生支出、财政基建设备补助支出、其他支出等。

1. 医疗卫生支出预算的编制

人员经费根据年度职工人数、平均工资水平、社会保障政策等计算编制；药品、材料支出应根据年度消耗平均水平和年度业务工作量等工作计划计算编制。对由于年度特殊政策要求机构承担的业务工作量（含基本医疗服务和公共卫生服务）超过其标准业务量的，应将超过的业务工作量所需要的人员经费和公用经费测算纳入医疗卫生支出预算。

非财政资本性支出应根据年度工作规划和单位财力合理编制；维修费应根据单位设备和房屋运行状况，结合以前年度发生的费用合理计算编制；其他公用经费应根据单位以前年度的其他公用经费人均水平和编制人数、年度工作计划等合理计算编制。

2. 财政基建设备补助支出预算的编制

根据事业发展计划提出的基建和设备购置需求，经过发展改革委等部门批准，列入政府建设规划安排的，按批复的项目投资额度编制。

3. 其他支出预算的编制

参考上年度实际开支情况，合理预计编制。

（五）预算审核审批程序

1. 基层医疗卫生机构按照财政部门预算编制的要求，提出预算建议数，经卫生主管部门审核汇总报财政部门核定。

2. 基层医疗卫生机构根据财政部门下达的预算控制数编制正式预算，由卫生主管部门审核汇总报财政部门，财政部门按照规定程序审核批复。

二、预算执行

经批复后的基层医疗卫生机构预算是保障其履行基本医疗卫生服务职能、衡量有关部门核定工作任务完成情况的重要依据。基层医疗卫生机构要严格执行预算，并将预算逐级分解，落实到具体的责任部门或责任人。在预算执行过程中应定期将执行情况与预算进行对比分析，及时发现偏差、查找原因，采取必要措施，保证预算整体目标的顺利实现。

基层医疗卫生机构要加强预算执行结果的分析和考核，并将预算执行结果和业务工作效率等作为内部业务综合考核的重要内容，与年终评比、绩效工资分配等挂钩。

卫生主管部门每年都要结合核定工作任务完成情况，对基层医疗卫生机构的预算收支执行情况进行绩效考核，分析和评价预算执行效果，并将绩效考核结果作为年终评比考核、实行奖惩的重要依据，财政部门将绩效考核结果作为财政补助预算安排和结算的重要依据。卫生主管部门和财政部门应及时分析基层医疗卫生机构实际收支与财政核定的收支预算之间的差额及其变动原因，如发现不合理的超收或少支，应用于抵顶下一年度预算中的财政补助收入；对不合理的欠收或超支，应按本制度的有关规定处理，并追究相关责任人的责任。对通过调动服务积极性和强化内部经济管理实现的超收和节支，在绩效考核激励中应予以体现。

三、预算调整

在预算执行过程中，如遇国家有关政策或事业计划有较大调整，对预算执行影响较大，确需调整时，基层医疗卫生机构要按照规定程序提出调整预算建议，经卫生主管部门审核后报财政部门按规定程序予以调整。财政部门核定的财政补助等资金预算及其他项目一般不予调整。

第三节 决 算

决算是预算执行的结果，是对基层医疗卫生机构年度财务收支活动情况及其结果的全面反映与总结，是考核工作任务完成质量、效果等情况的依据，是领导决策和安排下一年预算的重要参考。各基层医疗卫生机构在年终办理财务决算。

通过决算编制和分析，便于发现本年度预算执行和财务管理工作中存在的问题，检查国家政策的落实情况，维护财经纪律，改进预算管理，强化财务监督。

　　基层医疗卫生机构是编制决算的责任主体，卫生主管部门负责决算的审核与汇总，财政部门负责决算的核准与批复。为了做好决算编制工作，应注意以下几点：

一、决算前的准备事项

　　决算编制前的准备工作主要有以下两个方面：

　　（一）做好账务处理和账实核对。将本年度所有收支业务全部入账，结清账目，编制科目试算平衡表，确保账目平衡、正确；对各项债权、债务核对清楚，债权人、债务人出具书面对账单，核对无误；对各项资产进行清查盘点，登记财产盘点表，参加盘点人员签字确认，对盘盈、盘亏的资产，按规定进行处理；对货币资金，包括现金、银行存款、其他货币资金，进行清点盘库，做到账实相符，账款相符，账证相符，账账相符，账表相符等。

　　（二）学习和掌握决算编制的有关要求。基层医疗卫生机构在编制决算前，首先应认真学习决算编制的各项要求和说明，弄清楚表与表之间，表内指标之间的勾稽关系、数据的填报口径等。其次是指定专人负责，准备各项数据资料。

二、决算的编制

　　基层医疗卫生机构要按照财政部门决算编审要求，做到数字真实、内容完整、计算准确、报送及时。

　　在实际工作中，已广泛运用计算机编审决算，极大地提高了工作效率，但也出现了少数单位为通过计算机审核，不顾实际情况随意调、编财务数据的情况，导致决算数据与实际相差甚远，可能影响和误导国家相关政策的制定，不利于基层医疗卫生机构的建设与发展。因此，各基层医疗卫生机构要加强决算审核，把好决算质量关，消除决算不实的现象。

三、决算的审批

基层医疗卫生机构年度决算由卫生主管部门汇总报财政部门审核批复。

1. 卫生主管部门审核汇总。卫生主管部门负责审核汇总，主要对决算数据之间的勾稽关系、数据的准确性、完整性进行审核，汇总报送财政部门。

2. 财政部门审核批复。财政部门收到决算后，一般情况下，在 30 天内以正式文件批复给卫生主管部门，卫生主管部门在收到财政部门批复文件的 30 天内书面转批给基层医疗卫生机构。

3. 决算调整。基层医疗卫生机构应按财政部门的要求对决算数据进行调整，并将调整后的决算重新上报卫生主管部门，卫生主管部门报送财政部门核准。

第三章　资产的管理与核算

第一节　资产概述

一、资产的定义

资产是指基层医疗卫生机构占有或者使用的能以货币计量的经济资源。包括基层医疗卫生机构拥有所有权或虽不拥有所有权但能够实际控制的资产。

二、资产的分类

基层医疗卫生机构资产分为流动资产、固定资产、无形资产等。

（一）流动资产。流动资产是指可以在1年内（含1年）变现或者耗用的资产。流动资产包括货币资金、应收及预付款项、存货等。库存现金、银行存款、其他存款等货币资金、库存物资、应收医疗款、其他应收款都属于流动资产。"零余额账户用款额度"作为基层医疗卫生机构可支配的资金，也纳入货币资金管理。

（二）固定资产。固定资产是指基层医疗卫生机构持有的预计使用年限在1年以上、单位价值达到规定标准，并在使用过程中基本保持其原有物质形态的有形资产。

（三）无形资产。无形资产是指不具有实物形态且能为基层医疗卫生机构提供某种权利的资产。包括土地使用权、购入的单独计价的应用软件及其他财产权利。

三、资产的管理要求

基层医疗卫生机构取得的各项资产，要建立健全相关的管理制度，确保资产的安全与完整，科学分类、定期盘点，提高资产的使用效率，防止不必要的损失与浪费。严格禁止基层医疗卫生机构对外投资。

第二节　货币资金

一、货币资金的定义

货币资金就是以货币形式存在的资产。包括现金、银行存款、零余额账户用款额度、其他货币资金（银行本票存款、银行汇票存款、信用卡存款等）等。

零余额账户是指预算单位经财政部门批准，在国库集中支付代理银行和非税收入收缴代理银行开立的，用于办理国库集中收付业务的银行结算账户。

零余额账户用款额度是财政部门下达给用款单位，用于财政授权支付的预算额度，基层医疗卫生机构可视同银行存款来管理和使用。

二、货币资金的管理要求

货币资金是基层医疗卫生机构流动资产的重要组成部分。基层医疗卫生机构应依据中国人民银行的《支付结算办法》及《现金管理条例》等国家有关规定，结合单位实际情况建立健全货币资金管理制度，确保货币资金的安全，提高资金的使用效率，防止发生损失与浪费。

在现金管理过程中，一是遵守国家规定的现金使用范围。二是单位现金收入应于当日送存开户银行。三是单位支出现金，不得从单位的现金收入中直接支付（即坐支）。四是单位从开户银行提取现金，应当写明用途，经财务负责人签字盖章后，方可支付现金。五是单位根据实际需要，留用的库存现金不超过开户核定的库存现金额度。

三、科目设置

基层医疗卫生机构的货币资金，应设置"库存现金"、"银行存款"、"其他货币资金"、"零余额账户用款额度"四个科目分别进行核算。

货币资金类科目属于资产类科目，借方登记货币资金的增加数，贷方登记货币资金的减少数，期末借方余额，反映货币资金的实存数额。

四、核算说明

（一）库存现金

为了及时、准确核算库存现金的收入、支出和结存情况，应设置"库存现金"总账科目，借方登记现金增加数，贷方登记现金减少数，借方余额反映库存现金的结存余额。

（二）银行存款

为了及时、准确核算银行存款的收入、支出和结存情况，应设置"银行存款"总账科目，借方登记银行存款增加数，贷方登记银行存款减少数，借方余额反映银行存款的结存余额。

（三）零余额账户用款额度

执行国库集中支付管理的基层医疗卫生机构，应设置"零余额账户用款额度"科目。收到"授权支付到账通知书"后，根据通知书所列数额，借记"零余额账户用款额度"科目，贷记"财政补助收入"科目。医疗机构购买物品、服务等支用额度时，借记"医疗卫生支出"、"库存物资"等科目，贷记"零余额账户用款额度"科目；从零余额账户提取现金时，借记"库存现金"科目，贷记"零余额账户用款额度"科目。

年度终了，零余额用款额度必须清零。依据代理银行提供的对账单注销额度时，借记"财政应返还额度——财政授权支付"科目，贷记"零余额账户用款额度"科目；如果单位本年度财政授权支付预算指标数大于零余额账户用款额度下达数，根据两者的差额，借记"财政应返还额度——财政授权支付"科目，贷记"财政补助收入"科目。

第二年预算下达后，授权支付额度由财政返还为"零余额账户用款额度"；直接支付额度不再返还，待发生直接支付事项时，直接冲减"财政应返还额度——直接支付额度"。

（四）其他货币资金

基层医疗卫生机构使用其他货币资金的情况较少，从略。

五、货币资金核算举例

（一）库存现金的核算举例

1. 库存现金增加的账务处理

（1）提取现金

【例3-1】A卫生院2011年×月×日，出纳自银行提取现金3 000元备用。根据有关凭证，作会计分录如下：

实行国库集中支付的：

借：库存现金   3 000

　　贷：零余额账户用款额度   3 000

未实行国库集中支付的：

借：库存现金   3 000

　　贷：银行存款   3 000

（2）收到门诊收入

【例3-2】A卫生院2011年×月×日，收费处报来门诊收入日报表现金1 000元。根据有关凭证，作会计分录如下：

实行"收支两条线"管理的：

借：库存现金   1 000

　　贷：待结算医疗款——××××   1 000

未实行"收支两条线"管理的：

借：库存现金　　　　　　　　　　　　　　　　　　1 000

　　贷：医疗收入——××××　　　　　　　　　　　　1 000

（3）废品变价收入收到现金

【例3－3】A卫生院2011年×月×日，总务部门送来处理报刊、废品收入现金200元，一般设备报废残值收入现金500元。根据有关凭证，作会计分录如下：

实行"收支两条线"管理的：

借：库存现金　　　　　　　　　　　　　　　　　　700

　　贷：应缴款项——废品变价收入　　　　　　　　　　700

未实行"收支两条线"管理的：

借：库存现金　　　　　　　　　　　　　　　　　　700

　　贷：其他收入——废品变价收入　　　　　　　　　　700

（4）单位现金盘存发现溢余

【例3－4】A卫生院2011年×月×日，出纳核对库存现金时，发现现金多出200元，经认真核对，溢余原因不明，经批准作其他收入处理。根据有关凭证，作会计分录如下：

实行"收支两条线"管理的：

借：库存现金　　　　　　　　　　　　　　　　　　200

　　贷：应缴款项——现金溢余　　　　　　　　　　　　200

未实行"收支两条线"管理的：

借：库存现金　　　　　　　　　　　　　　　　　　200

　　贷：其他收入　　　　　　　　　　　　　　　　　　200

2. 库存现金减少的核算举例

（1）职工因公出差借款

【例3－5】A卫生院2011年×月×日，职工张某外地出差预借差旅费1 000元。根据有关凭证，作会计分录如下：

借：其他应收款——张某　　　　　　　　　　　　　1 000

　　贷：库存现金　　　　　　　　　　　　　　　　　1 000

（2）报销差旅费

【例3-6】A卫生院2011年×月×日，职工张某报销差旅费800元，并退回借款200元。根据有关凭证，作会计分录如下：

借：库存现金   200

  医疗卫生支出——医疗支出——差旅费   800

   贷：其他应收款——张某   1 000

（3）购买零星物品

【例3-7】A卫生院2011年×月×日，单位为打扫环境卫生，总务科购买扫帚、簸箕支出现金200元，用于公共卫生。根据有关凭证，作会计分录如下：

借：医疗卫生支出——公共卫生支出   200

   贷：库存现金   200

（4）库存现金盘存

【例3-8】A卫生院2011年×月×日，出纳盘点库存现金时发现现金少80元。根据有关凭证，作会计分录如下：

经批准，作其他支出处理：

借：其他支出   80

   贷：库存现金   80

责任没查清时：

借：其他应收款——现金短缺   80

   贷：库存现金   80

责任人赔偿了现金80元：

借：库存现金   80

   贷：其他应收款——现金短缺   80

（二）银行存款的核算举例

1. 银行存款增加的账务处理

（1）收到财政补助收入

【例3-9】A卫生院2011年×月×日，上级单位拨入财政补助资金

60 000元。根据有关凭证，作会计分录如下：

借：银行存款 60 000

    贷：财政补助收入 60 000

（2）医保资金返还时

【例3－10】A卫生院2011年×月×日，医疗保险机构将应负担病人的医保资金20 000元，拨付基层医疗卫生机构。根据有关凭证，作会计分录如下：

借：银行存款 20 000

    贷：应收医疗款——医保机构 20 000

（3）上级业务主管部门拨入补助

【例3－11】A卫生院2011年×月×日，收到上级业务主管部门拨来补助20 000元。根据有关凭证，作会计分录如下：

借：银行存款 20 000

    贷：上级补助收入 20 000

（4）将现金存入银行

【例3－12】A卫生院2011年×月×日，将超出库存现金限额的现金5 000元，存入银行。根据有关凭证，作会计分录如下

借：银行存款 5 000

    贷：库存现金 5 000

2. 银行存款减少的主要账务处理

（1）实行"收支两条线"管理的单位将收入上缴财政

【例3－13】A卫生院2011年×月×日，按照规定，把本月应缴收入30 000元缴入财政国库账户。根据有关凭证，作会计分录如下：

借：应缴款项——应缴收入 30 000

    贷：银行存款 30 000

（2）银行托收电费等

【例3－14】A卫生院2011年×月×日，收到托收发票2 300元，其中：医疗支出承担的水电费2 000元，印刷费300元，需通过银行支出。根据有关凭证，作会计分录如下：

借：医疗卫生支出——医疗支出——水电费　　　2 000

　　医疗卫生支出——医疗支出——办公费　　　300

　　贷：银行存款　　　　　　　　　　　　　　　　　　2 300

（3）购入各种材料

【例3-15】A卫生院2011年×月×日，购入药品及材料一批30 000元，其中：药品20 000元，卫生材料10 000元。根据有关凭证，作会计分录如下：

借：库存物资——药品　　　　　　　　　　20 000

　　库存物资——卫生材料　　　　　　　　10 000

　　贷：银行存款　　　　　　　　　　　　　　　30 000

（4）支付应付未付款项

【例3-15】A卫生院2011年×月×日，按合同约定支付设备款20 000元，该设备入库时已作应付账款处理。根据有关凭证，作会计分录如下：

借：应付账款——××××　　　　　　　　20 000

　　贷：银行存款　　　　　　　　　　　　　　　20 000

（三）零余额账户用款额度的核算举例

1. 收到用款额度

【例3-16】A卫生院2011年×月×日，收到代理银行"授权支付到账通知书"，用款额度200 000元。根据有关凭证，作会计分录如下：

借：零余额账户用款额度　　　　　　　　200 000

　　贷：财政补助收入　　　　　　　　　　　　200 000

2. 提取现金

【例3-17】A卫生院2011年×月×日，从零余额账户提取现金3 000元备用。根据有关凭证，作会计分录如下：

借：库存现金　　　　　　　　　　　　　　3 000

　　贷：零余额账户用款额度　　　　　　　　　3 000

3. 发生费用支出

【例3-18】A卫生院2011年×月×日，单位因基本医疗服务和公共卫生服务业务需要购进药品 20 000 元，入库；同时购入工作用圆珠笔等办公用品 200 元，直接使用。根据有关凭证，作会计分录如下：

借：库存物资——药品　　　　　　　　　　　　　　20 000

　　医疗卫生支出——公共卫生支出——公用经费——办公费

　　　　　　　　　　　　　　　　　　　　　　　　200

　　贷：零余额账户用款额度　　　　　　　　　　　20 200

4. 基本建设和设备购置

【例 3 – 19】A 卫生院 2011 年 × 月 × 日，本单位经上级批准，购置心电图机一台，价值 5 000 元。根据有关凭证，作会计分录如下：

借：财政基建设备补助支出——专用设备　　　　　　5 000

　　贷：零余额账户用款额度　　　　　　　　　　　5 000

同时：

借：固定资产——专用设备　　　　　　　　　　　　5 000

　　贷：固定基金——固定资产占用　　　　　　　　5 000

5. 年度零余额账户用款额度清零

【例 3 – 20】A 卫生院 2011 年 × 月 × 日，经核对，本年授权支付预算额度比实际支出数多 6 000 元，将额度交回财政。根据有关凭证，作会计分录如下：

借：财政应返还额度　　　　　　　　　　　　　　　6 000

　　贷：零余额账户用款额度　　　　　　　　　　　6 000

第三节　应收及预付款项

一、应收及预付款项的概念与内容

应收及预付款项是指基层医疗卫生机构在开展业务活动和其他活动过程中形成的各项债权。如：为患者提供基本医疗和公共卫生服务，由医保机构、新农合患者个人负担的应收未收的医疗款、购置物资时预先支付的款项、职工预借差旅费等。这部分资金的表现形式较多，基层医疗卫生机构的应收及预付款项主要包括应收医疗款、财政应返还额度和其他应收款等。

应收医疗款是单位应该收取而尚未收取的门诊病人或出院病人的医疗费用，包括门诊费用、出院病人欠费、医疗保险机构欠费。

财政应返还额度是指财政补助预算指标数与财政直接支付数或零余额账户用款额度之间的差额数，即财政应补未补数。

其他应收款是指除应收医疗款、财政应返还额度以外的，单位应该收取而尚未收取的有关款项。

二、应收与预付款项管理要求

应收与预付款项是基层医疗卫生机构流动资产的重要组成部分。基层医疗卫生机构应结合单位实际情况建立健全应收与预付款项管理制度，设定专人进行核对，定期组织催收、结算与清理，发现明显不能收回迹象的款项，应采取预警措施，避免坏账发生。年末，对账龄超过规定年限，确认无法收回的应收款项，应当按照有关规定报经批准后，进行核销。对核销的坏账，要建立"坏账核销登记簿"，详细记载核销的时间、单位、金额，日后收回，应在"坏账核销登记簿"中如实记载。

三、会计科目设置

基层医疗卫生机构应设置"应收医疗款"、"财政应返还额度"和"其他应收款"三个总账科目进行分类核算。

"应收医疗款"科目，核算基层医疗卫生机构因提供基本医疗服务和公共卫生服务而应向门诊、住院病人收取的和与医保机构结算的应收未收医疗款项。应设置"结算欠费"和"应收医疗保险金"两个一级明细科目，进行明细核算。该科目属于资产类科目，借方登记应收医疗款项的发生、增加数，贷方登记应收医疗款项的结算、减少数，期末借方余额反映尚未结算的应收医疗款项。

"财政应返还额度"核算实行国库集中支付管理的基层医疗卫生机构年终应收财政下年度返还的资金额度。应设置"财政直接支付"和"财政授权支付"两个一级明细科目，进行明细核算。该科目属于资产类科目，借方登记财政应返还额度的增加数，贷方登记财政应返还额度的减少数，期末借方余额反映财政应返还的额度。

"其他应收款"科目，核算基层医疗卫生机构除财政应返还额度、应收医疗款以外的其他各项应收、暂付款项，包括职工预借的差旅费、拨付的备用金、应向职工收取的各种垫付款项等。应按照其他应收款的项目分类以及不同的债务人设置明细账，进行明细核算。该科目属于资产类科目，借方登记其他应收款项的发生、增加数，贷方登记其他应收款项的结算、收回、减少数，期末借方余额反映尚未结算、收回的其他应收款项。

四、核算说明

（一）发生患者欠费

基层医疗卫生机构发生门诊病人欠费时，借记"应收医疗款——结算欠费——门诊病人——××人"科目，贷记"待结算医疗款"（实行"收支两条线"管理的）或"医疗收入"（未实行"收支两条线"管理的）科目。

发生住院病人欠费的，按预交金数，借记"预收医疗款"科目；按欠费金额，借记"应收医疗款"科目；按补交金额，借记"库存现金"、"银行存款"科目。

（二）收回病人欠费

收回病人欠费时，借记"银行存款"、"库存现金"科目，贷记"应收医疗款"科目。

（三）医保待结账

发生应由医疗保险或新农合负担的医疗费用时，借记"应收医疗款——应收医疗保险金"科目，贷记"待结算医疗款"（实行"收支两条线"管理的）或"医疗收入"（未实行"收支两条线"管理的）科目。

（四）医保结算

医疗保险部门与单位结算医疗款时，借记"银行存款"科目，贷记"应收医疗款——应收医疗保险金"科目。

（五）财政应返还额度

1. 财政直接支付

年末，根据本年度财政直接支付预算指标数与财政直接支付实际支出数的差额，借记"财政应返还额度——直接支付"科目，贷记"财政补助收入"科目。下年度恢复财政直接支付额度后，发生实际支出时，借记"库存物资"、"医疗卫生支出"、"财政基建设备补助支出"等科目，贷记"财政应返还额度——直接支付"科目。

2. 财政授权支付

年末，按照代理银行提供的对账单注销额度时，借记"财政应返还额度——授权支付"科目，贷记"零余额账户用款额度"科目。下年初，按照代理银行提供的额度恢复到账通知书恢复额度时，借记"零余额账户用款额度"科目，贷记"财政应返还额度——授权支付"科目。如本年度财政授权支付预算指标数大于零余额账户用款额度下达数，按照两者差额，借记"财政应返还额度——授权支付"科目，贷记"财政补助收入"科目。下年度收到财政部门批复的上年末未下达零余额账户用款额度时，按照批复额度，借记"零余额账户用款额度"科目，贷记"财政应返还额度——授权支付"科目。

（六）其他应收款项

预付其他机构设备材料款、个人借款等发生时，借记"其他应收款"科目，贷记"银行存款"或"库存现金"科目。

其他应收款结算时，借记"医疗卫生支出"、"库存物资"、"银行存款"、"库存现金"等科目，贷记"其他应收款"科目。

（七）无法收回的应收款

对于期限超过 3 年，确认无法收回的应收款，按规定程序报经批准核销时，借记"其他支出"等科目，贷记"应收医疗款"或"其他应收款"科目。

五、应收、预付款核算举例

（一）应收医疗款发生的账务处理

【例3-21】A卫生院2011年×月×日，收到收费处门诊日报表金额5 000元，其中：医疗保险机构（或新农合管理机构）应负担的费用3 000元。根据有关凭证，作会计分录如下：

实行"收支两条线"管理的：

借：库存现金　　　　　　　　　　　　　　　　　2 000
　　应收医疗款——应收医疗保险金——医保机构（新农合）
　　　　　　　　　　　　　　　　　　　　　　　3 000
　　　贷：待结算医疗款——医疗收入　　　　　　　　　5 000

未实行"收支两条线"管理的：

借：库存现金　　　　　　　　　　　　　　　　　2 000
　　应收医疗款——医保机构（或新农合）　　　　　3 000
　　　贷：医疗收入——医疗收入——门诊收入　　　　5 000

（二）医保机构（或新农合管理机构）支付所欠医保金账务处理

【例3-22】A卫生院2011年×月×日，收到医保机构（新农合管理机构）医保金3 000元。根据有关凭证，作会计分录如下：

借：银行存款　　　　　　　　　　　　　　　　　3 000
　　　贷：应收医疗款——应收医疗保险金——医保机构（或新农合）
　　　　　　　　　　　　　　　　　　　　　　　3 000

（三）患者欠费的账务处理

【例3-23】A卫生院2011年×月×日，某患者出院，共计发生费用6 000元，应由新农合负担70%的费用，共4200元，个人负担1 800元，原预交1 000元，其余未能及时交付，经院长批准让其出院。根据有关凭证，作会计分录如下：

实行"收支两条线"管理的：

借：应收医疗款——应收医疗保险金——新农合　　　　　　4 200

　　预收医疗款——某患者　　　　　　　　　　　　　　　1 000

　　应收医疗款——某患者　　　　　　　　　　　　　　　800

　　贷：待结算医疗款——住院收入（明细略）　　　　　　6 000

未实行"收支两条线"管理的：

借：应收医疗款——应收医疗保险金　　　　　　　　　　　4 200

　　预收医疗款——某患者　　　　　　　　　　　　　　　1 000

　　应收医疗款——某患者　　　　　　　　　　　　　　　800

　　贷：医疗收入——住院收入（明细略）　　　　　　　　6 000

（四）不能收回的医疗欠费账务处理

【例 3 – 24】 A 卫生院 2011 年×月×日，患者和医保机构拖欠医疗款长期未缴，患者 800 元、新农合 1 000 元。确实不能收回，经上级批准做坏账处理。根据有关凭证，作会计分录如下：

借：其他支出　　　　　　　　　　　　　　　　　　　　1 800

　　贷：应收医疗款——应收医疗保险金——医保机构　　　1 000

　　　　应收医疗款——某患者　　　　　　　　　　　　　800

（五）财政应返还额度的核算

1. 结转授权支付额度

【例 3 – 25】 A 卫生院 2011 年×月×日，经核对，本年授权支付预算额度剩余 6 000 元，将额度交回财政。根据有关凭证，作会计分录如下：

借：财政应返还额度——财政授权支付　　　　　　　　　6 000

　　贷：零余额账户用款额度　　　　　　　　　　　　　6 000

2. 结转直接支付额度

【例 3 – 26】 年末，A 卫生院经核对，本年直接支付预算额度 300 000元，本年实际支出 280 000 元，将额度交回财政。根据有关凭证，作会计分录如下：

借：财政应返还额度——财政直接支付　　　　　　　　　20 000

　　　贷：财政补助收入　　　　　　　　　　　　　　　　20 000

3. 恢复支付额度

【例3-27】A卫生院年初，银行提供额度恢复通知书恢复额度，其中直接支付额度20 000元、授权支付额度6 000元。根据有关凭证，作会计分录如下：

　　　借：零余额账户用款额度　　　　　　　　　　　　　6 000
　　　　贷：财政应返还额度——财政授权支付　　　　　　6 000
直接支付额度发生实际支出时：
　　　借：医疗支出、财政基建设备支出等　　　　　　　20 000
　　　　贷：财政应返还额度——财政直接支付　　　　　20 000

（六）职工借款的账务处理

【例3-28】A卫生院2011年×月×日，门诊收费处工作人员领用备用金600元。根据有关凭证，作会计分录如下：

　　　借：其他应收款——收费处备用金　　　　　　　　　600
　　　　贷：库存现金　　　　　　　　　　　　　　　　　600

【例3-29】A卫生院2011年×月×日，职工张某因参加公共卫生管理工作会议出差，预借差旅费1 000元。根据有关凭证，作会计分录如下：

　　　借：其他应收款——张某　　　　　　　　　　　　1 000
　　　　贷：库存现金　　　　　　　　　　　　　　　　1 000

（七）职工借款收回的账务处理

【例3-30】A卫生院2011年×月×日，职工张某出差回来报账，原借款1 000元，应报销980元，退回现金20元。根据有关凭证，作会计分录如下：

　　　借：库存现金　　　　　　　　　　　　　　　　　　20
　　　　医疗卫生支出——公共卫生支出　　　　　　　　980
　　　　贷：其他应收款——张某　　　　　　　　　　　1 000

（八）购置设备预付的账务处理

【例3-30】A卫生院2011年×月×日，计划购置心电图机一台，需预付款 2 000 元，经领导同意后提交。根据有关凭证，作会计分录如下：

实行国库集中支付的：

借：其他应收款——某公司   2 000

    贷：零余额账户用款额度   2 000

未实行国库集中支付的：

借：其他应收款——某公司   2 000

    贷：银行存款   2 000

（九）用预付款购置设备结算的账务处理

【例 3 - 31】A 卫生院 2011 年 × 月 × 日，购置的心电图机到货，经验收合格，投入使用，心电图机造价 3 800 元，原预付 2 000 元，支付剩余款 1 800 元。根据有关凭证，作会计分录如下：

实行国库集中支付的：

借：医疗卫生支出——医疗支出   3 800

    贷：其他应收款——某公司   2 000

           零余额账户用款额度   1 800

同时：

借：固定资产——专业设备   3 800

    贷：固定基金——固定资产占用   3 800

未实行国库集中支付的：

借：医疗卫生支出——医疗支出   3 800

    贷：其他应收款——某公司   2 000

           银行存款   1 800

同时：

借：固定资产——专业设备   3 800

    贷：固定基金——固定资产占用   3 800

第四节　存　货

一、存货的定义

存货是指基层医疗卫生机构为开展医疗服务、公共卫生服务及其他活动而储存的低值易耗品、卫生材料、药品、其他材料等物资。

（一）低值易耗品。低值易耗品是指在服务过程中经多次使用不改变其实物形态，而其单位价值又低于固定资产起点，或其单位价值达到了固定资产的价值标准、但使用期限较短或易于损坏，需要经常补充和更新的物品。

低值易耗品根据其用途可分为以下几类：一是医疗用品，如听诊器、消毒车等；二是办公用品，如计算器、装订机等；三是棉纺织品，如口罩、帽子等；四是文体用品，如笔墨、纸张等；五是炊事用品，如锅、碗、蒸笼等；六是其他用品，指不属于上述范围的其他低值易耗品等。

（二）药品。药品是指用于预防、治疗、诊断疾病，有目的地调节人的生理机能并规定有适应症或者功能主治、用法和用量的物质。

（三）卫生材料。卫生材料是指服务过程中一次性消耗的医用物品，如胶布、绷带、X光胶片等。

（四）其他材料。其他材料是指为保证工作需要而储备的除低值易耗品、药品、卫生材料以外的其他公用物品。

二、存货的计量

（一）存货取得时的计量。集中采购配送的物资，按集中采购确定的采购价格（含配送费用）确定；自行外购的库存物资成本按照实际采购价格及相关税费确定；接受捐赠的物资，按照同类或类似物资的市场价格或有关凭据注明的金额计价。

（二）存货发出时的计量。发出物资一般采用个别计价法、先进先出法、加权平均法确定。计价方法一经确定不得随意变更。

三、存货的管理要求

（一）存货按照"计划采购、定额定量供应"的办法进行管理，单位要合理确定储备定额，加速物资周转。对低值易耗品采取"定量配置、以旧换新"等管理办法，低值易耗品领用实行一次摊销或五五摊销，低值易耗品报废收回的残值，按照国有资产管理有关规定处理。对药品实行"金额管理、数量统计、实耗实销"的管理办法。

（二）物资管理部门要建立辅助明细账，对各类物资进行数量、金额管理。单位应建立健全自制药品、材料管理制度，按类别、品种进行成本核算。

（三）单位应对存货进行定期盘点，年终必须进行全面盘点清查，保证账实相符。对于盘盈、盘亏、变质、毁损等情况，应当及时查明原因，根据管理权限报经批准后及时进行处理，净盈余计入其他收入，净亏损计入其他支出。

四、会计科目设置

基层医疗卫生机构应设置"库存物资"总账科目核算存货。该科目属于资产类科目，借方登记库存物资的增加数，贷方登记库存物资的减少数，期末借方余额反映基层医疗卫生机构库存物资的实际成本。按照库存物资的类别设置明细科目，如"药品"、"卫生材料"、"低值易耗品"和"其他材料"进行明细核算。

"药品"一级明细科目下设置"药库"、"药房"两个二级明细科目，在二级明细科目下，按照西药、中成药、中草药进行明细核算。

另外，还要按照品名、规格设置数量金额明细账。

库房应设置实物收、发、存数量明细账。

五、核算说明

（一）物资验收入库

购入物资验收入库时，借记"库存物资——×××"科目，贷记"银行存款"、"库存现金"、"零余额账户用款额度"、"财政补助收入"等科目。

（二）购入后直接投入使用

购入直接投入使用时，借记"医疗支出"等科目，贷记"银行存款"、"库存现金"、"零余额账户用款额度"、"财政补助收入"科目。

（三）从库房领用

科室领用卫生材料时，借记"医疗卫生支出"等科目，贷记"库存物资——×××"科目。

（四）盘盈盘亏

盘盈时，借记"库存物资——其他材料"科目，贷记"其他收入"科目；

盘亏时，借记"其他应收款"，贷记"库存物资"。

经查明原因，确认管理人员有部分责任，按照库存物资账面余额扣除保险赔偿和过失人赔偿等后的余额，借记"其他支出"科目，贷记"其他应收款"科目；按赔偿金额，借记"库存现金"、"银行存款"等科目，贷记"其他应收款"科目。

六、库存物资的核算举例

（一）库存物资购入时的账务处理

【例 3－32】A 卫生院 2011 年×月×日，基本医疗服务业务需要购入一批药品，总价值 20 000 元，其中：西药 10 000 元，中药 10 000 元，以银行付款的方式结算。根据有关凭证，作会计分录如下：

实行国库集中支付的：

借：库存物资——药品——西药　　　　　　　　　　　10 000
　　库存物资——药品——中药　　　　　　　　　　　10 000

  贷：零余额账户用款额度   20 000

未实行国库集中支付的：

  借：库存物资——药品——西药   10 000

    库存物资——药品——中药   10 000

    贷：银行存款   20 000

（二）接受捐赠物资的账务处理

【例3-33】A卫生院2011年×月×日，收到××捐赠西药一批，价值10 000元。根据有关凭证，作会计分录如下：

  借：库存物资——药品——西药   10 000

    贷：其他收入   10 000

（三）货到尚未付款的账务处理

【例3-34】A卫生院2011年×月×日，在某公司购进一批卫生材料，价值2 000元，已验收入库，尚没有进行结算。根据有关凭证，作会计分录如下：

  借：库存物资——卫生材料   2 000

    贷：应付账款——某公司   2 000

（四）库存物资领用的账务处理

领用时一般采用先进先出法计价。

【例3-35】A卫生院2011年×月×日，因公共卫生服务业务需要，领用一批低值易耗品，价值1 000元，直接投入使用。根据有关凭证，作会计分录如下：

  借：医疗卫生支出——公共卫生支出   1 000

    贷：库存物资——低值易耗品   1 000

【例3-36】A卫生院2011年×月×日，公共卫生服务领用价值2 000元中药。根据有关凭证，作会计分录如下：

  借：医疗卫生支出——公共卫生支出   2 000

    贷：库存物资——药品——中药   2 000

（五）需摊销的材料领用的账务处理

【例3-37】A卫生院2011年×月×日，事务科因其他工作领用一批其他材料，价值2 000元。根据有关凭证，作会计分录如下：

借：待摊支出——材料支出——其他材料支出 2 000
　　贷：库存物资——其他材料 2 000

经计算，按基本医疗负担40%，公共卫生负担60%进行列支，做以下分录：

借：医疗卫生支出——医疗支出 800
　　医疗卫生支出——公共卫生 1 200
　　贷：待摊支出——材料支出——其他材料支出 2 000

（六）药库转药房的账务处理

【例3-38】A卫生院2011年×月×日，药房从药库领用一批药品，其中：西药3 000元，中成药600元，中草药400元。根据有关凭证，作会计分录如下：

借：库存物资——药品——药房——西药 3 000
　　库存物资——药品——药房——中成药 600
　　库存物资——药品——药房——中草药 400
　　贷：库存物资——药品——药库——西药 3 000
　　　　库存物资——药品——药库——中成药 600
　　　　库存物资——药品——药库——中草药 400

（七）月末药品消耗列支的账务处理

【例3-39】A卫生院2011年×月×日，经药品收入月报表计算，本月共消耗药品8 000元，其中：西药5 000元，中成药2 000元，中草药1 000元，全部用于医疗业务。根据有关凭证，作会计分录如下：

借：医疗卫生支出——医疗支出——药品 8 000
　　贷：库存物资——药品——药房——西药 5 000
　　　　库存物资——药品——药房——中成药 2 000
　　　　库存物资——药品——药房——中草药 1 000

（八）库存物资盘盈、盘亏的核算

【例3-40】A卫生院2011年×月×日，月底盘存库存物资，根据盘点表和材料明细账核对，药库药品中中草药盘盈500元；西药盘亏200元，总计算盘盈300元，经查均属正常情况。根据有关凭证，作会计分录如下：

借：库存物资——药品——药库——中草药　　　　　500
　　贷：其他收入　　　　　　　　　　　　　　　　　　　　500
借：其他支出　　　　　　　　　　　　　　　　　200
　　贷：库存物资——药品——药库——西药　　　　　　　　200

第五节　固定资产

一、固定资产的定义

（一）固定资产的概念与分类

固定资产是指单位价值在1 000元及以上（其中：专用设备单位价值在1 500元及以上）、预计使用期限在1年以上（不含1年），并在使用过程中基本保持原有物质形态的资产。单位价值虽未达到规定标准，但耐用时间在1年以上（不含1年）的大批同类物资应作为固定资产管理。应用软件构成相关硬件不可缺少的组成部分，则纳入固定资产管理与核算；否则，纳入无形资产管理与核算。图书按照固定资产进行实物管理。

固定资产的分类。固定资产分为四类：房屋及建筑物、专用设备、一般设备、其他固定资产。

1. 房屋及建筑物是指产权属于单位的房屋、建筑物以及与房屋不可分割的各种附属设施。

2. 专用设备是指专门用于诊断治疗疾病的设备，如彩色B超、X光机等。

3. 一般设备是指通用性很强的设备，如打印机、电子计算机、复印机等。

4. 其他固定资产是指纳入固定资产管理与核算范围，而不属于上述三类的其他固定资产，如图书等。

（二）固定资产的初始计量

固定资产按实际成本计量：

1. 外购的固定资产，实际成本包括实际支付的购买价款、相关税费、使固定资产达到预定可使用状态前所发生的可归属于该项资产的运输费、装卸费、安装费和专业人员服务费等。以一笔款项购入多项没有单独标价的固定资产，按照同类或类似资产价格的比例对购置成本进行分配，分别确定各项固定资产的成本。

2. 通过在建工程转入的固定资产，其成本包括该项资产交付使用前所发生的全部必要支出，如使用的材料物资的实际成本、直接人工成本、直接耗费以及有关费用分摊等。

3. 无偿调入的固定资产，经过资产评估的，其成本为评估价加相关税费；未评估的，其成本为调出单位的原账面价值加相关税费。

4. 接受捐赠的固定资产，其成本比照同类资产的市场价格或有关凭据注明的金额加上相关税费确定。

（三）固定资产的后续计量

1. 为增加固定资产使用效能或延长使用寿命而发生的改建、扩建、大型修缮等后续支出，应当计入固定资产账面价值。

2. 为维护固定资产正常使用而发生的修理费，不计入固定资产价值，而计入当期支出。

（四）固定资产的管理要求

1. 大型医疗设备等固定资产的购建和租赁，要符合区域卫生规划，经过科学论证，并按国家有关规定报经卫生主管部门会同发展改革部门、财政部门批准。单位应当提高资产使用效率，建立资产共享、共用制度。

基层医疗卫生机构不得融资租赁固定资产，因业务发展可以经营租入或借入固定资产。

2. 单位应指定部门或人员对固定资产实施管理，建立固定资产总账和明细分类账。出租出借的固定资产，应设置备查簿进行登记；经营租入或借入的固定资产，应设置备查簿进行登记，不纳入"固定资产"科目核算。

3. 单位应当对固定资产定期进行实地盘点，对盘盈、盘亏的固定资产，应当及时查明原因，并根据规定的管理权限，报经批准后及时进行处理。盘盈的固定资产，比照同类资产的市场价格入账；盘亏的固定资产，按账面原值核销。

二、会计科目设置

按照《基层医疗卫生机构会计制度》规定，应设置"固定资产"和"在建工程"科目。

固定资产科目应设置："房屋及建筑物"、"专用设备"、"一般设备"和"其他固定资产"四个一级明细科目。

同时，基层医疗卫生机构还应设置"固定资产登记簿"和"固定资产卡片"科目，并按照固定资产品名、原值、购入（建造）年限、使用部门等进行登记。

出租或出借的固定资产，应设置备查簿进行登记。

经营租入或借入的固定资产，应设置备查簿进行登记，不在"固定资产"科目核算。

在建工程科目应按照工程项目及施工单位等，设置明细账，进行明细核算。

三、核算说明

（一）固定资产增加时，借记"固定资产"科目，贷记"固定基金"科目。

（二）固定资产减少时，借记"固定基金"科目，贷记"固定资产"科目。

四、固定资产的核算举例

（一）用财政补助购入不需安装固定资产的账务处理

【例3-41】A卫生院2011年×月×日，用财政补助收入购入价值20 000元设备一台，另支付运费100元，设备款由财政直接支付，运费通过银行存款支付。根据有关凭证，作会计分录如下：

实行国库集中支付的，由财政直接支付：

借：财政基建设备补助支出　　　　　　　　　　　20 000

　　医疗卫生支出——医疗支出　　　　　　　　　　100

　　贷：财政补助收入　　　　　　　　　　　　　　　　20 000

　　　　零余额账户用款额度　　　　　　　　　　　　　 100

同时：

借：固定资产——一般设备　　　　　　　　　　　20 100

　　贷：固定基金——固定资产占用　　　　　　　　　　20 100

未实行国库集中支付的：

借：财政基建设备补助支出　　　　　　　　　　　20 000

　　医疗卫生支出——医疗支出　　　　　　　　　　100

　　贷：银行存款　　　　　　　　　　　　　　　　　　20 100

同时：

借：固定资产——一般设备　　　　　　　　　　　20 100

　　贷：固定基金——固定资产占用　　　　　　　　　　20 100

（二）用自有资金购置设备的账务处理

【例3-42】A卫生院2011年×月×日，用本院资金购进价值14 300元的B超机一台，通过银行支付。根据有关凭证，作会计分录如下：

借：固定资产——专用设备　　　　　　　　　　　14 300

　　贷：固定基金——固定资产占用　　　　　　　　　　14 300

借：医疗卫生支出——医疗支出——非财政资本性支出 14 300

　　贷：银行存款　　　　　　　　　　　　　　　　　　14 300

（三）购入需要安装的设备账务处理

【例3-43】A卫生院2011年×月×日，基层医疗机构用财政专项补助资金，购入价值 30 000 元的 X 光机一台，需进行安装才能使用。根据有关凭证，作会计分录如下：

实行国库集中支付的：

借：财政基建设备补助支出   30 000

    贷：财政补助收入   30 000

同时：

借：在建工程——专用设备   30 000

    贷：固定基金——在建工程占用   30 000

未实行国库集中支付的：

借：财政基建设备补助支出   30 000

    贷：银行存款   30 000

同时：

借：在建工程——专用设备   30 000

    贷：固定基金——在建工程占用   30 000

（四）设备安装过程及完工后转账账务处理

【例 3 - 44】A 卫生院 2011 年 × 月 × 日，X 光机安装过程中支付安装费 1 000，技术人员劳务费 200 元，安装完成结算费用后转账。根据有关凭证，作会计分录如下：

1. 结算安装费用：

实行国库集中支付的

借：财政基建设备补助支出   1 200

    贷：零余额账户用款额度   1 200

同时：

借：在建工程——X 光机   1 200

    贷：固定基金——在建工程占用   1 200

未实行国库集中支付的：

借：财政基建设备补助支出   1 200

    贷：银行存款   1 200

同时：

借：在建工程——X光机　　　　　　　　　　　1 200

　　贷：固定基金——在建工程占用　　　　　　　　1 200

2. 完工交付使用，转入固定资产

借：固定资产——专用设备　　　　　　　　　　31 200

　　贷：在建工程——X光机　　　　　　　　　　　31 200

同时：

借：固定基金——在建工程占用　　　　　　　　31 200

　　贷：固定基金——固定资产占用　　　　　　　　31 200

（五）不明确记入支出方向的设备购置账务处理

【例3－45】A卫生院2011年×月×日，购入一台价值30 000元的医用垃圾处理设备，安装调试后交付使用，应记入哪项支出暂时未定。根据有关凭证，作会计分录如下：

借：待摊支出　　　　　　　　　　　　　　　　30 000

　　贷：银行存款　　　　　　　　　　　　　　　　30 000

同时：

借：固定资产——一般设备　　　　　　　　　　30 000

　　贷：固定基金——固定资产占用　　　　　　　　30 000

【例3－46】A卫生院2011年×月×日，经研究，按医疗和公共卫生人数（各占50%）进行摊销支出。根据有关凭证，作会计分录如下：

借：医疗卫生支出——医疗支出——非财政资本性支出 15 000

　　医疗卫生支出——公共卫生支出——非财政资本性支出

　　　　　　　　　　　　　　　　　　　　　　　15 000

　　贷：待摊支出　　　　　　　　　　　　　　　　30 000

（六）自己建造固定资产的账务处理

【例3－47】A卫生院2011年×月×日，经批准单位自建病房楼，总造价100 000元，全部为财政拨款解决。根据有关凭证，作会计分录如下：

1. 在建施工期间付款时

实行国库集中支付的：

借：财政基建设备补助支出　　　　　　　　　　100 000
　　贷：财政补助收入——基本建设补助　　　　　　100 000

同时：

借：在建工程——病房楼　　　　　　　　　　　100 000
　　贷：固定基金——在建工程占用　　　　　　　　100 000

未实行国库集中支付的：

借：财政基建设备补助支出　　　　　　　　　　100 000
　　贷：银行存款　　　　　　　　　　　　　　　　100 000

同时：

借：在建工程——病房楼　　　　　　　　　　　100 000
　　贷：固定基金——在建工程占用　　　　　　　　100 000

2. 完工交付使用时

借：固定资产——病房楼　　　　　　　　　　　100 000
　　贷：在建工程——病房楼　　　　　　　　　　　100 000

同时：

借：固定基金——在建工程占用　　　　　　　　100 000
　　贷：固定基金——固定资产占用　　　　　　　　100 000

（七）无偿调入不需安装固定资产的账务处理

【例3－48】A卫生院2011年×月×日，无偿调入设备一台，价值50 000元。根据有关凭证，作会计分录如下：

借：固定资产——专用设备　　　　　　　　　　50 000
　　贷：固定基金　　　　　　　　　　　　　　　　50 000

（八）有偿调拨不需安装固定资产的账务处理

【例3－49】A卫生院2011年×月×日，收到上级部门"设备调拨单"，将某单位闲置的价值15 000元的一台B超机有偿调入，经协商使用医疗收入支付某单位相关费用5 000元。根据有关凭证，作会计分录如下：

借：医疗卫生支出——非财政资本性支出　　　　5 000
　　贷：银行存款　　　　　　　　　　　　　　　　5 000

同时：

借：固定资产——专用设备——B超机 5 000

  贷：固定基金——固定资产占用 5 000

（九）接受捐赠的需要安装的固定资产的账务处理

【例3-50】A卫生院2011年×月×日，接受外单位捐赠的需要安装调试的价值100 000元设备一台，另支付运费2 000元，安装调试费1 000元，技术人员劳务费1 000元。根据有关凭证，作会计分录如下：

1. 收到设备时

借：在建工程——捐赠设备 100 000

  贷：固定基金——在建工程占用 100 000

2. 支付各种费用时

借：医疗卫生支出——医疗支出——非财政资本性支出 4 000

  贷：银行存款 4 000

同时：

借：在建工程——捐赠设备 4 000

  贷：固定基金——在建工程占用 4 000

3. 安装完工投入使用时

借：固定资产——专用设备 104 000

  贷：在建工程——捐赠设备 104 000

借：固定基金——在建工程占用 104 000

  贷：固定基金——固定资产占用 104 000

（十）改造扩建的固定资产的核算

【例3-51】A卫生院2011年×月×日，因服务工作需要，经财政部门批准，使用财政补助扩建（改造）门诊业务用房使用面积。原建筑面积2 000平方米，原值200 000元。部分门诊拆除变价收入5 000元，改造总投资100 000元，扩建1 000平方米。根据有关凭证，作会计分录如下：

1. 将原固定资产转入在建工程

借：在建工程 200 000

　　贷：固定资产——门诊楼　　　　　　　　　　　　200 000

同时：

借：固定基金——固定资产占用　　　　　　　　　200 000

　　贷：固定基金——在建工程占用　　　　　　　　200 000

2. 施工建设发生的支出（材料、人工费用等）

实行国库集中支付的：

借：财政基建设备补助支出——门诊楼　　　　　　100 000

　　贷：财政补助收入——基建设备补助　　　　　　100 000

同时：

借：在建工程—门诊楼　　　　　　　　　　　　　100 000

　　贷：固定基金——在建工程占用　　　　　　　　100 000

未实行国库集中支付的：

借：财政基建设备补助支出——门诊楼　　　　　　100 000

　　贷：银行存款　　　　　　　　　　　　　　　　100 000

同时：

借：在建工程——门诊楼　　　　　　　　　　　　100 000

　　贷：固定基金——在建工程占用　　　　　　　　100 000

3. 收到拆除材料物资变价收入用以冲减工程支出

借：银行存款　　　　　　　　　　　　　　　　　　5 000

　　贷：财政基建设备补助支出——门诊楼　　　　　　5 000

同时：

借：固定基金——在建工程占用　　　　　　　　　　5 000

　　贷：在建工程——门诊楼　　　　　　　　　　　　5 000

4. 完工交付使用时

借：固定资产——房屋建筑物　　　　　　　　　　295 000

　　贷：在建工程——门诊楼　　　　　　　　　　　295 000

同时：

借：固定基金——在建工程占用　　　　　　　　　295 000

　　贷：固定基金——固定资产占用　　　　　　　　295 000

（十一）出售固定资产的账务处理

【例 3 - 52】A 卫生院 2011 年 × 月 × 日，按原价出售设备一台，价值 4 000 元。根据有关凭证，作会计分录如下：

经请示，收入上缴的：

借：银行存款   4 000

  贷：应缴款项   4 000

同时：

借：固定基金——固定资产占用   4 000

  贷：固定资产——一般设备   4 000

经批准，收入留用：

借：银行存款   4 000

  贷：其他收入   4 000

同时：

借：固定基金——固定资产占用   4 000

  贷：固定资产——一般设备   4 000

（十二）报废固定资产的账务处理

【例 3 - 53】A 卫生院 2011 年 × 月 × 日，一台设备因使用多年已不能修复，通过技术监督部门认定报废，原值 3 000 元，处理搬迁费用 200 元。根据有关凭证，作会计分录如下：

1. 注销固定资产

借：固定基金——固定资产占用   3 000

  贷：固定资产——一般设备   3 000

2. 支付清理费用

借：其他支出   200

  贷：库存现金   200

（十三）毁损固定资产的账务处理

【例 3 - 54】A 卫生院 2011 年 × 月 × 日，一台价值 5 000 元的设备，因故毁损，残值收入 200 元。根据有关凭证，作会计分录如下：

1. 注销固定资产

借：固定基金——固定资产占用　　　　　　　　　　5 000

　　贷：固定资产——一般设备　　　　　　　　　　　　　5 000

2. 收入残值

实行"收支两条线"管理的：

借：库存现金　　　　　　　　　　　　　　　　　200

　　贷：应缴款项　　　　　　　　　　　　　　　　　　200

未实行"收支两条线"管理的：

借：库存现金　　　　　　　　　　　　　　　　　200

　　贷：其他收入　　　　　　　　　　　　　　　　　　200

（十四）无偿调出固定资产的账务处理

【例 3 – 55】A 卫生院 2011 年 × 月 × 日，按上级资源整合指示，自本单位无偿调往某单位设备一台，价值 3 000 元。根据有关凭证，作会计分录如下：

借：固定基金——固定资产占用　　　　　　　　　　3 000

　　贷：固定资产　　　　　　　　　　　　　　　　　　3 000

（十五）固定资产盘盈的账务处理

【例 3 – 56】A 卫生院 2011 年 × 月 × 日，年末盘点在用固定资产，盘盈一批办公用桌椅，价值 1 000 元。根据有关凭证，作会计分录如下：

借：固定资产——其他固定资产——在用　　　　1 000

　　贷：固定基金——固定资产占用　　　　　　　　　1 000

（十六）固定资产盘亏的账务处理

【例 3 – 57】A 卫生院 2011 年 × 月 × 日，年末盘点在用固定资产，门诊盘亏办公桌一台，价值 120 元。根据有关凭证，作会计分录如下：

借：固定基金——固定资产占用　　　　　　　　　120

　　贷：固定资产——其他固定资产——在用　　　　　120

第六节 无形资产

一、无形资产的定义

（一）无形资产的概念

无形资产是指可长期使用而不具备实物形态，但能为使用者提供某种权力的资产。无形资产没有物质实体，但具有经济价值，可使单位获得收益。

无形资产应具备以下特征：第一，不具有实物形态；第二，在较长时期（1 年以上）内使用单位有较高的获利能力；第三，价值较大。

（二）无形资产的内容

按照基层医疗卫生机构财务会计制度的规定，基层医疗卫生机构的无形资产包括土地使用权、单位购入的不构成相关硬件不可缺少组成部分的应用软件及其他财产权利等。

（三）无形资产的计量

1. 无形资产取得时按实际成本计量。购入的无形资产，其成本包括实际支付的购买价款、相关税费以及可归属于该项资产达到预定用途所发生的其他支出。

2. 为增加无形资产的使用效能而发生的后续支出（如对软件进行升级或扩展其功能等所发生的支出），应当计入无形资产；为了维护无形资产的正常使用而发生的后续支出（如对软件进行漏洞修补等所发生的支出），应当计入当期支出。

二、会计科目设置

基层医疗卫生机构应设置"无形资产"总账科目，在总账科目下，应按照无形资产的类别和项目设置明细科目。该科目属于资产类科目，借方登记无形资产的增加数，贷方登记无形资产的减少数，期末借方余额反映无形资产的实有数。

三、核算说明

（一）购入的无形资产

购入无形资产的其实际成本包括支付的购买价款及相关税费。借记"无形资产"科目，贷记"固定基金——无形资产占用"科目；同时，借记"财政基建设备补助支出"、"待摊支出"等科目，贷记"银行存款"、"零余额账户用款额度"、"财政补助收入"等科目。

（二）核销的无形资产

按照规定报经批准核销的无形资产，按照其账面价值，借记"固定基金——无形资产占用"科目，贷记"无形资产"科目。

（三）转让无形资产

按照规定报经批准转让的无形资产，按照转让价款，借记"银行存款"等科目，按照应交相关税费，贷记"银行存款"、"应交税费"等科目，按照转让价款扣除相关税费后的金额，贷记"应缴款项"、"其他收入"科目；同时，按照无形资产账面价值，借记"固定基金——无形资产占用"科目，贷记"无形资产"科目。

四、无形资产的核算举例

（一）购入无形资产的账务处理

【例 3 - 58】A 卫生院 2011 年×月×日，因工作需要购入一套管理用计算机应用软件，价值 10 000 元，需在公共卫生和医疗支出中进行摊销。根据有关凭证，作会计分录如下：

1. 购买时

实行国库集中支付的：

借：待摊支出——管理软件　　　　　　　　　　　　　　　　10 000

　　　贷：零余额账户用款额度　　　　　　　　　　　　10 000

同时：

　　　借：无形资产——软件　　　　　　　　　　　　　10 000

　　　　　贷：固定基金——无形资产占用　　　　　　　　10 000

未实行国库集中支付的：

　　　借：待摊支出　　　　　　　　　　　　　　　　　10 000

　　　　　贷：银行存款　　　　　　　　　　　　　　　　10 000

同时：

　　　借：无形资产——软件　　　　　　　　　　　　　10 000

　　　　　贷：固定基金——无形资产占用　　　　　　　　10 000

2. 经研究，医疗支出和公共卫生支出各负担50%，摊销时

　　　借：医疗卫生支出——医疗支出　　　　　　　　　　5 000

　　　　　医疗卫生支出——公共卫生支出　　　　　　　　5 000

　　　　　贷：待摊支出——管理软件　　　　　　　　　 10 000

3. 如果该软件由财政使用项目补助直接支付，则不需要在医疗支出和公共卫生支出进行摊销

　　　借：财政基建设备补助支出　　　　　　　　　　　10 000

　　　　　贷：财政补助收入　　　　　　　　　　　　　　10 000

同时：

　　　借：无形资产——软件　　　　　　　　　　　　　10 000

　　　　　贷：固定基金——无形资产占用　　　　　　　　10 000

（二）无形资产核销的账务处理

【例3-59】A卫生院2011年×月×日，原购入价值10 000元管理软件，现已损坏不能使用，经批准，做核销处理。根据有关凭证，作会计分录如下：

　　　借：固定基金——无形资产占用　　　　　　　　　10 000

　　　　　贷：无形资产——软件　　　　　　　　　　　　10 000

（三）转让无形资产的账务处理

【例3-60】A卫生院2011年×月×日，原购入管理软件，价值10 000

元，经批准，转让给某基层医疗机构使用。根据有关凭证，作会计分录如下：

实行"收支两条线"管理的：

借：银行存款　　　　　　　　　　　　　　　10 000

　　贷：应缴款项　　　　　　　　　　　　　　　10 000

同时：

借：固定基金——无形资产占用　　　　　　　10 000

　　贷：无形资产——软件　　　　　　　　　　　10 000

未实行"收支两条线"管理的：

借：银行存款　　　　　　　　　　　　　　　10 000

　　贷：其他收入　　　　　　　　　　　　　　　10 000

同时：

借：固定基金——无形资产占用　　　　　　　10 000

　　贷：无形资产——软件　　　　　　　　　　　10 000

第七节　在建工程

一、在建工程的定义

在建工程是指基层医疗卫生机构为形成固定资产并将其交付使用而进行的各项建造、改建、扩建、修缮以及安装工程。基层医疗卫生机构的固定资产，有些直接购入后即交付使用，此类固定资产不需要经过建造和安装过程，直接通过"固定资产"科目核算；有些在购入、无偿调入或接受捐赠后需要经过安装才可交付使用，此类固定资产需要通过"在建工程"科目归集并核算其取得成本以及发生的安装成本；有些需要通过建造过程才可交付使用，此类固定资产需要通过"在建工程"科目归集并核算资产在交付使用前发生的建造成本。

二、会计科目设置

基层医疗卫生机构应设置"在建工程"科目，核算基层医疗卫生机构为建造、改建、扩建及修缮固定资产以及安装设备而进行的各项建筑、安装工程所发生的实际成本。该科目属于资产类科目，借方登记在建工程的发生、增加数，贷方登记在建工程的转出、减少数，期末借方余额反映尚未完工的在建工程发生的实际成本。

该科目下应设置"建筑工程"、"设备安装"等明细科目，进行在建工程的明细分类核算。

三、核算说明

发生实际支出时，借记"在建工程"科目，贷记"库存现金"、"银行存款"、"零余额账户用款额度"，"财政补助收入"等科目。同时，借记"财政基建设备补助支出"等科目，贷记"固定基金——在建工程占用"科目。

各项在建工程完工交付使用时，借记"固定资产"科目，贷记"在建工程"科目。同时，借记"固定基金——在建工程占用"科目，贷记"固定基金——固定资产占用"科目。

四、在建工程的核算举例

(一) 建筑工程

【例3-61】A卫生院2011年×月×日，将一幢新建办公楼出包甲企业承建，按合同约定支付工程进度款100 000万元。根据有关凭证，作会计分录如下：

1. 实行国库集中支付，直接支付的

借：财政基建设备补助支出   100 000
  贷：财政补助收入——基本建设补助   100 000
同时：

借：在建工程——办公楼　　　　　　　　　　　100 000
　　贷：固定基金——在建工程占用　　　　　　　　　100 000

2. 实行国库集中支付，授权支付的

借：财政基建设备补助支出　　　　　　　　　　100 000
　　贷：零余额账户用款额度　　　　　　　　　　　100 000

同时：

借：在建工程——办公楼　　　　　　　　　　　100 000
　　贷：固定基金——在建工程占用　　　　　　　　　100 000

3. 未实行国库集中支付的

借：财政基建设备补助支出　　　　　　　　　　100 000
　　贷：银行存款　　　　　　　　　　　　　　　　100 000

同时：

借：在建工程——办公楼　　　　　　　　　　　100 000
　　贷：固定基金——在建工程占用　　　　　　　　　100 000

（二）设备安装

【例3-62】A卫生院2011年×月×日，购入一台需安装的医疗设备，价款30 000万元。其中安装材料费500元。根据有关凭证，作会计分录如下：

1. 实行国库集中支付，直接支付的

借：财政基建设备补助支出　　　　　　　　　　30 500
　　贷：财政补助收入——基本建设补助　　　　　　　30 500

同时：

借：在建工程——设备安装　　　　　　　　　　30 500
　　贷：固定基金——在建工程占用　　　　　　　　　30 500

2. 实行国库集中支付，授权支付的

借：财政基建设备补助支出　　　　　　　　　　30 500
　　贷：零余额账户用款额度　　　　　　　　　　　30 500

同时：

借：在建工程——设备安装　　　　　　　　　　30500

　　贷：固定基金——在建工程占用　　　　　　　　　30 500

3. 未实行国库集中支付的

借：财政基建设备补助支出　　　　　　　　　　　30 500

　　贷：银行存款　　　　　　　　　　　　　　　　30 500

同时：

借：在建工程——设备安装　　　　　　　　　　　30 500

　　贷：固定基金——在建工程占用　　　　　　　　30 500

（三）交付使用

【例3-63】A卫生院2011年×月×日，将上述设备安装完毕交付使用。根据有关凭证，作会计分录如下：

借：固定资产——医疗设备　　　　　　　　　　　30 500

　　贷：在建工程——设备安装　　　　　　　　　　30 500

同时：

借：固定基金——在建工程占用　　　　　　　　　30 500

　　贷：固定基金——固定资产占用　　　　　　　　30 500

第八节　待摊支出

一、待摊支出的定义

　　待摊支出是指基层医疗卫生机构在业务开展过程中发生，但一时无法分清应列支方向的，或无法直接列为某项支出的开支。主要核算基层医疗卫生机构为组织、管理基本医疗和公共卫生服务活动等日常发生且需要分摊至医疗支出和公共卫生支出的各项间接支出。

二、会计科目设置

　　基层医疗卫生机构应设置"待摊支出"总账科目。该科目属于资产类科目，借方登记待摊支出的发生、增加数，贷方登记待摊支出的转出、减少数，期末借方余额反映尚未分摊的间接支出。

三、核算说明

发生实际支出时，借记"待摊支出"科目，贷记"库存现金"、"银行存款"、"零余额账户用款额度"，"财政补助收入"等科目。

按实际确定比例分摊时，借记"医疗卫生支出——医疗（或公共卫生）支出"科目、贷记"待摊支出"科目。

四、待摊支出的核算举例

（一）发生待摊支出

【例3-64】A卫生院2011年×月×日，冬季取暖购入价值30 000元取暖煤若干吨。根据有关凭证，作会计分录如下：

实行国库集中支付的：

借：待摊支出　　　　　　　　　　　　　　　　　30 000

　贷：零余额账户用款额度　　　　　　　　　　　　　30 000

未实行国库集中支付的：

借：待摊支出　　　　　　　　　　　　　　　　　30 000

　贷：银行存款　　　　　　　　　　　　　　　　　　30 000

（二）进行摊销

【例3-65】A卫生院2011年×月×日，将取暖购煤支出按基本医疗和公共卫生的人数进行摊销，经计算，基本医疗和公共卫生支出各摊销支出15 000元。根据有关凭证，作会计分录如下：

借：医疗卫生支出——医疗支出　　　　　　　　　15 000

　医疗卫生支出——公共卫生支出　　　　　　　　15 000

　贷：待摊支出　　　　　　　　　　　　　　　　　30 000

第四章　负债的管理与核算

第一节　负债概述

一、负债的定义

负债是指基层医疗卫生机构资产总额中属于债权人的权益或利益；是基层医疗卫生机构所承担的能以货币计量，需要以资产或资金偿还的债务；是基层医疗卫生机构经济活动中客观存在的与其他单位或个人发生的债务关系。

二、负债的分类

负债可分为以下几类：借入款、待结算医疗款、应缴款项、应付账款、预收医疗款、应付职工薪酬、应付社会保障费、应交税费、其他应付款等。

（一）借入款。是指基层医疗卫生机构向银行或其他金融机构等借入的偿还期在1年以下（含1年）的各种借款。

（二）应缴款项。是指单位各种按规定应缴入国库或财政专户的款项。包括：一是在实行"收支两条线"管理的情况下，基层医疗卫生机构应缴入国库或财政专户的收入。包括：按财政部门规定应上缴的医疗收入、其他收入以及其他按规定应上缴的款项。二是按规定应上缴的出售、报废、毁损固定资产所取得的实际收入（含变价收入、保险赔偿和过失赔偿等收入）扣除相关支出后的净额。

（三）待结算医疗款。是指实行"收支两条线"管理的基层医疗卫生机构的医疗收费。在发生时，暂时归集在待结算医疗款，应上缴时，转入应缴款项。

（四）应付账款。是指单位在购置材料物资、药品、设备以及接受服务时，欠付药品、物资和劳务等应付给供应单位的款项而形成的债务。一是合理确定应付账款的入账时间，一般情况下应为所购物品验收入库或服务供应已经发生并完成，根据发票价格予以确认；二是基层医疗卫生机构应对各种应付账款进行及时清理并按规定办理结算，不得长期挂账。

（五）预收医疗款。是指基层医疗卫生机构向住院病人预先收取的费用，以及社会保险机构事先预拨，需要事后结算的款项。

（六）应付职工薪酬。是指单位按照相关规定应付给职工的各种薪酬，包括基本工资、绩效工资等。

（七）应付社会保障费。是指单位按照相关规定应向社会保障机构缴纳的各种社会保障费。

（八）应交税费。是指单位按照税法有关规定应缴纳的各种税费。在基层医疗卫生机构主要是代扣代缴的个人所得税，以及从事经营性活动（如房屋出租）应缴的税费等。

（九）其他应付款。是指除上述分类以外的应付款项。

三、负债的管理要求

（一）基层医疗卫生机构不得借入偿还期在 1 年以上（不含 1 年）的长期借款，不得发生融资租赁行为。

（二）基层医疗卫生机构应对不同性质的负债分别管理，及时清理并按照规定办理结算，保证各项负债在规定期限内归还。因债权人特殊原因确实无法偿还的负债，计入其他收入。

（三）基层医疗卫生机构应加强病人预交金管理。预交金额度应根据病人病情和治疗的需要合理确定。

第二节　借入款

一、借入款的定义

借入款是指基层医疗卫生机构向银行或其他金融机构等按照规定经过批准借入的偿还期限在 1 年以下（含 1 年）的各种借款。借入款一般是基层医疗卫生机构为维持正常业务活动所需的资金而借入的或者为抵偿某项债务而借入的。

借入款具有以下几个基本特征：一是借入款的债权人包括银行及其他非银行金融机构，如金融公司等；二是借款期限较短，一般为 1 年以下（含 1 年）；三是归还借入款时，不仅要归还借款本金，一般还需支付利息。

二、会计科目设置

基层医疗卫生机构的借入款项，应设置"借入款"科目进行核算。该科目属于负债类科目，借方登记借入款项的偿还、减少数，贷方登记借入款项的借入、增加数，期末贷方余额，反映尚未偿还的借入款项。

"借入款"科目应按贷款单位和贷款种类设置明细科目，进行明细分类核算。

三、核算说明

发生借入款时，借记"银行存款"科目，贷记"借入款"科目；归还款项时，借记"借入款"科目，贷记"银行存款"科目。支付借入款利息时，按照实际支付的利息金额，借记"其他支出"科目，贷记"银行存款"等科目。

四、借入款核算举例

（一）贷款时的账务处理

【例4－1】A卫生院2011年×月×日，由于临时资金周转困难，需要向银行申请短期贷款5 000元。申请批准：借款期限为半年，月息为0.6%。根据有关凭证，作会计分录如下：

借：银行存款　　　　　　　　　　　　　　　　　　　5 000
　　贷：借入款——××金融机构　　　　　　　　　　　　　5 000

（二）支付利息的账务处理

【例4－2】A卫生院2011年×月×日，向银行申请的短期贷款5 000元，月息为0.6%，按规定支付半年利息180元。根据有关凭证，作会计分录如下：

借：其他支出——利息支出　　　　　　　　　　　　　180
　　贷：银行存款　　　　　　　　　　　　　　　　　　　180

（三）偿还本金的账务处理

【例4－3】A卫生院2011年×月×日，向银行申请的短期贷款5 000元到期，按时偿还本金。根据有关凭证，作会计分录如下：

借：借入款——××金融机构　　　　　　　　　　　　5 000
　　贷：银行存款　　　　　　　　　　　　　　　　　　　5 000

第三节　待结算医疗款和应缴款项

一、待结算医疗款和应缴款项的定义

"待结算医疗款"是指实行"收支两条线"管理的基层医疗卫生机构的待结算医疗收费。发生的医疗收入，在上交财政尚未返还前不确认为收入，要在"待结算医疗款"过渡科目核算。此科目供实行"收支两条线"管理的基层医疗卫生机构使用。

"应缴款项"主要核算基层医疗卫生机构按规定应缴入国库和财政专户的款项。

二、会计科目设置

"待结算医疗款"科目应设置"门诊收费"和"住院收费"两个一级科目；该一级明细科目下设"挂号收费"、"床位收费"、"诊察收费"、"检查收费"、"化验收费"、"治疗收费"、"手术收费"、"护理收费药品收费"、"卫材收费"、"一般诊疗费收费"和"其他门诊收费"等二级明细科目，设置的二级明细科目应与"医疗收入"科目所设置的二级明细科目相对应。该科目属于负债类科目，借方登记待结算医疗款项的减少数，贷方登记待结算医疗款项的增加数，期末贷方余额，反映尚未返还的待结算医疗款项。

"应缴款项"科目应按照"应缴医疗款"、"应缴资产处置收益"等应缴款项类别设置明细科目，进行明细核算。该科目属于负债类科目，借方登记应缴款项的减少数，贷方登记应缴款项的增加数，期末贷方余额反映应缴未缴的款项。

三、核算说明

实行"收支两条线"管理的基层医疗卫生机构发生了医疗收入待结算医疗款时借记"库存现金"、"银行存款"等科目，贷记"待结算医疗款"；结转待结算医疗款准备上交时，借记"待结算医疗款"、贷记"应缴款项"；上交时，借记"应缴款项"、贷记"银行存款"。

四、待结算医疗款和应缴款项的核算举例

（一）门诊待结算医疗款的账务处理

【例4－4】A卫生院2011年×月×日，门诊收费处报来结算日报表，结算总额5 000元，其中：药品收费3 000元（西药2 000元、中草药1 000

元），化验收费 500 元，检查收费 500 元，治疗收费 1 000 元。医疗费中：3 000元由新农合负担，其他由患者用现金交付。根据有关凭证，作会计分录如下：

借：现金　　　　　　　　　　　　　　　　　　　　2 000
　　应收医疗款——应收医疗保险金——医保机构（新农合）
　　　　　　　　　　　　　　　　　　　　　　　　3 000
　　贷：待结算医疗款——门诊收费——化验收费　　　　500
　　　　待结算医疗款——门诊收费——检查收费　　　　500
　　　　待结算医疗款——门诊收费——治疗收费　　　1 000
　　　　待结算医疗款——门诊收费——药品收费——西药 2 000
　　　　待结算医疗款——门诊收费——药品收费——中药 1 000

（二）上缴"待结算医疗款"的账务处理

【例4－5】A 卫生院 2011 年×月×日，与病人和新农合机构完成医疗款结算后，将"待结算医疗款"结转到"应缴款项"。根据有关凭证，作会计分录如下：

借：待结算医疗款——门诊收费——化验收费　　　　500
　　待结算医疗款——门诊收费——检查收费　　　　500
　　待结算医疗款——门诊收费——治疗收费　　　1 000
　　待结算医疗款——门诊收费——药品收费——西药 2 000
　　待结算医疗款——门诊收费——药品收费——中药 1 000
　　贷：应缴款项——应缴医疗款　　　　　　　　　5 000

【例4－6】A 卫生院 2011 年×月×日，将"应缴款项"上交财政部门。根据有关凭证，作会计分录如下：

借：应缴款项——应缴医疗款　　　　　　　　　　5 000
　　贷：银行存款　　　　　　　　　　　　　　　5 000

第四节　预收医疗款

一、预收医疗款的定义

预收医疗款是指基层医疗卫生机构预收的住院病人医疗款和医疗保险机构预付并需要结算的医疗保险金。

二、会计科目设置

预收医疗款科目按照住院病人和预拨医疗保险金的保险机构设置明细科目，进行明细分类核算。

该科目属于负债类科目，借方登记预收医疗款项的冲销、减少数，贷方登记预收医疗款项的收取、增加数，期末贷方余额反映住院病人或医保机构尚未结算的预收医疗款项。

三、核算说明

收到住院病人预交金和社会保险机构预拨的医疗保险金时，借记"库存现金"、"银行存款"等科目，贷记"预收医疗款"科目。

与住院病人结算医药费时，若医药费小于预交金，按预交金额，借记"预收医疗款"科目，按发生的医疗费，贷记"待结算医疗款"（实行"收支两条线"管理的）或"医疗收入"科目，按其差额退还病人，贷记"库存现金"或"银行存款"科目。

若医药费大于预交金，按病人补交数，借记"库存现金"、"银行存款"科目，按照预收住院病人医疗款金额，借记"预收医疗款"科目，按发生的医药费，贷记"待结算医疗款"（实行"收支两条线"管理的）或"医疗收入"明细科目。

四、预收医疗款核算举例

（一）收到患者和医保机构预交医疗款的账务处理

【例4－7】A卫生院2011年×月×日，住院收费处报来某患者住院预交金4 000元。根据有关凭证，作会计分录如下：

借：库存现金   4 000

 贷：预收医疗款——某患者   4 000

【例4－8】A卫生院2011年×月×预收医疗款日，银行通知单收到某医保机构预拨医疗保险金10 000元。根据有关凭证，作会计分录如下：

借：银行存款   10 000

 贷：预收医疗款——某医保机构   10 000

（二）结算住院患者和医保机构医疗费的账务处理

【例4－9】A卫生院2011年×月×日，住院收费处报来某住院患者结算单，其住院费用5 000元，其中医疗保险机构应负担3 500元，病人预交金1 500元。根据有关凭证，作会计分录如下：

实行"收支两条线"管理的：

借：预收医疗款——某患者   1 500

  应收医疗款——应收医疗保险金——某医保机构 3 500

 贷：待结算医疗款——住院收费——（明细科目略） 5 000

未实行"收支两条线"管理的：

借：预收医疗款——某患者   1 500

  应收医疗款——应收医疗保险金——某医保机构 3 500

 贷：医疗收入——住院收入——（明细科目略） 5 000

（三）退回患者预收医疗款的账务处理

【例4－10】A卫生院2011年×月×日，退还某患者预收医疗款2 500元。根据有关凭证，作会计分录如下：

借：预收医疗款——某患者   2 500

　　　　贷：库存现金　　　　　　　　　　　　　　　　　　2 500

【例 4 - 11】A 卫生院 2011 年 × 月 × 日，退还某医保机构预付医疗款
6 500 元。根据有关凭证，作会计分录如下：

　　　借：预收医疗款——某医保机构　　　　　　　　　6 500

　　　　贷：银行存款　　　　　　　　　　　　　　　　　6 500

第五节　应付职工薪酬

一、应付职工薪酬的定义

应付职工薪酬是指基层医疗卫生机构按照规定应付职工的各种薪酬，包括基本工资、绩效工资等。

二、会计科目设置

"应付职工薪酬"科目应按有关规定设置明细科目，进行明细分类核算，并按照职工姓名进行登记。

该科目属于负债类科目，借方登记应付职工薪酬款项支付、减少数，贷方登记应付职工薪酬计提、增加数，期末贷方余额反映已计提尚未支付的应付职工薪酬款项。

三、核算说明

单位计提职工薪酬时，借记"医疗卫生支出——医疗支出或公共卫生支出"科目，贷记"应付职工薪酬"科目。

代交个人所得税时，借记"应付职工薪酬"科目，贷记"应交税费——应交个人所得税"等科目。

支付职工薪酬费用时，借记"应付职工薪酬"科目，贷记"库存现

金"、"银行存款"等科目。

按照国家有关规定从应付职工薪酬中代扣代缴各种款项（如职工基本养老保险金、失业保险金、基本医疗保险金、住房公积金等），借记"应付职工薪酬"科目，贷记"应付社会保障费"科目。

四、应付职工薪酬核算举例

（一）计提职工薪酬的账务处理

【例 4 - 12】 A 卫生院 2011 年 × 月 × 日，通过绩效工资考核后计提本月职工绩效工资 30 000 元，其中医务人员 30 000 元。根据有关凭证，作会计分录如下：

借：医疗卫生支出——医疗支出——人员经费——绩效工资

　　　　　　　　　　　　　　　　　　　　　30 000

　　贷：应付职工薪酬——在职职工——绩效工资　　30 000

（二）代扣款项的账务处理

【例 4 - 13】 A 卫生院 2011 年 × 月 × 日，按照有关规定计算，应代扣养老保险金 1 800 元，个人所得税 200 元。根据有关凭证，作会计分录如下：

借：应付职工薪酬——在职职工——绩效工资　　　　2 000

　　贷：应付社会保障费——养老保险金　　　　　　1 800

　　　　应交税费——个人所得税　　　　　　　　　　200

（三）发放工资的账务处理

【例 4 - 14】 A 卫生院 2011 年 × 月 × 日，发放职工工资。根据有关凭证，作会计分录如下：

实行国库集中支付，收到"直接支付通知书"直接支付的，作账务处理：

借：应付职工薪酬——在职职工——绩效工资　　　28 000

　　贷：财政补助收入　　　　　　　　　　　　　　28 000

实行国库集中支付，授权支付的：

借：应付职工薪酬——在职职工——绩效工资　　　28 000

　　贷：零余额账户用款额度　　　　　　　　　　　28 000

未实行国库集中支付的：

借：应付职工薪酬——在职职工——绩效工资　　　　28 000

　　贷：银行存款　　　　　　　　　　　　　　　　　　28 000

第六节　应付社会保障费和应交税费

一、应付社会保障费和应交税费的定义

应付社会保障费，是指基层医疗卫生机构应当负担和按规定代扣职工个人的养老保险、医疗保险、失业保险等社会保险费。属单位负担的列支出，属个人负担的，从个人的工资中代扣。

应交税费，是指基层医疗卫生机构按照有关税法规定应缴或代缴的各种税费。基层医疗卫生机构应缴纳的印花税直接通过"其他支出"科目核算，不在本科目核算。

二、会计科目设置

"应付社会保障费"科目应按照社会保障费类别设置明细科目，进行明细分类核算。该科目属于负债类科目，借方登记应付社会保障费款项支付、减少数，贷方登记应付社会保障费的计提、增加数，期末贷方余额反映已计提尚未支付的应付社会保障费款项。

"应交税费"科目应按照应交的税费种类设置明细科目，进行明细分类核算。该科目属于负债类科目，借方登记应交税费款项支付、减少数，贷方登记应交税费的计提、增加数，期末贷方余额反映已计提尚未支付的应交税费款项。

三、核算说明

代扣应付社会保障费时，借记"应付职工薪酬"科目，贷记"应付社

会保障费"科目。计算单位应为职工缴纳的社会保障费时，借记"医疗卫生支出"科目，贷记"应付社会保障费"科目。

支付社会保障费时，采用国库集中支付方式财政直接支付的，借记"应付社会保障费"科目，贷记"财政补助收入"科目；执行财政授权支付的，借记"应付社会保障费"科目，贷记"零余额账户用款额度"科目；未实行国库集中支付的，借记"应付社会保障费"科目，贷记"银行存款"科目。

计算代交个人所得税时，借记"应付职工薪酬"科目、贷记"应缴税费——个人所得税"科目。缴纳时，借记"应交税费——个人所得税"科目，贷记"银行存款"等科目，期末贷方余额反映单位尚未缴纳的税金。

四、应付社会保障费和应交税费核算举例

（一）按规定计提社保金的账务处理

【例4－15】A卫生院2011年×月×日，本月计算单位应负担的社保金2 000元，已提取尚未交纳。根据有关凭证，作会计分录如下：

借：医疗卫生支出 2 000
　　贷：应付社会保障费——社保金 2 000

（二）代扣社保金个人应负担部分的账务处理

【例4－16】A卫生院2011年×月×日，本月发薪酬时代扣职工应交社会保障金1 000元。根据有关凭证，作会计分录如下：

借：应付职工薪酬 1 000
　　贷：应付社会保障费——社保金 1 000

（三）交纳社保金的账务处理

【例4－17】A卫生院2011年×月×日，将社会保障金上缴，单位负担2 000元，各代扣个人1 000元，共计3 000元。根据有关凭证，作会计分录如下：

实行国库集中支付，直接支付的：

借：应付社会保障费——社保金　　　　　　　　　　3 000

　　贷：财政补助收入　　　　　　　　　　　　　　　　　3 000

实行国库集中支付，授权支付的：

借：应付社会保障费——社保金　　　　　　　　　　3 000

　　贷：零余额账户用款额度　　　　　　　　　　　　　3 000

未实行国库集中支付的：

借：应付社会保障费——社保金　　　　　　　　　　3 000

　　贷：银行存款　　　　　　　　　　　　　　　　　　3 000

（四）代扣个人所得税的账务处理

【例 4 - 18】A 卫生院 2011 年 × 月 × 日，根据个人所得税规定和职工薪酬个人所得额，计算本单位代扣个人所得税 600 元。根据有关凭证，作会计分录如下：

借：应付职工薪酬——所得税　　　　　　　　　　　600

　　贷：应交税费——个人所得税　　　　　　　　　　　600

（五）上缴个人所得税的账务处理

【例 4 - 19】A 卫生院 2011 年 × 月 × 日，将代扣个人所得税 600 元，上交税务局。根据有关凭证，作会计分录如下：

实行国库集中支付，直接支付的：

借：应交税费——个人所得税　　　　　　　　　　　600

　　贷：财政补助收入　　　　　　　　　　　　　　　　600

实行国库集中支付，授权支付的：

借：应交税费——个人所得税　　　　　　　　　　　600

　　贷：零余额账户用款额度　　　　　　　　　　　　　600

未实行国库集中支付的：

借：应交税费——个人所得税　　　　　　　　　　　600

　　贷：银行存款　　　　　　　　　　　　　　　　　　600

第七节 应付账款和其他应付款

一、应付账款和其他应付款的定义

应付账款是指基层医疗卫生机构因购买库存物资、固定资产和接受其他供应、服务而形成的应付未付供应单位的账款，以及单位或个人暂存在本单位的款项。

其他应付款是指在经济活动中发生的除以上所列各种应付款项以外的应付、暂收其他单位和个人的款项。

二、会计科目设置

应付账款科目应按照债权人设置明细科目，进行明细分类核算。该科目属于负债类科目，借方登记应付账款的支付、减少数，贷方登记应付账款的发生、增加数，期末贷方余额反映已发生尚未支付的应付账款。

其他应付款科目应按照应付和暂收款项的类别、单位或个人设置明细科目，进行明细分类核算。该科目属于负债类科目，借方登记其他应付款项的支付、减少数，贷方登记其他应付款的发生、增加数，期末贷方余额反映已发生尚未支付的其他应付款项。

三、核算说明

（一）应付账款科目的核算说明

如果发生购入药品、卫生材料、一般材料、设备、接受劳务等应付未付款，借记"库存物资"、"医疗卫生支出"等科目，贷记"应付账款"科目。

单位偿还应付账款时，实行国库集中支付的，在财政直接支付时，借记"应付账款"科目，贷记"财政补助收入"科目；在财政授权支付时，借记

"应付账款"科目，贷记"零余额账户用款额度"科目；未实行国库集中支付的，借记"应付账款"科目，贷记"银行存款"科目。

应付账款经清理后发现确实无法支付的，经批准核销时，借记"应付账款"科目，贷记"其他收入"科目。

（二）其他应付款科目的核算说明

其他应付款发生时，借记"医疗卫生支出"科目，贷记"其他应付款"科目；

支付有关款项时，借记"其他应付款"科目，贷记"银行存款"等科目。

四、应付账款和其他应付款核算举例

（一）发生应付账款的账务处理

【例4－20】A卫生院2011年×月×日，根据基本医疗和公共卫生服务业务的需要，购入卫生材料一批价值2 000元，验收入库，货款尚未支付。根据有关凭证，作会计分录如下：

借：库存物资——卫生材料　　　　　　　　　　　　2 000
　　贷：应付账款——××公司　　　　　　　　　　　　　2 000

【例4－21】A卫生院2011年×月×日，经批准购入一台价值10 000元，不需安装的专用设备，已验收并交付使用，货款尚未支付。根据有关凭证，作会计分录如下：

使用财政补助的：

借：财政基建设备补助支出——设备购置　　　　　10 000
　　贷：应付账款——××公司　　　　　　　　　　　　10 000

同时：

借：固定资产——专用设备　　　　　　　　　　　10 000
　　贷：固定基金——固定资产占用　　　　　　　　　　10 000

使用自有资金的：

借：医疗卫生支出——医疗支出——非财政资本性支出 10 000

　　　　　贷：应付账款——××公司　　　　　　　　　　　　10 000

同时：

借：固定资产——专用设备　　　　　　　　　　　　　10 000

　　　　　贷：固定基金——固定资产占用　　　　　　　　　　10 000

（二）支付应付账款的账务处理

【例 4 - 22】 A 卫生院 2011 年×月×日，支付原欠××公司医疗设备款 10 000 元。根据有关凭证，作会计分录如下：

实行国库集中支付，直接支付的：

借：应付账款——××公司　　　　　　　　　　　　　10 000

　　　　　贷：财政补助收入——设备购置补助收入　　　　　10 000

实行国库集中支付，授权支付的：

借：应付账款——××公司　　　　　　　　　　　　　10 000

　　　　　贷：零余额账户用款额度　　　　　　　　　　　　10 000

未实行国库集中支付的：

借：应付账款——××公司　　　　　　　　　　　　　10 000

　　　　　贷：银行存款　　　　　　　　　　　　　　　　　10 000

（三）发生其他应付款的账务处理

【例 4 - 23】 A 卫生院 2011 年×月×日，单位代收职工购订报刊费 200 元。根据有关凭证，作会计分录如下：

借：库存现金　　　　　　　　　　　　　　　　　　　200

　　　　　贷：其他应付款——×××报刊费　　　　　　　　200

（四）支付其他应付款的账务处理

【例 4 - 24】 A 卫生院 2011 年×月×日，单位代收职工购订报刊费 200 元，以现金支付给杂志社。根据有关凭证，作会计分录如下：

借：其他应付款——×××报刊费　　　　　　　　　　200

　　　　　贷：库存现金　　　　　　　　　　　　　　　　　200

（五）确实无法支付的应付账款和其他应付款的账务处理

【例 4 - 25】 A 卫生院 2011 年×月×日，无法确认支付对象的原"其他应付款——××单位"贷方余额100元，经批准核销。根据有关凭证，作会计分录如下：

实行"收支两条线"管理的：

借：其他应付款——××单位　　　　　　　　100

　　　贷：应缴款项　　　　　　　　　　　　　　100

未实行"收支两条线"管理的：

借：其他应付款——××单位　　　　　　　　100

　　　贷：其他收入　　　　　　　　　　　　　　100

第五章 收入的管理与核算

第一节 收入概述

一、收入的定义

收入是指基层医疗卫生机构在开展医疗卫生服务及其他活动过程中依法取得的非偿还性资金。

基层医疗卫生机构收入有以下基本特性：

（一）收入必须依法取得

基层医疗卫生机构取得的收入，必须符合国家有关法律、法规和规章制度、财政补偿以及国家医疗服务价格等政策的规定。

（二）收入来源多渠道

收入是基层医疗卫生机构在其经济活动中，通过多种形式、多种渠道取得的。主要包括：

基层医疗卫生机构开展一般常见病、多发病的诊疗、康复服务、慢性病管理等医疗卫生服务活动取得的医疗收入；财政部门核定的用于保证机构正常运行的基本经费补助；通过开展疾病预防控制、疫苗注射、健康管理、卫生宣传等基本公共卫生服务和承担专项公共卫生服务获得的补助；财政预算安排用于支持机构发展建设的资金（基本建设资金和设备购置资金补助）；从卫生主管部门或上级单位获得的资金支持；其他收入等。

（三）收入的非偿还性

基层医疗卫生机构取得的各项收入是不需要偿还的，按单位预算计划用于安排业务活动和其他活动。单位取得的需要偿还的资金，应当作为负债处理，不能作为收入处理。

二、收入的分类

（一）医疗收入是指基层医疗卫生机构在开展医疗服务活动中取得的收入。包括门诊收入、住院收入。

（二）财政补助收入是指基层医疗卫生机构从财政部门取得的各项补助收入。包括基本支出补助收入和项目支出补助收入。基本支出补助收入包括人员经费补助收入、公用经费补助收入、基本公共卫生服务补助收入。项目支出补助收入包括基本建设补助收入、设备购置补助收入、重大公共卫生服务补助收入等。

（三）上级补助收入是指基层医疗卫生机构从主管部门和上级单位取得的非财政性补助资金。包括：上级业务主管部门调剂余缺，科技、环保等其他部门拨来的非财政预算资金等。财政预算渠道安排的补助不得列入上级补助收入。

（四）其他收入，是指上述规定范围以外的各项收入。包括培训收入、救护车收入、接受社会捐赠、利息收入等。

三、收入的确认

基层医疗卫生机构会计采用收付实现制，因此，单位收入应依据政府确定的付费方式和付费标准等，在实际收到款项时确认为收入。

随着基本药物制度的实施，基层医疗卫生机构实行了药品零差率销售，其经常性收支差额由政府按照在核定任务、核定收支的基础上给予绩效考核补助。部分有条件的地区实行了"收支两条线"管理。

不同的管理模式，对医疗收入的确认也不同，分别为：实行"收支两条线"管理的基层医疗卫生单位，与病人或医疗保险机构结算医疗款时，不确认医疗收入，要按规定作为上缴同级财政部门款项，只有在实际收到财政专户返还、拨回医疗款后，才能计入单位的医疗收入；未实行"收支两条线"管理的基层医疗卫生单位，与病人或医疗保险机构结算医疗款时，即可以确认为本单位的收入。若财政部门返还、拨付的资金大于上交金额，可将上缴的款项数结转为"医疗收入"，其余列入相应的"财政补助收入"科目；如上缴款项数最终大于财政返还、拨付数的，应在财务决算分析时给予说明。

随着医药卫生体制改革的进一步深化，医保支付方式改革也在同步推进。各地都在不同程度地实施总额预付、按人头付费、单病种（定额、限额）付费等支付方式改革。这几种付费方式的共同之处在于，医保基金与医疗机构的费用结算标准不再采用原来的医疗服务项目收费标准，而是根据不同方法确定的每人次或每病种的收费标准。为此，在实施医保支付方式改革的情况下，医疗机构要根据不同支付方式确定的付费标准作为确认医疗收入额度的依据。

四、收入的管理要求

（一）基层医疗卫生机构必须严格执行国家物价政策，加强收费管理。基层医疗卫生机构必须按照物价部门制定的收费项目、收费标准，向服务对象收取费用，取得收入，不能自立项目收费、分解项目收费、超标准收费等。

（二）基层医疗卫生机构必须使用财政部门统一监制的收费票据。基层医疗卫生机构向病人提供服务、收取费用时，应使用财政部门印制或监制的专用收费票据，不得使用其他收费票据，不得自己印制票据，更不得白条收费或只收费不开票据。

（三）基层医疗卫生机构的收入要全部入账，由财务部门统一管理，不得隐瞒、截留、挤占和挪用各项收入。基层医疗卫生机构取得的收入，应全部交给单位财务部门管理与核算，科室和个人不得擅自收费。单位取得的收入，应全部纳入财务核算，不得设立账外账，不得私设小金库。

第二节 医疗收入

一、医疗收入的定义

医疗收入是指基层医疗卫生机构在开展医疗卫生服务活动中取得的收入，包括门诊收入和住院收入。

门诊收入是指基层医疗卫生机构为门诊病人提供医疗服务活动所取得收入，包括挂号收入、诊察收入、检查收入、化验收入、治疗收入、手术收入、药品收入、卫材收入、一般诊疗费收入和其他门诊收入。

住院收入是指基层医疗卫生机构为住院病人提供医疗服务活动所取得收入，包括床位收入、诊察收入、检查收入、化验收入、治疗收入、手术收入、护理收入、药品收入、卫材收入、一般诊疗费收入和其他住院收入。

二、会计科目设置

为了核算、反映基层医疗卫生机构在开展医疗卫生服务活动中取得的收入，应设置"医疗收入"总账会计科目，该科目属于收入类科目，借方登记收入的退还、冲销、转出数，贷方登记发生的收入数。期末，将"医疗收入"科目贷方余额转至"本期结余"科目，期末结转后，"医疗收入"科目无余额。

"医疗收入"科目应按照"门诊收入"和"住院收入"设置一级明细科目。

"门诊收入"一级明细科目下应按照"挂号收入"、"诊察收入"、"检查收入"、"化验收入"、"治疗收入"、"手术收入"、"药品收入"、"卫材收入"、"一般诊疗费收入"和"其他门诊收入"设置二级明细科目，进行明细核算。

"住院收入"一级明细科目下应按照"床位收入"、"诊察收入"、"检查收入"、"化验收入"、"治疗收入"、"手术收入"、"护理收入"、"药品收入"、"卫材收入"、"一般诊疗费收入" 和 "其他住院收入" 设置二级明细科目，进行明细核算。

"门诊收入" 和 "住院收入" 中的二级明细科目 "药品收入" 下，还要按照 "西药"、"中成药"、"中草药" 进行明细核算。

三、核算说明

（一）未实行 "收支两条线" 管理的账务处理

1. 与门诊病人结算医疗款时，按照病人实际支付金额，借记 "库存现金"、"银行存款" 科目；应付未付的，借记 "应收医疗款——结算欠费" 科目；应由医疗保险机构负担的部分，借记 "应收医疗款——应收医疗保险金" 科目；按结算金额，贷记 "医疗收入" 科目（门诊收入）。

2. 与住院病人结算医疗款时，如住院病人应负担的医疗款金额大于其预交金额，按照预收住院病人医疗款金额，借记 "预收医疗款" 科目，按照实际补付或应付未付金额，借记 "库存现金"、"应收医疗款——结算欠费" 等科目，按照有关规定计算的应由医疗保险机构负担的医疗保险金额，借记 "应收医疗款——应收医疗保险金" 科目，按照有关规定计算确定的住院病人医疗款金额，贷记 "医疗收入" 科目（住院收入）。

如住院病人应负担的医疗款金额小于其预交金额，按照预收住院病人医疗款金额，借记 "预收医疗款" 科目，按照有关规定计算的应由医疗保险机构负担的医疗保险金额，借记 "应收医疗款——应收医疗保险金" 科目，按照退还给住院病人的金额，贷记 "库存现金"、"银行存款" 等科目，按照有关规定计算确定的住院病人医疗款金额，贷记 "医疗收入" 科目（住院收入）。

3. 采用医疗保险总额预付且不需结算的，在实际收到医疗保险机构预付的医疗保险金时，按照预付金额，借记 "银行存款" 科目，贷记 "医疗收入" 科目。但一般来说，医保总额预付都规定要进行年终考核结算。

4. 医保总额预付需要年终考核结算的，在实际收到医疗保险机构预付的医疗保险金时，按照预付金额，借记"银行存款"科目，贷记"预收医疗款"科目。财务管理部门可根据全年总额预付的金额，按月分次将"预收医疗款"科目结转到"医疗收入"科目，借记"预收医疗款"科目，贷记"医疗收入"科目。对于年终由于考核结算等原因造成的差额，可在 12 月份进行相关账务处理。

5. 为了简化会计核算，对于实施支付方式改革情况下的医疗收入，可按支付方式名称增设二级明细科目。如对于实施门诊总额预付方式的，在"医疗收入——门诊收入"科目下设"门诊总额预付"、"药品收入"两个二级明细科目；对于住院单病种付费方式的，在"医疗收入——住院收入"下设"住院单病种付费"、"药品收入"两个二级明细科目。即在"门诊收入"或"住院收入"明细科目下，可不按医疗服务项目付费下的明细科目计列，医疗服务收入直接计入以支付方式名称设置的明细科目下，但药品收入应按实际销售收入单列明细科目，以保证其与库存药品发出金额核对相符。在收入明细表中，增设"门诊总额预付"、"住院单病种付费"等以支付方式名称设置的二级明细科目，以保证明细科目总金额与医疗收入总额的一致。

至于实际发生的按服务项目收费标准计算的各项医疗服务收费（如挂号费、诊疗费、检查费、化验费、手术费等项目）情况，可另行设置登记账进行记录，以便查对费用或用于机构内部科室经济核算。

（二）实行"收支两条线"管理的基层医疗卫生机构

1. 与门诊病人结算时，不确认为医疗收入，按照实际发生的医疗费用，应该由患者自付的部分，收到现金或银行存款的，借记"库存现金"、"银行存款"科目，贷记"待结算医疗款"科目；应付未付的，借记"应收医疗款"科目；应由新农合或医疗保险机构结付的部分，借记"应收医疗款——应收医疗保险金"科目，贷记"待结算医疗款"科目。

2. 与住院病人结算时，不确认为医疗收入，按照"待结算医疗款"科目有关规定进行处理。

在"待结算医疗款"科目下应按照门诊收入、住院收入设置明细科目（同收入科目）。

3. 采用医疗保险总额预付且不需结算的，在实际收到医疗保险机构预付的医疗保险金时，按照预付金额，借记"银行存款"科目，贷记"待结算医疗款"科目；根据有关规定确定上缴财政部门医疗款时，借记"待结算医疗款"科目，贷记"应缴款项"科目；实际上缴时，借记"应缴款项"科目，贷记"银行存款"科目。

4. 一般来说，医保总额预付都规定要进行年终考核结算，在实际收到医疗保险机构预付的医疗保险金时，按照预付金额，借记"银行存款"科目，贷记"预收医疗款"科目。根据有关规定确定上缴财政部门医疗款时，借记"预收医疗款"科目，贷记"应缴款项"科目；实际上缴时，借记"应缴款项"科目，贷记"银行存款"科目。财政部门返还、拨付时，借记"应缴款项"科目，贷记"医疗收入"科目。

明细科目设置同上。

四、医疗收入的核算举例

（一）未实行"收支两条线"管理的基层医疗卫生机构，有关经济事项账务处理。

1. 门诊医疗收入的账务处理

（1）用现金结算门诊医疗收入

【例5－1】A卫生院2011年×月×日，收到门诊收入汇总日报表，医疗收入2 230元，现金收讫。其中：挂号费30元，诊察收入200元，检查收入100元，化验收入200元，治疗收入450元，手术收入500元，药品收入600元（其中：西药400元，中成药150元，中草药50元），卫材收入50元，其他门诊收入100元。根据有关凭证，作会计分录如下：

借：库存现金　　　　　　　　　　　　　　　　2 230
　　贷：医疗收入——门诊收入——挂号收入　　　　　　30
　　　　医疗收入——门诊收入——诊察收入　　　　　　200
　　　　医疗收入——门诊收入——检查收入　　　　　　100
　　　　医疗收入——门诊收入——化验收入　　　　　　200

医疗收入——门诊收入——治疗收入	450
医疗收入——门诊收入——手术收入	500
医疗收入——门诊收入——药品收入——西药	400
医疗收入——门诊收入——药品收入——中成药	150
医疗收入——门诊收入——药品收入——中草药	50
医疗收入——门诊收入——卫材收入	50
医疗收入——门诊收入——其他门诊收入	100

（2）用银行存款结算门诊医疗收入

【例5-2】A卫生院2011年×月×日收到门诊收入汇总日报表，医疗收入2 200元，银行转账支票一张。其中：诊察收入200元，检查收入100元，化验收入200元，治疗收入450元，手术收入500元，药品收入600元（其中：西药400元，中成药150元，中草药50元），卫材收入50元，其他门诊收入100元。根据有关凭证，作会计分录如下：

借：银行存款	2 200
贷：医疗收入——门诊收入（明细科目略）	2 200

（3）用医疗保险基金结算门诊医疗收入

【例5-3】A卫生院2011年×月×日，收到门诊收入汇总日报表，医疗收入220元，其中：诊察收入20元，检查收入10元，化验收入20元，治疗收入45元，手术收入50元，药品收入60元（其中：西药40元，中成药15元，中草药5元），卫材收入5元，其他门诊收入10元。按照当地新农合规定，门诊看病新农合负担医药费的20%，其余80%由患者个人负担，患者将自己负担的176元钱以现金交付。根据有关凭证，作会计分录如下：

借：库存现金	176
应收医疗款——应收医疗保险金	44
贷：医疗收入——门诊收入——诊察收入	20
医疗收入——门诊收入——检查收入	10
医疗收入——门诊收入——化验收入	20
医疗收入——门诊收入——治疗收入	45
医疗收入——门诊收入——手术收入	50

医疗收入——门诊收入——药品收入——西药　　　　40

医疗收入——门诊收入——药品收入——中成药　　　15

医疗收入——门诊收入——药品收入——中草药　　　5

医疗收入——门诊收入——卫材收入　　　　　　　　5

医疗收入——门诊收入——其他门诊收入　　　　　　10

（4）患者欠费的门诊医疗收入的账务核算

【例5-4】A卫生院2011年×月×日，门诊收费处报来当日"门诊收入汇总日报表"，医疗收入1 220元，其中：检查收入110元，化验收入120元，治疗收入150元，手术收入250元，药品收入260元（其中：西药140元，中成药65元，中草药55元），卫材收入105元，一般诊疗费收入115元，其他门诊收入110元。以上费用是患者李×发生车祸在门诊进行紧急抢救时发生的，由于就诊仓促，随身只带现金1 000元，发生医疗欠费。根据有关凭证，作会计分录如下：

借：库存现金　　　　　　　　　　　　　　　　　　1 000

　　应收医疗款——结算欠费——李×　　　　　　　　220

　　贷：医疗收入——门诊收入（明细科目略）　　　　　1 220

2. 住院医疗收入的账务处理

【例5-5】A卫生院2011年×月×日，住院收费处报来当日"住院收入汇总日报表"，患者李×当日出院，根据病历结算，在住院期间共发生床位费65元、诊察费35元、检查费50、化验费40元、治疗费60元、手术费120元、护理费30元、药品费450元（其中：西药300元、中成药100元、中草药50元）、卫材费30元、一般诊疗费30元和其他住院费50元，共计960元。根据有关凭证，作会计分录如下：

如果李×未参加新型农村合作医疗，入院时交纳医疗预交金1 000元。医疗预交金大于住院期间发生的医疗费用时，退还该患者医疗预交金40元的账务处理：

借：预收医疗款——李×　　　　　　　　　　　　　1 000

　　贷：库存现金　　　　　　　　　　　　　　　　　　40

　　　　医疗收入——住院收入——床位收入　　　　　　65

医疗收入——住院收入——诊察收入	35
医疗收入——住院收入——检查收入	50
医疗收入——住院收入——化验收入	40
医疗收入——住院收入——治疗收入	60
医疗收入——住院收入——手术收入	120
医疗收入——住院收入——护理收入	30
医疗收入——住院收入——药品收入——西药	300
医疗收入——住院收入——药品收入——中成药	100
医疗收入——住院收入——药品收入——中草药	50
医疗收入——住院收入——卫材收入	30
医疗收入——住院收入——一般诊疗收入	30
医疗收入——住院收入——其他住院收入	50

如果李×未参加新型农村合作医疗，入院时交纳医疗预交金800元。医疗预交金小于住院期间发生的医疗费用时，该患者补缴医疗费160元的账务处理：

借：预收医疗款——李×　　　　　　　　　　800
　　库存现金　　　　　　　　　　　　　　　160
　　贷：医疗收入——住院收入（明细科目略）　　960

如果李×未参加新型农村合作医疗，入院时交纳医疗预交金800元。医疗预交金小于住院期间发生的医疗费用时，该患者应补缴医疗费160元，但其只带现金100元，发生欠费的账务处理：

借：预收医疗款——李×　　　　　　　　　　800
　　库存现金　　　　　　　　　　　　　　　100
　　应收医疗款——结算欠费——李×　　　　60
　　贷：医疗收入——住院收入（明细科目略）　　960

如果李×参加新型农村合作医疗或医疗保险，且根据当地新农合或医疗保险机构规定，住院医疗费用报销80%，其余由患者自己负担。入院时交纳医疗预交金800元，大于自己负担的费用的账务处理：

借：预收医疗款——李×　　　　　　　　　　192

　　应收医疗款——应收医疗保险金——某医保机构　　　768

　　　　贷：医疗收入——住院收入（明细科目略）　　　　　960

同时：

借：预收医疗款——李×　　　　　　　　　　　　　　608

　　　贷：库存现金　　　　　　　　　　　　　　　　　　608

　　如果李×参加新型农村合作医疗或医疗保险，且根据当地新农合或医疗保险机构规定，住院医疗费用报销 80%，其余由患者自己负担。入院时交纳医疗预交金 100 元，以现金支付剩余自己负担的费用的账务处理：

借：预收医疗款——李×　　　　　　　　　　　　　　100

　　库存现金　　　　　　　　　　　　　　　　　　　 92

　　应收医疗款——应收医疗保险金——某医保机构　　　768

　　　贷：医疗收入——住院收入（明细科目略）　　　　　960

　　如果李×参加新型农村合作医疗或医疗保险，且根据当地新农合或医疗保险机构规定，住院医疗费用报销 80%，其余由患者自己负担。入院时交纳医疗预交金 100 元，出院时没有能够支付剩余自己负担的费用的账务处理：

借：预收医疗款——李×　　　　　　　　　　　　　　100

　　应收医疗款——结算欠费——李×　　　　　　　　　 92

　　应收医疗款——应收医疗保险金——某医保机构　　　768

　　　贷：医疗收入——住院收入（明细科目略）　　　　　960

　　（二）实行"收支两条线"管理的基层医疗卫生单位，将所收医疗款上缴财政部门的账务处理。

　　【例 5－6】A 卫生院实行"收支两条线"管理，2011 年 × 月共发生待结算医疗款 220 000 元，包括门诊收费 80 000 元，其中：检查收费 3 000 元，化验收费 12 000 元，治疗收费 2 000 元，手术收费 25 000 元，药品收费 30 000 元（其中：西药 20 000 元，中成药 7 000 元，中草药 3 000 元），卫材收费 3 000 元，一般诊疗费收费 2 000 元，其他门诊收费 3 000 元；住院收费 140 000 元，其中：床位费 8 000 元、诊察费 2 000 元、检查费 9000、化验费 8 000 元、治疗费 9 000 元、手术费 25 000 元、护理费 3 000 元、药品费

65 000元（其中：西药 45 000 元、中成药 15 000 元、中草药 5 000 元）、卫材费 6 000 元和其他住院费 5 000 元。按照规定于次月的 10 日将此款项上缴财政部门。根据有关凭证，作会计分录如下：

将所收医疗款转至"应缴款项——应缴医疗款"：

借：待结算医疗款——门诊收费——检查收费　　　　　3 000
　　待结算医疗款——门诊收费——化验收费　　　　　12 000
　　待结算医疗款——门诊收费——治疗收费　　　　　2 000
　　待结算医疗款——门诊收费——手术收费　　　　　25 000
　　待结算医疗款——门诊收费——药品收费——西药 20 000
　　待结算医疗款——门诊收费——药品收费——中成药
　　　　　　　　　　　　　　　　　　　　　　　　7 000
　　待结算医疗款——门诊收费——药品收费——中草药
　　　　　　　　　　　　　　　　　　　　　　　　3 000
　　待结算医疗款——门诊收费——卫材收费　　　　　3 000
　　待结算医疗款——门诊收费——一般诊疗费收费　　2 000
　　待结算医疗款——门诊收费——其他门诊收费　　　3 000
　　待结算医疗款——住院收费——床位收费　　　　　8 000
　　待结算医疗款——住院收费——诊察收费　　　　　2 000
　　待结算医疗款——住院收费——检查收费　　　　　9 000
　　待结算医疗款——住院收费——化验收费　　　　　8 000
　　待结算医疗款——住院收费——治疗收费　　　　　9 000
　　待结算医疗款——住院收费——手术收费　　　　　25 000
　　待结算医疗款——住院收费——护理收费　　　　　3 000
　　待结算医疗款——住院收费——药品收费——西药 45 000
　　待结算医疗款——住院收费——药品收费——中成药
　　　　　　　　　　　　　　　　　　　　　　　　15 000
　　待结算医疗款——住院收费——药品收费——中草药
　　　　　　　　　　　　　　　　　　　　　　　　5 000
　　待结算医疗款——住院收费——卫材收费　　　　　6 000

　　待结算医疗款——住院收费——其他住院收费　　　　5 000

　　　贷：应缴款项——应缴医疗款　　　　　　　　　　220 000

次月的 10 日将此款项上缴财政专户时：

借：应缴款项——应缴医疗款　　　　　　　　　　　220 000

　　贷：银行存款　　　　　　　　　　　　　　　　220 000

1. 收到财政部门拨付的医疗款时的账务处理

【例 5 - 7】2011 年 × 月 × 日 A 卫生院收到财政部门拨付上缴的医疗款 198 000 元。

　　A 卫生院 2011 年 × 月共上缴财政专户 220 000 元，× 月 × 日收到拨付的上缴财政专户的医疗款 198 000 元，仅占上交款的 90%。以 0.9 为系数 （198 000 ÷ 220 000 = 0.9） 分别乘以与上缴数额相对应的"待结算医疗款"下一、二级明细科目的借方发生数，计算出各明细科目的数额，记入相应的明细账。

借：银行存款　　　　　　　　　　　　　　　　198 000

　　贷：医疗收入——门诊收入——诊察收入　　　　　　 800

　　　　医疗收入——门诊收入——检查收入　　　　　　 900

　　　　医疗收入——门诊收入——化验收入　　　　　 10 800

　　　　医疗收入——门诊收入——治疗收入　　　　　 1 800

　　　　医疗收入——门诊收入——手术收入　　　　　22 500

　　　　医疗收入——门诊收入——药品收入——西药　　18 000

　　　　医疗收入——门诊收入——药品收入——中成药　6 300

　　　　医疗收入——门诊收入——药品收入——中草药　2 700

　　　　医疗收入——门诊收入——卫材收入　　　　　 2 700

　　　　医疗收入——门诊收入——一般诊疗费收入　　 1 800

　　　　医疗收入——门诊收入——其他门诊收入　　　 2 700

　　　　医疗收入——住院收入——床位收入　　　　　 7 200

　　　　医疗收入——住院收入——诊察收入　　　　　 1 800

　　　　医疗收入——住院收入——检查收入　　　　　 8 100

　　　　医疗收入——住院收入——化验收入　　　　　 7 200

医疗收入——住院收入——治疗收入	8 100
医疗收入——住院收入——手术收入	22 500
医疗收入——住院收入——护理收入	2 700
医疗收入——住院收入——药品收入——西药	40 500
医疗收入——住院收入——药品收入——中成药	13 500
医疗收入——住院收入——药品收入——中草药	4 500
医疗收入——住院收入——卫材收入	1 800
医疗收入——住院收入——一般诊疗收入	3 600
医疗收入——住院收入——其他住院收入	4 500

药品收入应根据实际销售的药品收入定期进行调账处理。

2. 采用支付方式改革的账务处理

【例5-8】某卫生院未实行"收支两条线"管理，采用医疗保险门诊总额预付并规定要进行年终考核结算。银行通知于当月×日收到医保部门支付的总额预付医保基金共200 000元。根据相关凭证，会计分录如下：

借：银行存款　　　　　　　　　　　　　　　200 000
　　贷：预收医疗款——门诊总额预付　　　　　　　200 000

假设每月按15 000元计入当月医疗收入，其中当月门诊药品实际销售收入为6 200元，则该月末做会计分录如下：

借：预收医疗款——门诊总额预付　　　　　　　15 000
　　贷：医疗收入——门诊收入——门诊总额预付　　　8 800
　　　　医疗收入——门诊收入——药品收入　　　　　6 200

【例5-9】某卫生院未实行"收支两条线"管理，医保部门对其部分病种采用住院按单病种定额付费方式。医保部门规定单纯性阑尾炎病种费用标准2 400元，其中医保基金支付1 800元，病人自负600元。本期某单纯性阑尾炎病人结算出院，病人预交金600元予以结清，无其他应自付费用，实际药品费用计780元。其余部分待与医保部门结算。根据相关原始凭证，会计分录如下：

借：预收医疗款——某患者　　　　　　　　　　600
　　应收医疗款——某医保机构　　　　　　　　1 800

　　　　贷：库存现金　　　　　　　　　　　　　　　　　　　600

　　　　　　医疗收入——住院收入——单病种定额付费　　1620

　　　　　　医疗收入——住院收入——药品收入　　　　　　780

待医保部门结算把该款项支付到该卫生院账户时：

　　　　借：银行存款　　　　　　　　　　　　　　　　　1 800

　　　　　　贷：应收医疗款——某医保机构　　　　　　　1 800

　　3. 期末医疗收入的账务处理

　　【例 5 - 10】A 卫生院 × 月取得医疗收入 300 000 元：门诊收入 100 000 元其中：诊察收入 1 000 元，检查收入 1 000 元，化验收入 27 000 元，治疗收入 3 000 元，手术收入 5 000 元，药品收入 60 000 元（西药 40 000 元，中成药 15 000 元，中草药 5 000 元），卫材收入 500 元，一般诊疗费收入 1 500 元，其他门诊收入 1 000 元；住院收入 200 000 元，其中：床位费 5 000 元、诊察费 3 000 元、检查费 5 000、化验费 15 000 元、治疗费 6 000 元、手术费 62 000 元、护理费 2 000 元、药品费 100 000 元（其中：西药 70 000 元、中成药 20 000 元、中草药 10 000 元）、卫材费 500 元、一般诊疗费 1 000 元和其他住院费 500 元，期末，将医疗收入结转"本期结余"科目。根据有关凭证，作会计分录如下：

　　　　借：医疗收入——门诊收入——诊察收入　　　　1 000

　　　　　　医疗收入——门诊收入——检查收入　　　　1 000

　　　　　　医疗收入——门诊收入——化验收入　　　27 000

　　　　　　医疗收入——门诊收入——治疗收入　　　　3 000

　　　　　　医疗收入——门诊收入——手术收入　　　　5 000

　　　　　　医疗收入——门诊收入——药品收入——西药　40 000

　　　　　　医疗收入——门诊收入——药品收入——中成药　15 000

　　　　　　医疗收入——门诊收入——药品收入——中草药　5 000

　　　　　　医疗收入——门诊收入——卫材收入　　　　5 000

　　　　　　医疗收入——门诊收入——一般诊疗费收入　1 500

　　　　　　医疗收入——门诊收入——其他门诊收入　　1 000

　　　　　　医疗收入——住院收入——床位收入　　　　5 000

医疗收入——住院收入——诊察收入　　　　　　3 000

医疗收入——住院收入——检查收入　　　　　　5 000

医疗收入——住院收入——化验收入　　　　　15 000

医疗收入——住院收入——治疗收入　　　　　　6 000

医疗收入——住院收入——手术收入　　　　　62 000

医疗收入——住院收入——护理收入　　　　　　2 000

医疗收入——住院收入——药品收入——西药　70 000

医疗收入——住院收入——药品收入——中成药　20 000

医疗收入——住院收入——药品收入——中草药　10 000

医疗收入——住院收入——卫材收入　　　　　　 500

医疗收入——住院收入——一般诊疗费收入　　 1 000

医疗收入——住院收入——其他住院费收入　　　 500

　　贷：本期结余　　　　　　　　　　　　　300 000

第三节　财政补助收入

一、财政补助收入的定义

财政补助收入是基层医疗卫生机构从财政部门取得的按国家规定核定的各项补助收入。包括基本支出补助收入和项目支出补助收入。

基本支出补助收入包括人员经费补助收入、公用经费补助收入、基本公共卫生服务补助收入。

项目支出补助收入包括基本建设补助收入、设备购置补助收入、重大公共卫生服务补助收入等。

（一）公共卫生服务补助收入的核定

公共卫生服务补助收入包括基本公共卫生服务补助收入和重大公共卫生补助收入两部分。财政部门根据政府提出的基本公共卫生和部分重大公共卫生服务项目，按照基层医疗卫生机构的服务职能、服务人群、服务数量、服务质量等，确定当年公共卫生服务目标任务，并核定相应的补助标准。基本公共卫生服务补助收入可以用于相关人员支出以及开展基本公共卫生服务所需必要的耗材等公用支出。重大公共卫生补助收入具体可包括结核病、艾滋病等重大疾病防控和国家免疫规划、农村妇女住院分娩补助等重大公共卫生项目的补助。

（二）经常性经费补助收入的核定

经常性经费补助包括人员经费补助和公用经费补助。经常性经费的补助水平是在核定任务、核定收支的基础上确定的。

按照上年的收入水平和前几年平均增长幅度，综合分析政策环境（基本药物制度、基本公共卫生服务、新农合、绩效工资等）、机构人员规模、物价变动等因素，确定当年基层医疗卫生机构的医疗收入的预算规模。

按照当地事业单位工作人员平均工资水平、社会保障水平，采用定员定额的方式，确定人员经费支出标准。按照基本医疗服务规模和基本公共卫生服务任务的数量、质量及成本定额（剔除人力成本）等，核定业务经费标准。对其承担的突发公共卫生事件处置任务由政府按服务成本核定补助。

对核定的经常性收入不足以弥补核定的经常性支出的基层医疗卫生机构，差额部分由政府在预算中予以足额安排，并在对其任务完成情况、患者满意度、居民健康改善状况等进行综合绩效考核的基础上予以拨付。

基层医疗卫生机构应严格按照财政补助资金的用途使用，不得挤占或挪作他用。对于财政补助项目完成后，确有资金结余的，应按照有关规定报经财政部门批准将本项目财政补助结余资金上缴、调剂至其他项目或补充事业基金等。

二、科目设置

为了核算、反映基层医疗卫生机构从财政部门取得的补助收入，应设置"财政补助收入"会计科目核算财政补助收入。该科目属于收入类科目，借方登记收入的退还、冲销、转出数，贷方登记发生的收入数，期末余额反映收入的结存数，月末将结存数转至"本期结余"科目后，该科目无余额。

本科目应按照"人员经费补助收入"、"公用经费补助收入"、"基本公共卫生服务补助收入"、"基本建设补助收入"、"设备购置补助收入"和"重大公共卫生服务补助收入"等设置明细科目，进行明细核算。

三、核算说明

（一）取得财政补助收入时的账务处理

1. 实行国库集中支付、直接支付方式的财政补助

根据国库支付执行机构委托代理银行转来的"财政直接支付入账通知书"及原始凭证，借记"医疗卫生支出"、"待摊支出"、"财政基建设备补助支出"等科目，贷记"财政补助收入"科目；同时，对购建固定资产等由财政直接支付的资本性支出，借记"固定资产"、"在建工程"等科目，贷记"固定基金"科目。

年终，根据本年度财政直接支付预算指标数与当年财政直接支付实际支出数的差额，借记"财政应返还额度——财政直接支付"科目，贷记"财政补助收入"科目。

次年，单位支用财政已返还的上年财政直接支付用款计划结余额度，在发生实际支出时，借记支出类科目，贷记"财政应返还额度——财政直接支付"科目。

2. 实行国库集中支付、授权支付方式的财政补助

基层医疗卫生机构收到的财政补助只是一个预算指标，它反映为"零余额账户用款额度"。在指标下达后，应视同银行存款。当年收到代理银行盖章的"授权支付到账通知书"时，借记"零余额账户用款额度"科目，贷记"财政补助收入"科目。

单位从零余额账户提取现金和支用时，借记"库存现金"科目，贷记"零余额账户用款额度"科目；年终，将本单位"零余额账户用款额度"科目的贷方余额与代理银行、财政提供的年终对账单核对一致后，年末注销额度，借记"财政应返还额——财政授权支付"科目，贷记"零余额账户用款额度"科目。

次年初，对年终结转注销的财政授权支付用款计划额度进行恢复，借记"零余额用款额度"科目，贷记"财政应返还额度——财政授权支付"科目。

3. 未实行国库集中支付的财政补助

基层医疗卫生机构实际收到财政拨款时，借记"银行存款"科目，贷记"财政补助收入"科目。

（二）财政补助收入结转的账务处理

期末，应将"财政补助收入"科目贷方余额转入本期结余，借记"财政补助收入"科目，贷记"本期结余"科目。

四、财政补助收入的核算举例

（一）取得财政补助收入时

1. 实行国库集中支付，直接支付的

【例5-11】A卫生院2011年×月×日收到国库支付执行机构委托代理银行转来的"财政直接支付入账通知书"及购置心电图机一台的发票，通知及发票金额3 000元。根据有关凭证，作会计分录如下：

　　　借：财政基建设备补助支出——设备购置补助支出　　3 000
　　　　　贷：财政补助收入——设备购置补助收入　　　　　　3 000
　　　借：固定资产——专用设备　　　　　　　　　　　3 000
　　　　　贷：固定基金——固定资产占用　　　　　　　　　　3 000

2. 实行国库集中支付，授权支付的

【例5-12】A卫生院2011年×月×日收到代理银行盖章的"授权支付到账通知书"，授权额度为10 000元，经与分月用款计划核对无误，该额度为人员经费补助收入1 000元，公用经费补助收入2 000元，基本公共卫生服务补助收入2 000元，基本建设补助收入3 000元，设备购置补助收入2 000元。根据有关凭证，作会计分录如下：

　　　借：零余额账户用款额度　　　　　　　　　　　　10 000

贷：财政补助收入——人员经费补助收入　　　　　1 000

财政补助收入——公用经费补助收入　　　　　2 000

财政补助收入——基本公共卫生服务补助收入　　2 000

财政补助收入——基本建设补助收入　　　　　　3 000

财政补助收入——设备购置补助收入　　　　　　2 000

3. 未实行国库集中支付的

【例5-13】B 卫生院未实行国库集中支付方式改革，2011 年×月×日收到通过开户银行转来的财政补助收入 100 000 元，其中人员工资 40 000 元，公用经费补助 10 000 元，基本公共卫生服务补助 50 000 元，该款项已经收妥入账。根据有关凭证，作会计分录如下：

借：银行存款　　　　　　　　　　　　　　100 000

贷：财政补助收入——人员经费补助收入　　　　40 000

财政补助收入——公用经费补助收入　　　　10 000

财政补助收入——基本公共卫生服务补助收入　50 000

（二）财政应补未补的结算

1. 实行国库集中支付，直接支付的

【例5-14】年末，A 卫生院本年度财政直接支付公用经费预算指标数 500 000 元，财政实际直接支付 480 000 元，剩余额度 20 000 元。根据有关凭证，作会计分录如下：

借：财政应返还额度——财政直接支付　　　　20 000

贷：财政补助收入——公用经费补助收入　　　　20 000

2. 实行国库集中支付，授权支付的

【例5-15】年末，A 卫生院本年度财政授权支付公用经费预算指标数 250 000 元，零余额账户用款额度下达数 230 000 元，应将两者的差数记入财政补助。根据有关凭证，作会计分录如下：

借：财政应返还额度——财政授权支付　　　　20 000

贷：零余额账户用款额度　　　　　　　　　　　20 000

【例5-16】A 卫生院 2011 年×月共收到财政补助收入 150 000 元，其中：人员经费补助收入40 000元，公用经费补助收入20 000元，公共卫生服务补助收入60 000元，设备购置补助收入30 000元，月末，将财政补助收入结转"本期结余"科目。根据有关凭证，作会计分录如下：

借：财政补助收入——人员经费补助收入　　　　　　40 000

　　财政补助收入——公用经费补助收入　　　　　　20 000

　　财政补助收入——公共卫生服务补助收入　　　　60 000

　　财政补助收入——设备购置补助收入　　　　　　30 000

　　贷：本期结余　　　　　　　　　　　　　　　　150 000

第四节　上级补助收入

一、上级补助收入的定义

上级补助收入是指基层医疗卫生机构从主管部门和上级单位取得的非财政补助收入。包括：上级业务主管部门调剂余缺，科技、环保等其他部门拨来的非财政预算资金等。财政预算渠道安排的补助不得列入上级补助收入。具体来说，上级补助收入是基层医疗卫生机构的主管部门或上级单位用财政补助收入以外的收入，如集中下级单位的收入调剂拨付给基层医疗卫生机构的资金、企业及社会办的社区卫生服务机构从主办企业争取到的补助资金。

对上级补助收入的计列，要分清资金渠道，不要与"财政补助收入"混同。严格按资金渠道进行会计核算。

二、科目设置

为了核算、反映基层医疗卫生机构从主管部门或上级单位取得的补助收入，应设置"上级补助收入"科目。该科目属于收入类科目，借方登记收入的退还、冲销、转出数，贷方登记发生的收入数，贷方余额反映收入的结存数，期末将本科目贷方余额转入"本期结余"科目，该科目无余额。

"上级补助收入"科目应按照资金补助的性质和开展的项目设置明细科目，进行明细分类核算。

三、核算说明

基层医疗卫生机构从主管部门或上级单位取得的补助收入，到账后，借记"银行存款"科目，贷记"上级补助收入"科目。

四、上级补助收入的核算举例

（一）收到上级补助收入时

【例5-17】A卫生院2011年×月×日，收到上级主管部门拨付的非财政性资金补助20 000元，用于科研支出补助，该款项已经收妥入账。根据有关凭证，作会计分录如下：

借：银行存款 20 000

　　贷：上级补助收入——科研支出补助 20 000

（二）期末上级补助收入

【例5-18】A卫生院2011年×月末，将当月收到的用于科研支出补助的上级补助收入20 000元结转"本期结余"科目。根据有关凭证，作会计分录如下：

借：上级补助收入——科研支出补助 20 000

　　贷：本期结余 20 000

第五节　其他收入

一、其他收入的定义

其他收入是指基层医疗卫生机构除医疗收入、财政补助收入和上级补助收入以外的各项收入，包括出售固定资产、无形资产，库存物资盘盈、培训、救护车、利息、废品变价收入、接受社会捐赠收入以及开办其他经营性服务的收入等。

其中，固定资产和无形资产处置收入，如有规定要求上缴财政的，应按扣除相关支出后的净值，计入"应缴款项"科目，不计入"其他收入"科目。

二、科目设置

为了核算、反映基层医疗卫生机构取得的其他收入，应设置"其他收入"科目进行核算。该科目属于收入类科目，借方登记收入的退还、冲销、转出数，贷方登记发生的收入数，贷方余额反映收入的结存数，期末将本科目贷方余额转入"本期结余"，该科目无余额。

其他收入按照收入种类设置明细科目，进行明细分类核算。

三、核算说明

（一）收到其他收入时

未实行"收支两条线"管理的基层医疗卫生机构，取得其他收入时，借记"库存现金"、"银行存款"、"库存物资"等科目，贷记"其他收入"科目。

实行"收支两条线"管理的基层医疗卫生机构，取得其他收入时，借记"库存现金"、"银行存款"等科目，贷记"应缴款项"科目；财政部门返还时，按照返还金额，借记"银行存款"等科目，贷记"其他收入"科目。

（二）期末将本科目贷方余额转入"本期结余"科目，该科目无余额

四、其他收入的核算举例

（一）出售固定资产、无形资产的账务处理

【例5-19】A卫生院经上级国有资产管理部门批准，变卖一台自有资

金购置的账面价值为 3 600 元的台式电脑，收到现金 500 元。根据有关凭证，作会计分录如下：

实行"收支两条线"管理的：

借：库存现金　　　　　　　　　　　　　　　　500

　　贷：应缴款项——固定资产转让　　　　　　　　　500

同时：

借：固定基金——固定资产占用　　　　　　　3 600

　　贷：固定资产——一般设备　　　　　　　　　3 600

未实行"收支两条线"管理的：

借：库存现金　　　　　　　　　　　　　　　　500

　　贷：其他收入——固定资产转让收入　　　　　　500

同时：

借：固定基金——固定资产占用　　　　　　　3 600

　　贷：固定资产——一般设备　　　　　　　　　3 600

（二）盘盈库存物资的账务处理

【例 5 - 20】A 卫生院 2011 年×月×日，对药库药品进行盘点，经查药库药品中的西药盘盈 220 元，经批准作其他收入处理。根据有关凭证，作会计分录如下：

借：库存物资——药品——药库——西药　　　　220

　　贷：其他收入——库存物资盘盈　　　　　　　　220

（三）接受捐赠的库存物资时的账务处理

【例 5 - 21】A 卫生院 2011 年×月×日，接受当地企业家捐赠的一批西药，价值人民币 50 000 元。根据有关凭证，作会计分录如下：

借：库存物资——药品——药库——西药　　50 000

　　贷：其他收入——捐赠　　　　　　　　　　　50 000

（四）接受社会捐赠资金的账务处理

【例 5 - 22】A 卫生院 2011 年×月×日，接受当地企业家通过银行捐赠的人民币 100 000 元，该资金未限定用途。根据有关凭证，作会计分录如下：

实行"收支两条线"管理的：

借：银行存款　　　　　　　　　　　　　　　100 000

　　贷：应缴款项——捐赠　　　　　　　　　　　　　100 000

未实行"收支两条线"管理的：

借：银行存款　　　　　　　　　　　　　　　100 000

　　贷：其他收入——捐赠　　　　　　　　　　　　　100 000

（五）发生培训收入的账务处理

【例 5 - 23】A 卫生院 2011 年 × 月 × 日，收到进修人员的进修费现金 500 元。根据有关凭证，作会计分录如下：

实行"收支两条线"管理的：

借：库存现金　　　　　　　　　　　　　　　　500

　　贷：应缴款项——培训费　　　　　　　　　　　　　500

未实行"收支两条线"管理的：

借：库存现金　　　　　　　　　　　　　　　　500

　　贷：其他收入——培训收入　　　　　　　　　　　　500

（六）利息收入的账务处理

【例 5 - 24】A 卫生院 2011 年 × 月 × 日，收到开户银行转来的存款利息 1 000 元。根据有关凭证，作会计分录如下：

实行"收支两条线"管理的：

借：银行存款　　　　　　　　　　　　　　　1 000

　　贷：应缴款项——银行存款利息　　　　　　　　　　1 000

未实行"收支两条线"管理的：

借：银行存款　　　　　　　　　　　　　　　1 000

　　贷：其他收入——利息收入　　　　　　　　　　　　1 000

（七）发生救护车收入时的账务处理

【例 5 - 25】A 卫生院 2011 年 × 月 × 日，收到救护车收入现金 500 元。根据有关凭证，作会计分录如下：

实行"收支两条线"管理的：

借：库存现金 500
　　贷：应缴款项——救护车收费 500

未实行"收支两条线"管理的：

借：库存现金 500
　　贷：其他收入——救护车收入 500

（八）废品变价收入的账务处理

【例5－26】A卫生院2011年×月×日处理一批废品，收到现金260元，交到会计室。根据有关凭证，作会计分录如下：

实行"收支两条线"管理的：

借：库存现金 260
　　贷：应缴款项——废品变价 260

未实行"收支两条线"管理的：

借：库存现金 260
　　贷：其他收入——废品变价收入 260

（九）实行"收支两条线"管理的基层医疗卫生机构将应缴款上缴财政的账务处理

【例5－27】A卫生院2011年×月末将取得的其他收费102 760元，其中：固定资产转让500元，接受捐赠款100 000元，培训收入费500元，利息收费1 000元，救护车收入费500元，变卖废品260元，上缴财政专户。根据有关凭证，作会计分录如下：

借：应缴款项——固定资产转让 500
　　应缴款项——捐赠 100 000
　　应缴款项——培训费 500
　　应缴款项——银行存款利息 1 000
　　应缴款项——救护车收费 500
　　应缴款项——废品变价 260
　　贷：银行存款 102 760

（十）实行"收支两条线"管理的基层医疗卫生机构收到财政拨付的其他收入的账务处理

【例 5 – 28】A 卫生院 2011 年 × 月 × 日收到财政拨付其他收入 102 760 元。根据有关凭证，作会计分录如下：

借：银行存款　　　　　　　　　　　　　　　　　102 760

　　贷：其他收入——固定资产转让收入　　　　　　　　500

　　　　其他收入——捐赠收入　　　　　　　　　　100 000

　　　　其他收入——培训收入　　　　　　　　　　　　500

　　　　其他收入——利息收入　　　　　　　　　　　1 000

　　　　其他收入——救护车收入　　　　　　　　　　　500

　　　　其他收入——废品变价收入　　　　　　　　　　260

（十一）期末，其他收入的账务处理

【例 5 – 29】A 卫生院 2011 年 × 月末，将本月取得的其他业务收入 102 760 元，转至本期结余。根据有关凭证，作会计分录如下：

借：其他收入——固定资产转让收入　　　　　　　　500

　　其他收入——捐赠收入　　　　　　　　　　　100 000

　　其他收入——培训收入　　　　　　　　　　　　　500

　　其他收入——利息收入　　　　　　　　　　　　1 000

　　其他收入——救护车收入　　　　　　　　　　　　500

　　其他收入——废品变价收入　　　　　　　　　　　260

　　贷：本期结余　　　　　　　　　　　　　　　102 760

第六章　支出的管理与核算

第一节　支出概述

一、支出的定义

支出是指基层医疗卫生机构开展医疗卫生服务及其他活动发生的资金耗费和损失。

二、支出的分类

在基层医疗卫生机构日常业务运行和发展过程中，将发生各类耗费或支出。根据财务管理的需要，可以从不同角度对其支出进行分类。

（一）按照支出的经济性质划分，可分为资本性支出和经常性支出。进行基本建设、购置医疗设备等固定资产范围的支出属于资本性支出。在医疗卫生活动开展过程中，其价值一次性或短期内转移的物资消耗以及付出的劳务性费用，属于经常性支出。

（二）按照支出的业务用途划分，可分为医疗卫生支出、财政基建设备补助支出和其他支出。

1. 医疗卫生支出是指基层医疗卫生机构在开展基本医疗服务和公共卫生服务活动中发生的支出，包括基本医疗支出和公共卫生支出。

2. 财政基建设备补助支出是指基层医疗卫生机构利用财政补助收入安排的基本建设支出和设备购置支出。

3. 其他支出是指医疗卫生支出、财政基建设备补助支出以外的支出，包括罚没支出、捐赠支出、财产物资盘亏损失等。

（三）按照支出的核算范围划分，可分为人员经费、药品支出、卫材支出、其他材料支出、非财政资本性支出、维修费、提取医疗风险基金、其他公用经费。

其中，人员经费包括基本工资、绩效工资、社会保障缴费、离退休费、住房公积金等，其他公用经费包括办公费、印刷费、水费、电费、邮电费、取暖费、物业管理费、差旅费、会议费、培训费等。

三、支出的管理要求

（一）按预算和计划安排支出。基层医疗卫生机构必须按照核定的年度预算和支出计划安排支出，不得随意安排超预算、无计划的支出。基层医疗卫生机构从财政部门和卫生主管部门取得的有指定项目和用途并且要求单独核算的专项资金，应当按照要求定期向财政部门或者卫生主管部门报送专项资金使用情况；项目完成后，应当报送专项资金支出决算和使用效果的书面报告，接受财政部门或者卫生主管部门的检查、验收。

（二）严格执行财经制度要求。基层医疗卫生机构的支出应严格执行国家规定的开支范围及标准；国家没有统一规定的，由基层医疗卫生机构规定，报卫生主管部门和财政部门备案。基层医疗卫生机构的规定违反法律和国家政策的，卫生主管部门和财政部门应当责令其改正。各项支出的发生应当取得合法的原始凭证。

（三）据实列报支出。基层医疗卫生机构要加强对支出的管理，不得虚列虚报，不得以计划数和预算数代替。

（四）落实采购政策。基层医疗卫生机构应当严格执行政府采购和国家关于药品集中招标采购的有关规定。

四、支出核算的相关要求

为了更加清晰地反映不同渠道资金的使用情况，基层医疗卫生机构应设置"医疗卫生支出"、"财政基建设备补助支出"、"其他支出"总账科目。对财政基本支出补助和财政项目支出补助以及其他限定用途的资金，按制度规定必须设置相应的备查簿。对用财政基本支出补助（含基本公共卫生服务经费补助）发生的医疗卫生支出，在记入"医疗卫生支出"、"公共卫生支出"科目的同时，还要登记"财政基本支出补助备查簿"。对重大公共卫生项目支出在记入"医疗卫生支出"、"公共卫生支出"科目的同时，相应登记"财政项目支出补助备查簿"，以便于期末分析"财政补助结转（余）——财政基本补助结转"科目和"财政补助结转（余）——财政项目补助结转（余）"科目。对其他限定用途的资金的支出，按照具体项目详细登记"其他限定用途资金备查簿"，用于期末分析"其他限定用途资金结转（余）"科目。

第二节　医疗卫生支出

一、医疗卫生支出的定义

医疗卫生支出是指基层医疗卫生机构在开展基本医疗服务和公共卫生服务活动中发生的支出，包括医疗支出和公共卫生支出。

1. 医疗支出是指基层医疗卫生机构在开展基本医疗服务活动中发生的支出，包括人员经费、耗用的药品及材料成本、维修费、其他公用经费等。其中人员经费包括基本工资、绩效工资、社会保障缴费、离退休费、住房公积金等。其他公用经费包括办公费、印刷费、水费、电费、邮电费、取暖费、物业管理费、差旅费、会议费、培训费等。

2. 公共卫生支出是指基层医疗卫生机构在开展公共卫生服务活动中发生的支出，包括人员经费、耗用的药品及材料成本、维修费、其他公用经费等。其中人员经费包括基本工资、绩效工资、社会保障缴费、离退休费、住房公积金等。其他公用经费包括办公费、印刷费、水费、电费、邮电费、取暖费、物业管理费、差旅费、会议费、培训费等。

二、会计科目设置

　　基层医疗卫生机构应设置"医疗卫生支出"科目核算开展基本医疗服务活动中发生的支出，并设置"医疗支出"和"公共卫生支出"明细科目，进行明细分类核算。

　　"医疗支出"一级明细科目按照"人员经费"、"药品支出"、"卫材支出"、"其他材料支出"、"非财政资本性支出"、"维修费"、"提取医疗风险基金"、"其他公用经费"等科目进行明细核算。

　　"公共卫生支出"一级明细科目下按照"人员经费"、"药品支出"、"卫材支出"、"其他材料支出"、"非财政资本性支出"、"维修费"、"其他公用经费"等科目进行明细核算。

　　"医疗卫生支出"会计科目属于支出类科目，借方登记开展业务活动中发生的各种支出以及"待摊支出"科目中分配转入的各种支出，贷方登记冲销数和期末转出数，期末将借方余额转至"本期结余"科目，该科目无余额。

三、核算说明

　　（一）为基层医疗卫生机构人员计提薪酬时，分别按照从事基本医疗和公共卫生服务人员的工资金额，借记"医疗卫生支出"科目（医疗支出、公共卫生支出），贷记"应付职工薪酬"、"应付社会保障费"等科目。

　　（二）为开展基本医疗和公共卫生服务活动领用卫生材料、药品（不含由药库药品转入药房药品）等库存物资时，如可确定领用的库存物资专门用于基本医疗或公共卫生服务，按照其实际成本，借记"医疗卫生支出"科目（医疗支出、公共卫生支出），贷记"库存物资"科目。

　　（三）利用财政补助收入以外的资金安排的资本性支出，按照购建固定资产的实际成本，借记"固定资产"、"在建工程"等科目，贷记"固定基金"科目；同时，如可确定购建的固定资产专门用于基本医疗或公共卫生服务，在发生资本性支出时，按照实际支出金额，借记"医疗卫生支出"科目（医疗支出——非财政资本性支出）或"医疗卫生支出"科目（公共卫生支出——非财政资本性支出），贷记"银行存款"科目。

（四）提取医疗风险基金时，借记"医疗卫生支出"科目（医疗支出——提取医疗风险基金），贷记"专用基金——医疗风险基金"科目。

（五）对于无法直接计入基本医疗服务支出和公共卫生服务支出而需进行合理分摊的支出，应先记入"待摊支出"科目。期末，将待摊支出合理分摊至医疗卫生支出的明细科目时，借记"医疗卫生支出"科目（医疗支出或公共卫生支出），贷记"待摊支出"科目。

（六）期末，将本科目的余额转入本期结余，借记"本期结余"科目，贷记本科目。

四、医疗卫生支出的核算举例

（一）人员经费的账务处理

1. 计算应付职工薪酬

【例6-1】A卫生院2011年×月应支付职工基本工资10 000元，其中：医疗人员基本工资7 000元，公共卫生人员基本工资2 000元，管理人员基本工资1 000元；应支付职工绩效工资8 000元，其中：医疗人员绩效工资6 000元，公共卫生人员绩效工资1 500元，管理人员绩效工资500元。根据有关凭证，作会计分录如下：

借：医疗卫生支出——医疗支出——人员经费　　　　13 000
　　医疗卫生支出——公共卫生支出——人员经费　　 3 500
　　待摊支出——人员经费　　　　　　　　　　　　 1 500
　　贷：应付职工薪酬——人员经费　　　　　　　　　　 18 000

2. 提取社会保障费

【例6-2】根据社会保障机构的规定，A卫生院应负担单位职工社会保障费3 600元，其中：医疗人员社会保障费2 600元，公共卫生人员社会保障费700元，管理人员社会保障费300元。根据有关凭证，作会计分录如下：

借：医疗卫生支出——医疗支出——人员经费　　　　　　2 600

　　医疗卫生支出——公共卫生支出——人员经费　　　　700

　　待摊支出——人员经费　　　　　　　　　　　　　　300

　　　贷：应付社会保障费　　　　　　　　　　　　　　　　　3 600

3. 发放工资

【例 6-3】 A 卫生院 2011 年 × 月末，发放职工工资 16 000 元。根据有关凭证，作会计分录如下：

实行国库集中支付，直接支付的：

借：应付职工薪酬——人员经费　　　　　　　　　　　16 000

　　　贷：财政补助收入　　　　　　　　　　　　　　　　　16 000

实行国库集中支付，授权支付的：

借：应付职工薪酬——人员经费　　　　　　　　　　　16 000

　　　贷：零余额账户用款额度　　　　　　　　　　　　　　16 000

未实行国库集中支付的，用现金支付：

借：应付职工薪酬——人员经费　　　　　　　　　　　16 000

　　　贷：库存现金　　　　　　　　　　　　　　　　　　　16 000

未实行国库集中支付的，用银行存款支付：

借：应付职工薪酬——人员经费　　　　　　　　　　　16 000

　　　贷：银行存款　　　　　　　　　　　　　　　　　　　16 000

4. 缴纳社会保障费

【例 6-4】 A 卫生院 2011 年 × 月末，缴纳社会保障费 5 600 元。根据有关凭证，作会计分录如下：

实行国库集中支付，直接支付的：

借：应付社会保障费　　　　　　　　　　　　　　　　5 600

　　　贷：财政补助收入　　　　　　　　　　　　　　　　　5 600

实行国库集中支付，授权支付的：

借：应付社会保障费　　　　　　　　　　　　　　　　5 600

　　　　　贷：零余额账户用款额度　　　　　　　　　　5 600

未实行国库集中支付的，用银行存款支付：

　　　借：应付社会保障费　　　　　　　　　　　5600

　　　　　贷：银行存款　　　　　　　　　　　　　　5600

（二）药品支出的账务处理

【例6－5】A卫生院2011年×月开展基本医疗服务销售药品80 000元，其中：西药50 000元，中成药20 000元，中草药10 000元。根据有关凭证，作会计分录如下：

　　　借：医疗卫生支出——医疗支出——药品支出　　　80 000

　　　　　贷：库存物资——药品——药房药品（明细科目略）　80 000

（三）卫生材料支出的账务处理

【例6－6】2011年×月×日A卫生院基本医疗服务部门领取医用酒精、棉纱等卫生材料360元，公共卫生服务部门领取医用酒精、棉纱等卫生材料120元。根据有关凭证，作会计分录如下：

　　　借：医疗卫生支出——医疗支出——卫材支出　　　360

　　　　医疗卫生支出——公共卫生支出——卫材支出　　120

　　　　　贷：库存物资——卫生材料　　　　　　　　　　480

（四）其他材料支出的账务处理

【例6－7】A卫生院2011年×月×日，基本医疗服务部门领取钢笔、处方笺等其他材料260元，公共卫生服务部门领取钢笔、处方笺等其他材料80元。根据有关凭证，作会计分录如下：

　　　借：医疗卫生支出——医疗支出——其他材料支出　　260

　　　　医疗卫生支出——公共卫生支出——其他材料支出　80

　　　　　贷：库存物资——其他材料　　　　　　　　　　340

（五）购入材料直接投入使用的账务处理

【例6－8】A卫生院2011年×月×日，购置打印墨盒等直接投入使用，基本医疗服务部门两个墨盒共计260元，公共卫生服务部门一个墨盒共计

130元。根据有关凭证，作会计分录如下：

实行国库集中支付，直接支付的：

借：医疗卫生支出——医疗支出——其他材料支出　　　　260

　　医疗卫生支出——公共卫生支出——其他材料支出　　130

　　贷：财政补助收入—基本支出补助收入——公用经费补助收入

　　　　　　　　　　　　　　　　　　　　　　　　　　　260

　　　　财政补助收入——基本公共卫生服务补助收入　　130

实行国库集中支付，授权支付的：

借：医疗卫生支出——医疗支出——其他材料支出　　　　260

　　医疗卫生支出——公共卫生支出——其他材料支出　　130

　　贷：零余额账户用款额度　　　　　　　　　　　　　390

未实行国库集中支付的，用银行存款支付：

借：医疗卫生支出——医疗支出——其他材料支出　　　　260

　　医疗卫生支出——公共卫生支出——其他材料支出　　130

　　贷：银行存款　　　　　　　　　　　　　　　　　　390

（六）非财政资本性支出的账务处理

【例6-9】A卫生院2011年×月×日，使用捐赠收入购置一台用于基本医疗服务的心电图机，价值3 600元，一台用于公共卫生服务的疫苗冷藏箱2 800元，均已验收合格。付款时，根据有关凭证，作会计分录如下：

借：医疗卫生支出——医疗支出——非财政资本性支出　3 600

　　医疗卫生支出——公共卫生支出——非财政资本性支出

　　　　　　　　　　　　　　　　　　　　　　　　　2 800

　　贷：银行存款　　　　　　　　　　　　　　　　　6 400

同时：

借：固定资产——专用设备　　　　　　　　　　　　　6 400

　　贷：固定基金——固定资产占用　　　　　　　　　6 400

（七）维修费支出的账务处理

【例6-10】A卫生院2011年×月×日支付基本医疗设备维修费600元，

付款时，根据有关凭证，作会计分录如下：

实行国库集中支付，直接支付的：

借：医疗卫生支出——医疗支出——维修费　　　　600

贷：财政补助收入——公用经费补助收入　　　　　　600

实行国库集中支付，授权支付的：

借：医疗卫生支出——医疗支出——维修费　　　　600

贷：零余额账户用款额度　　　　　　　　　　　　600

未实行国库集中支付的，用银行存款支付：

借：医疗卫生支出——医疗支出——维修费　　　　600

贷：银行存款　　　　　　　　　　　　　　　　　600

（八）其他公用经费的账务处理

【例6－11】A卫生院2011年×月×日支付印刷费1 500元，其中：用于基本医疗服务用1 200元，用于公共卫生服务用300元。根据有关凭证，作会计分录如下：

实行国库集中支付，直接支付的：

借：医疗卫生支出——医疗支出——其他公用经费　　1 200

医疗卫生支出——公共卫生支出——其他公用经费　　300

贷：财政补助收入——公用经费补助收入　　　　　　1 200

财政补助收入——基本公共卫生服务补助收入　　300

实行国库集中支付，授权支付的：

借：医疗卫生支出——医疗支出——其他公用经费　　1 200

医疗卫生支出——公共卫生支出——其他公用经费　　300

贷：零余额账户用款额度　　　　　　　　　　　　1 500

未实行国库集中支付的，用银行存款支付：

借：医疗卫生支出——医疗支出——其他公用经费　　1 200

医疗卫生支出——公共卫生支出——其他公用经费　　300

贷：银行存款　　　　　　　　　　　　　　　　　1 500

（九）支付职工差旅费的账务处理

【例6－12】A卫生院2011年×月×日为从事医疗工作的职工张××报

销差旅费 560 元。根据有关凭证，作会计分录如下：

实行国库集中支付，授权支付的：

借：医疗卫生支出——医疗支出　　　　　　　　　　560

　　贷：零余额账户用款额度　　　　　　　　　　　　　560

未实行国库集中支付的：用现金支付：

借：医疗卫生支出——医疗支出　　　　　　　　　　560

　　贷：库存现金　　　　　　　　　　　　　　　　　　560

（十）无法确认医疗和公共卫生支出的账务处理

1. 先记入待摊支出

【例 6 - 13】A 卫生院 2011 年 × 月 × 日支付无法确认基本医疗支出和公共卫生支出的电费 1 200 元。根据有关凭证，作会计分录如下：

实行国库集中支付，直接支付的：

借：待摊支出——其他公用经费　　　　　　　　　1 200

　　贷：财政补助收入——公用经费补助收入　　　　　 1 200

实行国库集中支付，授权支付的：

借：待摊支出——其他公用经费　　　　　　　　　1 200

　　贷：零余额账户用款额度　　　　　　　　　　　　 1 200

未实行国库集中支付的，用银行存款支付：

借：待摊支出——其他公用经费　　　　　　　　　1 200

　　贷：银行存款　　　　　　　　　　　　　　　　　 1 200

2. 合理分摊待摊支出

【例 6 - 14】A 卫生院 2011 年 × 月共发生待摊支出 3 000 元（人员经费 1 800 元，其他公用经费 1 200 元），按照人员确定摊销比例，医疗支出应摊销 2 250 元（人员经费 1 350 元，其他公用经费 900 元），公共卫生支出应摊销 750 元（人员经费 450 元，其他公用经费 300 元）。根据有关凭证，做会计分录如下：

借：医疗卫生支出——医疗支出——人员经费　　　1350

　　医疗卫生支出——医疗支出——其他公用经费　　900

   医疗卫生支出——公共卫生支出——人员经费   450

   医疗卫生支出——公共卫生支出——其他公用经费 300

  贷：待摊支出——人员经费   1 800

   待摊支出——其他公用经费   1 200

（十一）提取风险基金的账务处理

【例 6 – 15】A 卫生院 2011 年 × 月 × 日，按照规定的风险基金计提比例，提取风险基金 20 000 元。根据有关凭证，作会计分录如下：

  借：医疗卫生支出——医疗支出   20 000

   贷：专用基金——医疗风险基金   20 000

（十二）医疗卫生支出结账的账务处理

【例 6 – 16】A 卫生院 2011 年 × 月共发生医疗卫生支出 222 120 元，其中：医疗支出中人员经费支出 16 950 元、药品支出 180 000 元、卫生材料支出 360 元、其他材料支出 260 元、非财政资本性支出 3 600 元、维修费 600 元、其他公用支出 2 100 元，医疗风险金支出 10 000 元，公共卫生支出 8 250 元，其中：人员经费支出 4 650 元、卫生材料支出 120 元、其他材料支出 80 元、非财政资本性支出 2 800 元、其他公用支出 600 元，期末，将支出转本期结余。根据有关凭证，作会计分录如下：

  借：本期结余   222 120

   贷：医疗卫生支出——医疗支出——人员经费 16 950

    医疗卫生支出——医疗支出——药品支出 180 000

    医疗卫生支出——医疗支出——卫材支出   360

    医疗卫生支出——医疗支出——其他材料支出 260

    医疗卫生支出——医疗支出——非财政资本性支出 3 600

    医疗卫生支出——医疗支出——维修费   600

    医疗卫生支出——医疗支出——其他公用经费 2 100

    医疗卫生支出——医疗支出——提取医疗风险金 10 000

    医疗卫生支出——公共卫生支出——人员经费 4650

    医疗卫生支出——公共卫生支出——卫材支出 120

医疗卫生支出——公共卫生支出——其他材料支出　　80

医疗卫生支出——公共卫生支出——非财政资本性支出

2 800

医疗卫生支出——公共卫生支出——其他公用经费　600

第三节　财政基建设备补助支出

一、财政基建设备补助支出的定义

财政基建设备补助支出是指基层医疗卫生机构利用财政补助收入安排的基本建设支出和设备购置支出。主要是为了反映政府在基层医疗卫生机构基本建设、设备购置等固定资产投资等方面的投入情况，属于资本性支出。

财政基建设备补助资金要做到专款专用，单独核算，专项结报。为了详细反映这部分资金的使用情况，设置了"财政基建设备补助支出"科目。

二、会计科目设置

基层医疗卫生机构应设置"财政基建设备补助支出"科目进行核算。

该科目属于支出类科目，专门用于对财政的用于基本建设和医疗设备购置的资金使用进行核算。借方登记开展业务活动中发生的用于基本建设和医疗设备购置的各种支出，贷方登记冲销数和期末转出数，期末将借方余额转至"本期结余"科目，该科目无余额。

本科目的明细科目应按照基建和设备购置的具体项目设置，进行明细分类核算。

三、核算说明

（一）会计科目的使用

基层医疗卫生机构按照财政或卫生主管部门安排的基建或设备购置项目

进行建设或设备购置时使用本科目核算。但是，基建或设备购置项目按合同预付款时，不属于支出的实现，应在"在建工程"科目核算。只有在使用财政补助收入安排相关项目按照合同结算时，记入本科目：借记"财政基建设备补助支出"科目，贷记"银行存款"、"零余额账户用款额度"、"财政补助收入"等科目。同时，增加固定资产，借记"固定资产"科目，贷记"固定基金"科目。

（二）期末

将"财政基建设备补助支出"科目余额转入本期结余，借记"本期结余"科目，贷记本科目。

四、财政基建设备补助支出的核算举例

（一）基本建设的账务处理

1. 支付基本建设资金的账务处理

【例6－17】A卫生院经批准立项建造病房楼一座，通过招标，×建筑公司中标，按合同规定，2011年×月×日A卫生院将财政基本建设补助资金100 000元，支付给×建筑公司。根据有关凭证，作会计分录如下：

实行国库集中支付，直接支付的：

借：财政基建设备补助支出——病房楼　　　　　　　100 000
　　贷：财政补助收入——基本建设补助收入　　　　　　　100 000

同时：

借：在建工程——病房楼　　　　　　　　　　　　　100 000
　　贷：固定基金——在建工程占用　　　　　　　　　　　100 000

未实行国库集中支付，用银行存款支付的：

借：财政基建设备补助支出——病房楼　　　　　　　100 000
　　贷：银行存款　　　　　　　　　　　　　　　　　　　100 000

同时：

借：在建工程——病房楼　　　　　　　　　　　　　100 000
　　贷：固定基金——在建工程占用　　　　　　　　　　　100 000

2. 基本建设项目完工，交付使用，补付建设资金的账务处理

【例 6 – 18】2011 年 × 月 × 日 A 卫生院病房楼建造完工，并验收合格交付使用，总造价 250 000 元，所欠资金 150 000 元，A 卫生院由财政基本建设补助资金一次性付清。根据有关凭证，作会计分录如下：

（1）补付工程款

实行国库集中支付，直接支付的：

借：财政基建设备补助支出——病房楼　　　　　　　150 000

　　贷：财政补助收入——基本建设补助收入　　　　　　　　150 000

同时：

借：在建工程——病房楼　　　　　　　150 000

　　贷：固定基金——在建工程占用　　　　　　　　150 000

未实行国库集中支付，用银行存款支付的：

借：财政基建设备补助支出——病房楼　　　　　　　150 000

　　贷：银行存款　　　　　　　　150 000

同时：

借：在建工程——病房楼　　　　　　　150 000

　　贷：固定基金——在建工程占用　　　　　　　　150 000

（2）将建筑工程转入固定资产

借：固定资产——房屋及建筑物　　　　　　　250 000

　　贷：在建工程——病房楼　　　　　　　　250 000

同时：

借：固定基金——在建工程占用　　　　　　　250 000

　　贷：固定基金——固定资产占用　　　　　　　　250 000

（二）将固定资产转入改建、扩建或大型修缮

发生改建、扩建或大型修缮时，账务处理上，首先将固定资产转到"在建工程"，交付使用前改扩建和大型修缮中发生的各种支出账务处理与新建的账务处理类似。

【例 6 – 19】2011 年 × 月 × 日 A 卫生院将病房楼投入改造，账面价值

250 000元。根据有关凭证，作会计分录如下：

将固定资产转入在建工程时：

借：在建工程——病房楼 250 000

　　贷：固定资产——房屋及建筑物 250 000

同时：

借：固定基金——固定资产占用 250 000

　　贷：固定基金——在建工程占用 250 000

（三）不需要的安装设备购置的账务处理

【例6－20】2011 年 × 月 × 日 A 卫生院购置医疗专用设备一台，价值 80 000元，资金由当地财政全额补助，结清货款时，根据有关凭证，作会计分录如下：

实行国库集中支付，直接支付的：

借：财政基建设备补助支出——×设备 80 000

　　贷：财政补助收入——设备购置补助收入 80 000

同时：

借：固定资产——专用设备 80 000

　　贷：固定基金——固定资产占用 80 000

未实行国库集中支付，用银行存款支付的：

借：财政基建设备补助支出——×设备 80 000

　　贷：银行存款 80 000

同时：

借：固定资产——专用设备 80 000

　　贷：固定基金——固定资产占用 80 000

（四）购置需要安装设备的账务处理

1. 设备购入

【例6－21】2011 年 × 月 × 日 A 卫生院购置医疗专用设备一台，价值 280 000 元，资金由当地财政全额补助，该设备需要安装调试，货款已结清。根据有关凭证，作会计分录如下：

实行国库集中支付，直接支付的：

借：财政基建设备补助支出——×设备　　　　　　　280 000
　　贷：财政补助收入——设备购置补助收入　　　　　　　　280 000

同时：

借：在建工程——×设备安装工程　　　　　　　　　280 000
　　贷：固定基金——在建工程占用　　　　　　　　　　　　280 000

实行国库集中支付，授权支付的：

借：财政基建设备补助支出——×设备　　　　　　　280 000
　　贷：零余额账户用款额度　　　　　　　　　　　　　　280 000

同时：

借：在建工程——×设备安装工程　　　　　　　　　280 000
　　贷：固定基金——在建工程占用　　　　　　　　　　　　280 000

未实行财政国库集中支付，用银行存款支付的：

借：财政基建设备补助支出——×设备　　　　　　　280 000
　　贷：银行存款　　　　　　　　　　　　　　　　　　　280 000

同时：

借：在建工程——×设备安装工程　　　　　　　　　280 000
　　贷：固定基金——在建工程占用　　　　　　　　　　　　280 000

2. 支付安装费用并交付使用

【例 6 - 22】2011 年 ×月 ×日 A 卫生院购置的需要安装调试的医疗专用设备，已经安装调试成功并投入使用。支付安装调试费 1 000 元，设备总造价为 281 000 元，根据有关凭证，作会计分录如下：

支付安装调试费的账务处理与以上购置设备付款账务处理相同（略）。

结转固定资产账务处理如下：

借：固定资产——专用设备　　　　　　　　　　　281 000
　　贷：在建工程——×设备安装工程　　　　　　　　　　281 000

借：固定基金——在建工程占用　　　　　　　　　281 000
　　贷：固定基金——固定资产占用　　　　　　　　　　　281 000

第四节　其他支出

一、其他支出的定义

其他支出是指基层医疗卫生机构发生的，除医疗卫生支出、财政基建设备补助支出以外的支出。包括对外捐赠、财产物资盘亏或毁损损失、罚没支出和捐赠支出等。

二、会计科目设置

基层医疗卫生机构应设置"其他支出"科目。

该科目用以核算本期发生的除医疗卫生支出、财政基建设备补助支出以外的支出。借方登记其他支出的发生数、增加数，贷方登记冲销数、转出数，期末将借方余额转至"本期结余"科目，该科目无余额。

本科目明细科目账按照其他支出种类和项目设置，进行明细核算。

三、核算说明

（一）会计科目使用

1. 盘亏、变质、毁损的库存物资，按照过失人应赔偿的金额借记"其他应收款"科目；按照账面价值扣除赔偿后的金额，借记"其他支出"科目；按照账面价值贷记"库存物资"科目。保险赔偿和过失人赔偿收回时，借记"库存现金"、"银行存款"科目，贷记"其他应收款"科目。

2. 向外提供捐赠或发生违规罚没支出时，借记"其他支出"科目，贷记"银行存款"科目。

（二）期末账务处理

期末，将"其他支出"科目余额转入本期结余，借记"本期结余"科目，贷记本科目。

四、其他支出的核算举例

（一）对外捐赠的账务处理

【例 6 - 23】A 卫生院 2011 年 × 月 × 日，以转账的形式向希望工程捐款人民币 1 000 元。根据有关凭证，作会计分录如下：

借：其他支出——捐赠   1 000

　　贷：银行存款   1 000

（二）盘亏库存物资的账务处理

【例 6 - 24】A 卫生院 2011 年 × 月 × 日对药房药品进行盘点，经盘查西药有 250 元的药品已过保质期，经调查属于药房管理人员失职造成的，责令使用人员赔偿 200 元，责任人已将赔偿资金交付会计室。根据有关凭证，作会计分录如下：

借：其他支出——财产物资毁损损失   50

　　库存现金   200

　　贷：库存物资——药品——药房药品——西药   250

（三）罚没支出的账务处理

【例 6 - 25】A 卫生院 2011 年 × 月 × 日接到当地环保局的罚款通知单，因污水处理不当罚款 800 元，当日以银行存款支付。根据有关凭证，作会计分录如下：

借：其他支出——罚没支出   800

　　贷：银行存款   800

第七章　净资产的管理与核算

第一节　净资产概述

一、净资产的定义

净资产是基层医疗卫生机构拥有的资产减去负债后的余额，反映基层医疗卫生机构的资本规模和经济实力。单位净资产来源于财政补助、单位运行的结余、吸收社会不需要偿还的资金等。

二、净资产的分类

基层医疗卫生机构的净资产可分为固定基金、事业基金、专用基金、财政补助结转（余）、其他限定用途结转（余）、本期结余和未弥补亏损等。

1. 固定基金是指基层医疗卫生机构占用在固定资产、在建工程、无形资产上的资金。

2. 事业基金是指基层医疗卫生机构按规定设置的用于维持基层医疗卫生机构正常运行、可用于弥补亏损的净资产，包括结余分配转入资金、资产评估增值、解除用途限制资金等。

3. 专用基金是指基层医疗卫生机构按照规定设置、提取的具有专门用途的资金，包括医疗风险基金、职工福利基金、奖励基金和其他专用基金。

（1）医疗风险基金是指从医疗卫生支出中计提，专门用于购买医疗风险保险、支付医疗事故赔偿的资金。

（2）职工福利基金是指按业务收支结余扣除财政补助结转（余）、其他限定用途结转（余）后的一定比例提取、专门用于单位职工集体福利设施、集体福利待遇的资金。

（3）奖励基金是指执行核定收支等预算管理方式的基层医疗卫生机构，按照业务收支结余扣除财政补助结转（余）、其他限定用途结转（余）后的一定比例提取的，用于职工绩效考核奖励的基金。

（4）其他专用基金是指按照有关规定提取、设置的其他专用资金。

4. 财政补助结转（余）包括财政基本补助结转和财政项目补助结转（余）。财政基本补助结转是指财政补助收入中的人员经费、公用经费、基本公共卫生服务补助当年未用完的部分，财政项目补助结余是指已完工项目的资金结余，财政项目补助结转是指未完工项目的资金结余。

5. 其他限定用途结转（余）是基层医疗卫生机构除财政补助结转（余）以外的，需要结转以后年度继续使用的，有限定用途的结转资金。

6. 未弥补亏损：即事业基金不足以弥补的亏损。

三、净资产的管理要求

（一）基层医疗卫生机构应加强结余资金管理，按规定正确计算与分配业务收支结余。财政补助结转（余）、其他限定用途结转（余）结转下年继续使用。

（二）专用基金的提取比例和管理办法，按照国家或省级统一规定执行；没有统一规定的，由各地卫生主管部门会同同级财政部门确定。专用基金要专款专用，不得擅自改变用途。

（三）基层医疗卫生单位应加强对职工福利基金和医疗风险基金的管理，统筹安排、合理使用。对于职工福利基金和医疗风险基金滚存较多的单位，可以适当降低提取比例或暂停提取。

第二节   收支结余

一、收支结余的定义

收支结余是基层医疗卫生机构收入与支出相抵后的余额，反映了一定时期内基层医疗卫生机构的经济运行结果。为了清晰地反映机构医疗卫生业务开展及其基本经济运行情况，加强财政资金使用的监督，将基层医疗卫生机构的收支结余分为业务收支结余（含财政基本支出补助收支结余）和财政项目补助收支结转（余）。计算公式如下：

业务收支结余＝医疗收入＋财政基本支出补助收入＋上级补助收入＋其他收入－医疗卫生支出－其他支出

其中：

财政基本支出补助结余＝财政基本支出补助收入－医疗卫生支出中的财政基本补助支出

其他限定用途资金的收支结余＝其他限定用途资金收入－其他限定用途资金支出

财政项目补助收支结转（余）＝财政项目补助收入－财政项目补助支出

二、会计科目设置

基层医疗卫生机构应设置"本期结余"、"财政补助结转（余）"、"其他限定用途结转（余）"和"结余分配"科目进行收支结余的核算。本期结余科目属于净资产类科目，借方登记各项支出的转入数、本年财政基本补助结转的转出数、本年业务收支结余的转出数，贷方登记各项收入的转入数、本年业务亏损的转出数，期末如为贷方余额，反映基层医疗卫生机构自年初至报告期末累计实现的收支结余；如为借方余额，反映基层医疗卫生机构自年初至报告期末累计实现的业务亏损。年末结转后，本科目应无余额。

"财政补助结转（余）"科目，应设置"财政基本补助结转"和"财政项目补助结转（余）"一级明细科目，进行明细核算。

"其他限定用途结转（余）"科目，核算限定用途的上级补助和捐赠等资金。应按照其具体项目设置明细科目。

"结余分配"科目，应设置"待分配结余"、"提取专用基金"和"事业基金弥补亏损"一级明细科目。"提取专用基金"一级明细科目，还应设置"提取职工福利基金"、"提取奖励基金"、"提取其他专用基金"等二级明细科目，进行明细核算。

三、核算说明

（一）本期结余的期末结转

期末，结转各项收入时，借记"医疗收入"、"财政补助收入"、"其他收入"科目，贷记"本期结余"科目；结转各项支出时，借记"本期结余"科目，贷记"医疗卫生支出"、"财政基建设备补助支出"、"其他支出"科目。

（二）财政基本补助结转

结转本期收支后，还应按照"财政基本支出备查簿"支出数，与财政基本补助收入进行对比，如果有余额，按照余额数，借记"本期结余"科目，贷记"财政补助结转（余）——财政基本补助结转"科目。

（三）财政项目补助结转

按照"财政基建设备补助支出"科目和"财政项目支出备查簿"计算出项目补助余额数，借记"本期结余"科目，贷记"财政补助结转（余）——财政项目补助结转（余）"科目。

（四）其他限定用途结转

按照"其他限定用途资金备查簿"分析计算的其他限定用途资金余额数，借记"本期结余"科目，贷记"其他限定用途结转（余）"科目。

（五）本期结余结转结余分配

本期结余无论是借方余额还是贷方余额都全部转入"结余分配"科目。

（六）结余分配

如果当年有结余，按照规定提取职工福利基金、奖励基金后转入事业基金。

四、收支结余的核算举例

（一）收入转本期结余的核算

【例 7 - 1】A 卫生院 2011 年 × 月取得医疗收入 200 000 元、财政补助收入 600 000 元、上级补助收入 10 000 元及其他收入 5 000 元。月末，将医疗收入结转"本期结余"科目。根据有关凭证，作会计分录如下：

借：医疗收入 200 000
  财政补助收入 600 000
  上级补助收入 10 000
  其他收入 5 000
  贷：本期结余 815 000

（二）支出转本期结余的核算

【例 7 - 2】A 卫生院 2011 年 × 月共发生医疗卫生支出 360 000 元、财政基建设备补助支出 400 000 元、其他支出 3 600 元。期末，将支出转本期结余。根据有关凭证，作会计分录如下：

借：本期结余 763 600
  贷：医疗卫生支出 360 000
    财政基建设备补助支出 400 000
    其他支出 3 600

（三）财政基本补助结转

【例 7 - 3】A 卫生院 2011 年 × 月按照"财政基本支出备查簿"支出数与财政基本补助数比较，剩余 2 000 元，自"本期结余"科目转出。根据有关凭证，作会计分录如下：

借：本期结余 2 000
  贷：财政补助结转（余）——财政基本补助结转 2 000

（四）财政项目补助结转

【例 7 - 4】A 卫生院 2011 年 × 月按照"财政基建设备补助支出"科目和"财政项目支出备查簿"计算出项目补助结余 36 000 元，自"本期结余"科目转出。根据有关凭证，作会计分录如下：

借：本期结余 36 000

　　贷：财政补助结转（余）——财政项目补助结转（余）

36 000

（五）其他限定用途结转

【例7-5】A卫生院2011年×月按照"其他限定用途资金备查簿"分析计算的其他限定用途资金余额10 000元，自"本期结余"科目转出。根据有关凭证，作会计分录如下：

借：本期结余 10 000

　　贷：其他限定用途结转（余） 10 000

（六）结转结余分配

1. 本期结余余额为贷方数（盈余）

【例7-6】A卫生院2011年经上述结转后，"本期结余"科目为贷方余额3 400元，结转到"结余分配"科目。根据有关凭证，作会计分录如下：

借：本期结余 3 400

　　贷：结余分配——待分配结余 3 400

2. 本期结余余额为借方数（亏损）

【例7-7】A卫生院2011年经上述结转后，"本期结余"科目为借方余额2 000元，结转到"结余分配"科目。根据有关凭证，作会计分录如下：

借：结余分配——待分配结余 2 000

　　贷：本期结余 2 000

（七）结余分配

1. "结余分配"余额为贷方数（盈余）

【例7-8】A卫生院2011年"结余分配"科目贷方余额3 400元，本期盈余，进行结余分配。假如当地卫生局规定：单位如有结余，提取福利基金30%、奖励基金20%，其余转入事业基金。根据有关凭证，作会计分录如下：

借：结余分配——提取专用基金 1 700

　　贷：专用基金——职工福利基金 1 020

　　　　　　　专用基金——奖励基金　　　　　　　　　　　680

　　借：结余分配——待分配结余　　　　　　　　　3 400

　　　　贷：结余分配——提取专用基金　　　　　　　1 700

　　　　　　事业基金　　　　　　　　　　　　　　　1 700

2. "结余分配"科目余额为借方数（亏损）

【例7-9】A卫生院2011年"结余分配"科目为借方余额2 000元，说明本期亏损，用事业基金弥补亏损。根据有关凭证，作会计分录如下：

　　借：事业基金　　　　　　　　　　　　　　　　2 000

　　　　贷：结余分配——事业基金弥补亏损　　　　　2 000

　　借：结余分配——事业基金弥补亏损　　　　　　2 000

　　　　贷：结余分配——待分配结余　　　　　　　　2 000

　　如果事业基金不足以弥补亏损，其差额部分作为未弥补亏损保留在结余分配中，列示在资产负债表的"未弥补亏损"项目中。

第三节　固定基金

一、固定基金的定义

　　固定基金是指基层医疗卫生机构的固定资产、在建工程、无形资产形成的资金占用。固定基金的主要来源有：财政部门、卫生主管部门或主办单位投入形成；单位购建固定资产和无形资产形成；接受捐赠形成；资产评估增值形成等。

二、会计科目设置

　　基层医疗卫生机构应设置"固定基金"科目核算固定基金，并根据需要设置"固定资产占用"、"在建工程占用"和"无形资产占用"三个级明细科目，进行明细分类核算。该科目属净资产类科目，借方登记固定基金的减少数，贷方登记固定基金的增加数，期末余额反映基层医疗卫生机构非限定用途净资产的金额。

三、核算说明

（一）固定基金增加

购入、有偿调入固定资产和无形资产时，借记"固定资产"、"无形资产"等科目，贷记"固定基金"科目。

自行建造或采用出包方式（代建制）建造固定资产，发生在建工程支出或结算工程价款时，借记"在建工程"科目，贷记"固定基金——在建工程占用"科目；工程交付使用时，结转固定资产，借记"固定资产"科目，贷记"在建工程"科目的同时，借记"固定基金（在建工程占用）"科目，贷记"固定基金（固定资产占用）"科目。

无偿调入、接受捐赠的，借记"固定资产"等科目，贷记"固定基金"科目。

（二）固定基金减少

有偿调出、出售、毁损、报废、盘亏的固定资产等长期资产，按照账面价值，借记"固定基金"科目，贷记"固定资产"等科目。

四、固定基金的核算举例

（一）用财政补助购入固定资产，增加固定基金的账务处理

【例 7 - 10】A 卫生院 2011 年 × 月 × 日，用财政补助收入购入设备一台，价值 20 000 元，另支付运费 100 元，不需要安装，运费通过银行存款支付。根据有关凭证，作会计分录如下：

实行国库集中支付，直接支付的：

借：财政基建设备补助支出　　　　　　　　　　　　　20 000
　　贷：财政补助收入　　　　　　　　　　　　　　　　　20 000
借：医疗卫生支出——医疗支出——非财政资本性支出　　100

　　　　　贷：零余额账户用款额度　　　　　　　　　　　　100

同时：

　　借：固定资产——一般设备　　　　　　　　　　　20 100

　　　　贷：固定基金——固定资产占用　　　　　　　　 20 100

未实行国库集中支付的：

　　借：财政基建设备补助支出　　　　　　　　　　　20 000

　　　医疗卫生支出——医疗支出——非财政资本性支出　 100

　　　　贷：银行存款　　　　　　　　　　　　　　　 20 100

同时：

　　借：固定资产——一般设备　　　　　　　　　　　20 100

　　　　贷：固定基金——固定资产占用　　　　　　　　 20 100

（二）用自有资金购置设备，增加固定基金的账务处理

【例7-11】A卫生院2011年×月×日用自有资金购进价值13 000元的B超机一台，通过银行支付。根据有关凭证，作会计分录如下：

　　借：医疗卫生支出——医疗支出——非财政资本性支出 13 000

　　　　贷：银行存款　　　　　　　　　　　　　　　 13 000

同时：

　　借：固定资产——专用设备　　　　　　　　　　　13 000

　　　　贷：固定基金——固定资产占用　　　　　　　　 13 000

（三）购入需要安装的设备，增加固定基金的账务处理

【例7-12】A卫生院2011年×月×日用财政专项补助资金，购入价值30 000元的X光机一台，需进行安装才能使用。根据有关凭证，作会计分录如下：

实行国库集中支付，直接支付的：

　　借：财政基建设备补助支出　　　　　　　　　　　30 000

　　　　贷：财政补助收入　　　　　　　　　　　　　 30 000

同时：

　　借：在建工程——专用设备　　　　　　　　　　　30 000

　　　　贷：固定基金——在建工程占用　　　　　　　　　　30 000

未实行国库集中支付的：

　　借：财政基建设备补助支出　　　　　　　　　30 000

　　　　贷：银行存款　　　　　　　　　　　　　　　30 000

同时：

　　借：在建工程——专用设备　　　　　　　　　30 000

　　　　贷：固定基金——在建工程占用　　　　　　　30 000

（四）设备安装过程及完工，增加固定基金的账务处理

【例7-13】A卫生院2011年×月×日，X光机安装过程中支付安装费1 000，技术人员劳务费200元，安装完成，结算费用后转账。根据有关凭证，作会计分录如下：

1. 结算安装费用

实行国库集中支付，授权支付的：

　　借：财政基建设备补助支出　　　　　　　　　1 200

　　　　贷：零余额账户用款额度　　　　　　　　　　1 200

同时：

　　借：在建工程——X光机　　　　　　　　　　1 200

　　　　贷：固定基金——在建工程占用　　　　　　　1 200

未实行国库集中支付的：

　　借：财政基建设备补助支出　　　　　　　　　1 200

　　　　贷：银行存款　　　　　　　　　　　　　　　1 200

同时：

　　借：在建工程——X光机　　　　　　　　　　1 200

　　　　贷：固定基金——在建工程占用　　　　　　　1 200

2. 完工交付使用，转入固定资产

　　借：固定资产——专用设备　　　　　　　　　31 200

　　　　贷：在建工程——X光机　　　　　　　　　　31 200

同时：

借：固定基金——在建工程占用　　　　　　　　　　31 200

　　贷：固定基金——固定资产占用　　　　　　　　　　31 200

（五）不明确记入支出方向设备购置，增加固定基金的账务处理

【例7-14】A卫生院2011年×月×日，购入一台医用垃圾处理设备价值30 000元，安装调试后交付使用，应记入哪项支出暂时未定。根据有关凭证，作会计分录如下：

借：待摊支出　　　　　　　　　　　　　　　　　　30 000

　　贷：银行存款　　　　　　　　　　　　　　　　　　30 000

同时：

借：固定资产———般设备　　　　　　　　　　　　30 000

　　贷：固定基金——固定资产占用　　　　　　　　　　30 000

【例7-15】A卫生院2011年×月×日，经研究，按医疗和公共卫生人数（各占50%）进行摊销支出：

借：医疗卫生支出——医疗支出　　　　　　　　　　15 000

　　医疗卫生支出——公共卫生支出　　　　　　　　　15 000

　　贷：待摊支出　　　　　　　　　　　　　　　　　　30 000

（六）自建固定资产，增加固定基金的账务处理

【例7-16】A卫生院2011年×月×日，经批准单位自建病房楼总造价100 000元。根据有关凭证，作会计分录如下：

1. 在建施工期间付款时

实行国库集中支付，直接支付的：

借：财政基建设备补助支出　　　　　　　　　　　　100 000

　　贷：财政补助收入　　　　　　　　　　　　　　　　100 000

同时：

借：在建工程——病房楼　　　　　　　　　　　　　100 000

　　贷：固定基金——在建工程占用　　　　　　　　　　100 000

未实行国库集中支付的：

借：在建工程——病房楼　　　　　　　　　　　　　100 000

　　　　　贷：固定基金——在建工程占用　　　　　　　　　100 000

同时：

借：财政基建设备补助支出　　　　　　　　　　　　100 000

　　　　　贷：银行存款　　　　　　　　　　　　　　　　　100 000

　　2. 完工交付使用

借：固定资产——房屋建筑物　　　　　　　　　　　100 000

　　　　　贷：在建工程——病房楼　　　　　　　　　　　　100 000

同时：

借：固定基金——在建工程占用　　　　　　　　　　100 000

　　　　　贷：固定基金——固定资产占用　　　　　　　　　100 000

（七）无偿调入不需安装固定资产的账务处理

【例 7 - 17】 A 卫生院 2011 年 × 月 × 日，无偿调入设备一台，价值 50 000 元。根据有关凭证，作会计分录如下：

借：固定资产——专用设备　　　　　　　　　　　　50 000

　　　　　贷：固定基金——固定资产占用　　　　　　　　　50 000

（八）有偿调拨不需安装固定资产，增加固定基金的账务处理

【例 7 - 18】 A 卫生院 2011 年 × 月 × 日，收到上级部门"设备调拨单"，将某单位价值 5 000 元的一台 B 超机有偿调入，使用自有资金支付。根据有关凭证，作会计分录如下：

借：固定资产——专用设备——B 超机　　　　　　　5 000

　　　　　贷：固定基金　　　　　　　　　　　　　　　　　5 000

同时：

借：医疗卫生支出——医疗支出——非财政资本性支出　5 000

　　　　　贷：银行存款　　　　　　　　　　　　　　　　　5 000

（九）接受捐赠需安装固定资产，增加固定基金的账务处理

【例 7 - 19】 A 卫生院 2011 年 × 月 × 日，接受外单位捐赠的需要安装调试的设备一台，价值 100 000 元，另支付运费 2 000 元，安装调试费 1 000 元，技术人员劳务费 1 000 元。根据有关凭证，作会计分录如下：

1. 收到设备时

借：在建工程——捐赠设备 100 000

　　贷：固定基金——在建工程占用 100 000

2. 支付各种费用时

借：在建工程——捐赠设备 4 000

　　贷：固定基金——在建工程占用 4 000

同时：

借：医疗卫生支出——医疗支出——非财政资本性支出 4 000

　　贷：银行存款 4 000

3. 安装完工投入使用

借：固定资产——专用设备 104 000

　　贷：在建工程——捐赠设备 104 000

借：固定基金——在建工程占用 104 000

　　贷：固定基金——固定资产占用 104 000

（十）固定资产评估增值的核算

【例7-20】A卫生院经评估，某专用设备增值10 000元。根据有关凭证，作会计分录如下：

借：固定资产——专用设备 10 000

　　贷：固定基金——固定资产占用 10 000

（十一）改扩建固定资产，增减固定基金的核算

【例7-21】A卫生院2011年×月×日，因服务工作需要，经发展改革委批准，使用财政补助扩建（改造）门诊业务用房1 000平方米，改造总投资100 000元。原建筑面积2 000平方米，原值200 000元。部分门诊拆除变价收入5 000元根据有关凭证，作会计分录如下：

1. 将原门诊楼转入在建工程

借：在建工程——门诊楼 200 000

　　贷：固定资产——房屋建筑物——门诊楼 200 000

同时：

借：固定基金——固定资产占用　　　　　　　　　　200 000

　　　贷：固定基金——在建工程占用　　　　　　　　　　　200 000

2. 施工建设发生的支出（材料、人工费用等）

实行国库集中支付，直接支付的：

借：财政基建设备补助支出——门诊楼　　　　　　　100 000

　　　贷：财政补助收入——基本建设补助收入　　　　　　　100 000

同时：

借：在建工程——门诊楼　　　　　　　　　　　　　100 000

　　　贷：固定基金——在建工程占用　　　　　　　　　　　100 000

未实行国库集中支付的：

借：财政基建设备补助支出——门诊楼　　　　　　　100 000

　　　贷：银行存款　　　　　　　　　　　　　　　　　　　100 000

同时：

借：在建工程——门诊　　　　　　　　　　　　　　100 000

　　　贷：固定基金——在建工程占用　　　　　　　　　　　100 000

3. 收到拆除材料物资变价收入

借：银行存款　　　　　　　　　　　　　　　　　　　5 000

　　　贷：其他收入——材料物资变价收入　　　　　　　　　　5 000

如按规定应上缴的：

借：银行存款　　　　　　　　　　　　　　　　　　　5 000

　　　贷：应缴款项——材料物资变价收入　　　　　　　　　　5 000

同时：

借：固定基金——在建工程占用　　　　　　　　　　　5 000

　　　贷：在建工程——门诊楼　　　　　　　　　　　　　　　5 000

4. 完工交付使用

借：固定资产——房屋建筑物　　　　　　　　　　　295 000

　　　贷：在建工程——门诊楼　　　　　　　　　　　　　　295 000

同时：

借：固定基金——在建工程占用　　　　　　　　　295 000

　　贷：固定基金——固定资产占用　　　　　　　　295 000

（十二）出售固定资产，固定基金减少的账务处理

【例 7 - 22】A 卫生院 2011 年 × 月 × 日，按原价出售设备一台，价值 4 000元。根据有关凭证，作会计分录如下：

实行"收支两条线"管理的：

借：银行存款　　　　　　　　　　　　　　　　　4 000

　　贷：应缴款项　　　　　　　　　　　　　　　　4 000

未实行"收支两条线"管理的：

借：银行存款　　　　　　　　　　　　　　　　　4 000

　　贷：其他收入　　　　　　　　　　　　　　　　4 000

同时：

借：固定基金——固定资产占用　　　　　　　　　4 000

　　贷：固定资产——一般设备　　　　　　　　　　4 000

（十三）报废固定资产，固定基金减少的账务处理

【例 7 - 23】A 卫生院 2011 年 × 月 × 日，一台设备因使用多年已不能修复，通过技术监督部门认定现已报废，原值 3 000 元，处理搬运费用 200 元。根据有关凭证，作会计分录如下：

1. 注销固定资产

借：固定基金——固定资产占用　　　　　　　　　3 000

　　贷：固定资产——一般设备　　　　　　　　　　3 000

2. 支付清理费用

借：其他支出　　　　　　　　　　　　　　　　　200

　　贷：库存现金　　　　　　　　　　　　　　　　200

（十四）毁损固定资产，固定基金减少的账务处理

【例 7 - 24】A 卫生院 2011 年 × 月 × 日，一台价值 5 000 元的设备，因故毁损，残值收入 200 元。根据有关凭证，作会计分录如下：

1. 注销固定资产

借：固定基金——固定资产占用　　　　　　　　　5 000

　　贷：固定资产——一般设备　　　　　　　　　　　　　5 000

2. 取得残值收入

实行"收支两条线"管理的：

借：库存现金　　　　　　　　　　　　　　　　200

　　贷：应缴款项　　　　　　　　　　　　　　　　　　200

未实行"收支两条线"管理的：

借：库存现金　　　　　　　　　　　　　　　　200

　　贷：其他收入　　　　　　　　　　　　　　　　　　200

（十五）　无偿调出固定资产，固定基金减少的账务处理

【例 7 – 25】A 卫生院 2011 年×月×日，按上级资源整合要求，本单位无偿调出设备一台，价值 3 000 元。根据有关凭证，作会计分录如下：

借：固定基金——固定资产占用　　　　　　　　　3 000

　　贷：固定资产——一般设备　　　　　　　　　　　　　3 000

（十六）　固定资产盘盈，增加固定基金的账务处理

【例 7 – 26】A 卫生院 2011 年×月×日，年末盘点在用固定资产，盘盈一批办公用桌椅，价值 1 000 元。根据有关凭证，作会计分录如下：

借：固定资产——其他固定资产　　　　　　　　　1 000

　　贷：固定基金——固定资产占用　　　　　　　　　　　1 000

（十七）固定资产盘亏，固定基金减少的账务处理

【例 7 – 27】A 卫生院 2011 年×月×日，年末盘点在用固定资产，发现电脑缺少一台，价值 3 800 元，经查，应由过失人赔偿。根据有关凭证，作会计分录如下：

1. 注销固定资产

借：固定基金——固定资产占用　　　　　　　　　3 800

　　贷：固定资产——一般设备　　　　　　　　　　　　　3 800

2. 责任人过失赔偿

实行"收支两条线"管理的：

借：库存现金　　　　　　　　　　　　　　　　3 800

　　贷：应缴款项　　　　　　　　　　　　　　　　　3 800

未实行"收支两条线"管理的：

借：库存现金　　　　　　　　　　　　　　　　3 800

　　贷：其他收入　　　　　　　　　　　　　　　　　3 800

第四节　事业基金

一、事业基金的定义

事业基金是指基层医疗卫生机构按规定设置的用于维持基层医疗卫生机构正常运行、可用于弥补亏损的净资产，包括结余分配转入资金、资产评估增值、解除用途限制资金等。事业基金属于非限定用途的净资产。

二、会计科目设置

基层医疗卫生机构应设置"事业基金"科目，核算基层医疗卫生机构事业基金的增减变动情况。该科目属净资产类科目，借方登记事业基金的减少数，贷方登记事业基金的增加数，期末余额反映基层医疗卫生机构非限定用途净资产的金额。

三、核算说明

（一）事业基金增加。年末，从"结余分配"科目提取专用基金后转入本科目时，借记"结余分配——待分配结余"科目，贷记"事业基金"科目。

（二）用事业基金弥补亏损，借记"事业基金"科目，贷记"结余分配——事业基金弥补亏损"科目。

用事业基金购置固定资产，按照《基层医疗卫生机构会计制度》规定，不直接减少"事业基金"，而是借记"医疗卫生支出"科目，贷记"银行存款"科目，同时借记"固定资产"等科目，贷记"固定基金"科目。

四、事业基金的核算举例

（一）年末结余为正数，增加事业基金

【例 7-28】 A 卫生院 2011 年×月×日，年终结余分配转入事业基金 60 000元。根据有关凭证，作会计分录如下：

借：结余分配——待分配结余　　　　　　　　　60 000
　　贷：事业基金　　　　　　　　　　　　　　　　60 000

（二）年末结余为负数，用事业基金弥补亏损

【例 7-29】 A 卫生院 2011 年×月×日，年末用事业基金弥补亏损 2 000 元。根据有关凭证，作会计分录如下：

借：事业基金　　　　　　　　　　　　　　　　2 000
　　贷：结余分配——事业基金弥补亏损　　　　　　2 000

（三）用事业基金购置设备

【例 7-31】 A 卫生院 2011 年×月×日用本院资金购进价值 13 000 元的 B 超机一台，通过银行存款支付。根据有关凭证，作会计分录如下：

借：医疗卫生支出——医疗支出——非财政资本性支出 13 000
　　贷：银行存款　　　　　　　　　　　　　　　13 000

同时：

借：固定资产——专用设备　　　　　　　　　　13 000
　　贷：固定基金——固定资产占用　　　　　　　　13 000

第五节 专用基金

一、专用基金的定义

专用基金是指基层医疗卫生机构按照规定设置、提取的具有专门用途的资金，主要包括医疗风险基金、职工福利基金、奖励基金和其他基金。医疗风险基金是医疗机构在开展业务过程中，用于抵制医疗风险的一种准备金，在医疗支出中计列；职工福利基金是医疗卫生机构用于改善职工集体福利的一项基金；奖励基金是用于职工奖励基金，可以同绩效工资挂钩，根据核定任务、绩效考核结果合理使用。

专用基金有以下特点：第一，是从特定渠道取得的；第二，其用途和使用范围是有限定的；第三，其使用属于一次性消耗。

二、会计科目设置

基层医疗卫生机构应设置"专用基金"科目，核算基层医疗卫生机构专用基金的增减变动情况。该科目属净资产类科目，借方登记专用基金的使用、减少数，贷方登记专用基金的提取、增加数，期末余额反映基层医疗卫生机构按规定设置、提取的具有专门用途净资产的金额。"专用基金"科目应按照基金类别设置明细科目，进行明细分类核算。

三、核算说明

（一）提取专用基金

提取医疗风险基金时，借记"医疗卫生支出——医疗支出"科目，贷记"专用基金（医疗风险基金）"科目。

提取职工福利基金、奖励基金、其他专用基金时，借记"结余分配——

提取专用基金（各专用基金明细科目）"科目，贷记"专用基金（各专用基金明细科目）"科目。

（二）使用专用基金

使用专用基金时，借记"专用基金"科目，贷记"银行存款"等科目。

四、专用基金的核算举例

（一）提取医疗风险基金

【例7-32】A卫生院2011年在×月末，按医疗收入的1%提取医疗风险基金5 000元。根据有关凭证，作会计分录如下：

借：医疗卫生支出——医疗支出——提取医疗风险基金 5 000

　　贷：专用基金——医疗风险基金 　　　　　　　　　　5 000

（二）提取职工福利和奖励基金

【例7-33】A卫生院2011年×月×日，年末按规定比例提取职工福利基金10 000元，职工奖励基金10 000元。根据有关凭证，作会计分录如下：

借：结余分配——提取专用基金 　　　　　　　　　　20 000

　　贷：专用基金——职工福利基金 　　　　　　　　　　10 000

　　　　专用基金——职工奖励基金 　　　　　　　　　　10 000

（三）提取职工教育基金

【例7-34】A卫生院2011年年末，按规定提取用于派出医疗进修的职工教育基金10 000元。根据有关凭证，作会计分录如下：

借：医疗卫生支出——医疗支出——其他公用经费 　　10 000

　　贷：专用基金——其他专用基金——职工教育基金 　　10 000

（四）发放奖励基金

【例7-35】A卫生院2011年年末，根据绩效考核的结果，奖励职工奖金5 000元。根据有关凭证，作会计分录如下：

借：专用基金——奖励基金 　　　　　　　　　　　　5 000

　　贷：银行存款 　　　　　　　　　　　　　　　　　　5 000

（五）动用医疗风险基金

【例7－36】A卫生院2011年×月×日发生一起医疗事故，经有关部门协调达成协议，A卫生院一次性赔偿患者5 000元补偿金。协议签订后，支付赔偿金时，根据有关凭证，作会计分录如下：

实行国库集中支付的：

借：专用基金——医疗风险基金　　　　　　　　　　5 000

　　贷：零余额账户用款额度　　　　　　　　　　　　　5 000

未实行国库集中支付的：

借：专用基金——医疗风险基金　　　　　　　　　　5 000

　　贷：银行存款　　　　　　　　　　　　　　　　　　5 000

第六节　财政补助结转（余）和其他
限定用途结转（余）

一、财政补助结转（余）和其他限定用途结转（余）
的定义

财政补助结转（余）是指基层医疗卫生机构具有限定用途结转继续使用的财政补助结转结余资金，包括基本支出补助结转和项目支出补助结转（余）。

其他限定用途结转（余）是指基层医疗卫生机构财政补助结转（余）以外的转下年继续使用的有限定用途的结余资金。

二、会计科目设置

基层医疗卫生机构应设置"财政补助结转（余）"和"其他限定用途结转（余）"科目核算财政补助结转（余）和其他限定用途结转（余）资金的增减变动情况。"财政补助结转（余）"科目属净资产类科目，借方登记财政项目补助支出结转数、财政补助结转和结余上缴数，贷方登记财政补助收入结转数、当年财政基本补助结转转入数，期末贷方余额反映基层医疗卫生机构财政补助结转和结余资金数额。

"其他限定用途结转（余）"科目属净资产类科目，借方登记其他限定用途项目补助支出结转数和结余上缴数，贷方登记其他限定用途项目结转数、当年其他限定用途项目结转转入数，期末贷方余额反映基层医疗卫生机构其他限定用途项目结转和结余资金数额。

"财政补助结转（余）"科目还应设置"财政基本补助结转"和"财政项目补助结转（余）"科目进行明细分类核算。

"其他限定用途结转（余）"科目应按照其他限定用途资金的具体项目设置明细科目，进行明细分类核算。

三、核算说明

（一）财政基本补助结转

期末，按照"财政基本支出备查簿"分析计算的基本支出补助结转金额，借记"本期结余"科目，贷记"财政补助结转（余）——财政基本补助结转"科目。

（二）财政项目补助结转

期末，按照"财政项目支出备查簿"分析计算的项目支出补助结转（余）金额，借记"本期结余"科目，贷记"财政补助结转（余）——财政项目补助结转（余）"科目。

财政补助项目完成后，按照财政部门批准将结转（余）上缴、调剂至其他项目或补充事业基金等用途的，借记"财政补助结转（余）"科目，贷记"银行存款"、"零余额账户用款额度"、"财政补助结转（余）——其他项目"、"事业基金"等科目。

（三）其他限定用途结转

期末，根据备查账借记"本期结余"科目，贷记"其他限定用途结转（余）"科目。

经批准上缴和做其他用途使用时，借记"其他限定用途结转（余）"科目，贷记"银行存款"科目，"其他限定用途结转（余）——其他项目"科目、"事业基金"等科目。

（四）财政补助额度的年终处理

实行国库集中支付的基层医疗卫生机构，财政补助额度的年终上缴和年初返还，见第五章第三节"财政补助收入"。

四、财政补助结转和其他限定用途结转的核算举例

（一）财政基本补助结转

【例7－37】A卫生院2011年×月按照"财政基本支出备查簿"支出数与财政基本补助数比较，剩余2 000元，自"本期结余"科目转出。根据有关凭证，作会计分录如下：

借：本期结余　　　　　　　　　　　　　　　　　　2 000

　　贷：财政补助结转（余）——财政基本补助结转　　　2 000

（二）财政项目补助结转

【例7－38】A卫生院2011年×月按照"财政基建设备补助支出"科目和"财政项目支出备查簿"计算出项目补助结余36 000元，自"本期结余"科目转出。根据有关凭证，作会计分录如下：

借：本期结余　　　　　　　　　　　　　　　　　　36 000

　　贷：财政补助结转（余）——财政项目补助结转（余）

　　　　　　　　　　　　　　　　　　　　　　　　36 000

（三）其他限定用途结转

【例7－39】A卫生院2011年×月按照"其他限定用途资金备查簿"分析计算的其他限定用途资金余额10 000元，自"本期结余"科目转出。根据有关凭证，作会计分录如下：

借：本期结余　　　　　　　　　　　　　　　　　　10 000

　　贷：其他限定用途结转（余）　　　　　　　　　　10 000

（四）项目结束，结余资金的处理

【例 7-40】2012 年初，A 卫生院财政补助门诊楼项目工作结束，结余资金 8 000 元，经批准。根据有关凭证，作会计分录如下：

1. 剩余资金上交的

借：财政补助结转（余）——财政项目补助结余　　　　8 000

　　贷：应缴款项——财政项目补助结转　　　　　　　　　8 000

实行国库集中支付的：

借：财政补助结转（余）——财政项目补助结余　　　　8 000

　　贷：零余额账户用款额度　　　　　　　　　　　　　8 000

未实行国库集中支付的：

借：财政补助结转（余）——财政项目补助结余　　　　8 000

　　贷：银行存款　　　　　　　　　　　　　　　　　　8 000

2. 结转到其他项目使用的

借：财政补助结转（余）　　　　　　　　　　　　　　8 000

　　贷：财政补助结转（余）——其他项目　　　　　　　8 000

3. 补充事业基金的

借：财政补助结转（余）　　　　　　　　　　　　　　8 000

　　贷：事业基金　　　　　　　　　　　　　　　　　　8 000

第八章 财务报告与财务分析

第一节 财务报告概述

一、财务报告的定义

财务报告又称会计报告，是基层医疗卫生机构根据日常会计核算资料，归集、加工、汇总形成的一个完整的报告系统，用以反映基层医疗卫生机构的资产、负债和净资产的情况及一定时期的财务成果和财务状况的书面文件，是会计工作的重要组成部分。

基层医疗卫生机构的日常核算，虽然可以提供反映基层医疗卫生机构经济活动的财务收支状况，但是，反映在会计凭证和账簿上的资料比较分散，不便理解和利用，很难满足社会各方面对基层医疗卫生机构会计信息的需要，也难满足管理者的需要。因此，在日常会计核算的基础上，根据会计信息使用者的需求，定期对日常会计资料进行加工处理和分类，形成财务报告，总括、综合、清晰地对外揭示或表述基层医疗卫生机构的财务状况和业务活动成果以及财务收支情况。

编制财务报告是会计循环程序的最后一个步骤，它是根据会计账簿中所记录的各种核算资料加以整理、汇总、加工而成的有内在联系、相互配合、互为补充的一套有机整体性和综合性信息资料。

二、财务报告的内容

基层医疗卫生机构的财务报告，主要包括会计报表、会计报表附注和财务情况说明书三个部分。

（一）会计报表包括资产负债表、收入支出总表、业务收支明细表、财政补助收支明细表、净资产变动表，以及有关附表（如基本建设收入支出表、绩效考核表）。

（二）会计报表附注是为便于会计报表使用者理解会计报表所作的解释。基层医疗卫生机构会计报表附注至少应该包括：遵循本制度的声明；重要会计政策和会计估计变更情况的说明；会计报表重要项目及其增减变动情况的说明；有助于理解和分析会计报表需要说明的其他事项。

（三）财务情况说明书是为帮助财务报告使用者了解单位的财务状况和财务成果而作的说明。财务情况说明书主要说明基层医疗卫生机构的业务开展情况、预算执行情况、财务收支状况、资产变动情况、基本建设情况、绩效考评情况、对本期或下期财务状况发生重大影响的事项、专项资金的使用情况以及其他需要说明的事项。

三、基层医疗卫生机构会计报表的分类、组成及格式

基层医疗卫生机构会计报表可以按照不同的标志进行分类：

（一）会计报表按照编报时间划分，可以分为月报表、季报表和年报表。对月报表要求简明，年报表则要求指标充分和信息完整，季报表介于月报和年报之间。

（二）会计报表按照其反映的内容划分，可以分为动态会计报表和静态会计报表。动态会计报表是指反映一定时期内资金耗费和资金收回的报表，如收入支出总表、业务收支明细表、财政补助收支明细表、净资产变动表等，静态报表是指反映资产、负债和净资产的会计报表，如资产负债表。

（三）会计报表按照报送对象划分，可以分为对外报送的会计报表和内部使用的会计报表，基层医疗卫生机构向外报送的会计报表有资产负债表、收入支出总表、业务收支明细表、财政补助收支明细表、净资产变动表与会计报表附注等。内部使用的会计报表，是指基层医疗卫生单位根据内部管理的需要和卫生主管部门的要求自行设计编报的会计报表。

　　基层医疗卫生机构财务报表的组成包括资产负债表、收入支出总表、业务收支明细表、财政补助收支明细表、基本建设收入支出表、净资产变动表、绩效考核表、有关附表。基层医疗卫生机构基本情况表随同上述报表一同上报。其中资产负债表、收入支出总表、净资产变动表为主表，业务收支明细表、财政补助收支明细表为辅助表。这些报表从不同的侧面反映基层医疗卫生机构财务状况，组成基层医疗卫生机构报表体系。基层医疗卫生机构还可以根据自己内部管理的需要，规定一些内部用报表，以满足单位加强管理的需要。有关附表是为了帮助报表使用者了解基层医疗卫生机构财务状况和财务成果所提供的书面材料。主要说明基层医疗卫生机构业务开展情况、结余及其分配情况、净资产变动情况等。

　　基层医疗单位所要报送的会计报表格式一般有两种。一种是横列式，其报表格式分为左右两部分，相似于"丁字式"分类账，所以又称为"账户式"；一种是纵列式，其报表格式为由上向下顺序排列，所以又称为"报告式"。资产负债表一般采用横列式，左为资产，右为负债和净资产，左右两部分必须相等。收入支出表一般采用纵列式，纵列式又分为两种，一种是单步列示，即按照业务收入、业务支出和净结余三项顺序列示，以体现"业务收入－业务支出＝净收益"的计算公式；另一种是多部列示，即按照"业务收入－业务支出＝收支结余"，"业务收支结余＝结余分配"，结余分配按期分配内容进行列示，分做三个相衔接的步骤顺序排列，可以体现"业务收入－业务支出＝净收益"。

四、基层医疗卫生机构会计报表的编制要求

　　（一）编制会计报表时，对外提供真实、完整的会计报表。不得违反规定，随意改变会计报表的编制基础、编制依据、编制原则和方法，不得随意改变基层医疗卫生机构会计制度规定的会计报表有关数据的会计口径。

　　（二）编制会计报表时，在会计计量和填报方法上，应保持前后会计期间一致，不得随意变动。为了保证各期会计报表的可比性，要贯彻《基层医疗卫生机构会计制度》中的一致性原则。另外，要注意各种会计报表之间，

各项目之间，凡需要对应的数字一定要相互衔接一致，本期报表与上期报表之间的有关数字应相互衔接一致。各个会计年度的会计报表中各项目的内容和核算方法如有变动，应在报表中予以说明。

（三）编制会计报表前，必须做好以下工作：1. 将本期所有经济业务全部登记入账，不能为了赶编报表而提前结账；2. 核对账簿记录，确保账证相符、账账相符，发现不符的应查明原因，予以更正；3. 按规定清查财产物资和往来账款，确保账实相符，对盘亏、盘盈的情况应查明原因，按规定及时处理，年终应尽量处理完毕。

（四）编制报表时，要求编制及时、客观准确。会计信息要具有相关性和可靠性，达到真实、准确、有效地满足使用者获得有用的会计信息，以供决策之用。相关性要求提供的会计信息能够帮助使用者并影响到使用者的决策，可靠性就是要求会计报表资料翔实，真实反映基层医疗卫生单位的经济状况。

（五）编制会计报表时，要求能够将基层医疗卫生机构的财务状况和财务成果进行全面反映，不使报表使用者产生误解或偏见。基层医疗卫生机构不能任意取舍，必须按照要求填报齐全。某些重要资料，如果报表的规定项目没有包括，可以利用附表、辅助表等形式加以说明。

第二节　资产负债表

一、资产负债表的定义

资产负债表反映基层医疗卫生机构某一会计期末全部资产、负债和净资产的情况，是反映基层医疗卫生机构某一时点财务状况变动结果的静态报表。资产负债表是以"资产 ＝ 负债 ＋ 净资产"这一等式为理论基础，采用账户式结构，反映和填列每个项目的"期末余额"和"年初余额"。

二、资产负债表的功能

通过资产负债表，可以提供某一时点资产的总额及其结构，表明基层医疗卫生机构拥有或控制的资源及其分布情况，揭示资产来源及构成，通过期初数与期末数的对比，对资产负债进行期间比较。具体来说，资产负债表有以下主要功能：

（一）资产项目说明基层医疗卫生机构所拥有和控制的各种经济资源以及偿还债务的能力。

（二）负债项目说明基层医疗卫生机构所负担的债务情况。

（三）净资产项目表明基层医疗卫生机构的资金提供者提供的资金总量及尚未分配的结余。

（四）同期项目的横向对比和不同时期相同项目的对比，可以客观表现基层医疗卫生机构的发展趋势。

（五）通过对资产负债表的有关项目分析，了解基层医疗卫生机构负债水平的高低，短期负债的偿还能力和资产完整和保全情况。

三、资产负债表的结构

资产负债表一般采用横列式，分为左右两方，左为资产构成情况，右为负债和净资产构成情况。右方又分为上下两段，上段反映基层医疗卫生机构的负债构成情况，下段反映净资产构成情况。左右两部分必须相等，即：资产 = 负债 + 净资产。

四、资产负债表的编制说明

（一）本表反映基层医疗卫生机构某一会计期末全部资产、负债和净资产的情况。

（二）本表"年初余额"栏内各项数字，应根据上年年末资产负债表

"期末余额"栏内数字填列，如资产项目名称或内容与上一年度不一致，应分析情况，按要求填报。

（三）本表"期末余额"各项目的填列方法：

1. "财政应返还额度"、"应收医疗款"、"其他应收款"、"库存物资"、"待摊支出"、"固定资产"、"在建工程"、"无形资产"，以上项目可按照总账科目的期末借方余额填报。"借入款"、"待结算医疗款"、"应缴款项"、"应付账款"、"预收医疗款"、"应付职工薪酬"、"应付社会保障费"、"应交税费"、"其他应付款"、"固定基金"、"事业基金"、"专用基金"、"财政补助结转（余）"、"其他限定用途结转（余）"、"本期结余"，以上项目可按照总账科目的期末贷方余额填报。"本期结余"科目期末为借方余额，以"－"号填列。

2. "货币资金"科目应根据"库存现金"、"银行存款"、"零余额账户用款额度"、"其他货币资金"科目的期末借方余额合计数填列。

3. 在年度资产负债表中"待摊支出"、"本期结余"科目应为零。

4. "未弥补亏损"项目，反映基层医疗卫生机构累计未弥补的亏损。本项目应根据"结余分配"科目的期末借方余额以"－"号填列。

附：表 8 － 1

资产负债表（会基医 01 表）

编制单位：　　　　　　　　　　　年　月　日　　　　　　　　　单位：元

资　产	期末余额	年初余额	负债和净资产	期末余额	年初余额
流动资产：			负　债：		
货币资金			借入款		
财政应返还额度			待结算医疗款		
应收医疗款			应缴款项		
其他应收款			应付账款		
库存物资			预收医疗款		
待摊支出			应付职工薪酬		
流动资产合计			应付社会保障费		
非流动资产：			应交税费		
固定资产			其他应付款		

资　产	期末余额	年初余额	负债和净资产	期末余额	年初余额
在建工程			负债合计		
无形资产			净资产：		
非流动资产合计			固定基金		
			事业基金		
			专用基金		
			财政补助结转（余）		
			其他限定用途结转(余)		
			本期结余		
			未弥补亏损		
			净资产合计		
资产总计			负债和净资产总计		

第三节　收入支出总表

一、收入支出总表的定义

收入支出总表反映基层医疗卫生机构在某一会计期间内全部收入、支出的实际情况，是反映基层医疗卫生机构一定期间业务活动的经济成果及其分配情况的报表。收入支出总表采取结余计算和结余分配同表列示的形式编报，既动态反映了基层医疗卫生机构在一定期间的业务活动成果，又反映了业务活动成果的分配过程。

收入支出总表的编报期为月度、季度、年度。在实际工作中，按月计算损益、编报"收入支出总表"，年度中间不进行结余分配，年度终了计算出全年损益后，据实进行结余分配。

资产负债表与收入支出总表的要素，具有密切的内在联系。资产负债表可以从静态上了解一个时点的财务状况，但要了解在一定时期业务活动的成果，则要依赖于收入支出总表，二者互相依存，相互为用，缺一不可。

二、收入支出总表的作用

收支总表主要是将基层医疗卫生机构的业务活动成果，提供给报表使用者，作为决策的依据。基层医疗卫生机构的收支总表主要有以下作用：

（一）评价、解释和预测基层医疗卫生机构的财政补助情况、业务活动成果和取得结余的能力。

基层医疗卫生机构的业务成果一般是指单位的医疗收入和其他收入与预期支出相抵后的差额所表现的净收益。业务活动成果是一个绝对数指标，它可以反映基层医疗卫生机构资产的增长规模，取得结余的能力是一个相对指标，它是指基层医疗卫生机构在医疗卫生服务活动中，运用一定的经济资源获取业务活动成果的能力。基层医疗卫生机构的收支总表所提供的业务活动成果信息，可以评价、解释和预测基层医疗卫生机构的经济状况，据以对今后的业务活动作出决策。

（二）基层医疗卫生机构管理人员可以据以作出合理的决策。

通过对收入支出总表有关数据指标进行比较和分析，可以了解或掌握基层医疗卫生机构各项收入、支出与净收益之间的关系，发现在业务活动中各个方面存在的问题，以揭露矛盾，找出差距，改善管理，为增收节支、增效作出合理的决策。

（三）评价、考核基层医疗卫生机构管理人员业绩。

基层医疗卫生机构业务收支总表上所表述的业务收支结余，具有客观性和可验证性，是基层医疗卫生机构本期已实现业务收入与其相关支出相抵后的结果，因而，比较基层医疗卫生机构前后期收入支出总表上的各项收入、支出和净收益的增减变化情况，考查其增减变化的原因，可以从一个侧面评价各职能部门、各科室的成绩和效率。

三、收入支出总表的结构

收入支出总表的结构为纵向表，左右分为"本月数"和"累计数"两部分；上下分为"收入""支出""本期结余"、"结余分配"和"转入事业基金"五大项。

四、收入支出总表的编制说明

（一）本表反映基层医疗卫生机构在某一会计期间内全部收入、支出的实际情况。

（二）本表"本月数"栏反映各收入、支出项目的本月实际发生数；在编制年度财务报告时，应将本栏改为"上年数"栏，反映各收入、支出项目上一年度的实际发生数。

本表"本年累计数"栏反映各项目自年初起至报告期末止的累计实际发生数。

（三）本表各项目的填列方法：

1. "财政补助收入"、"医疗收入"、"上级补助收入"、"其他收入"、"财政补助结转（余）"、"其他限定用途结转（余）"分别根据各科目的贷方发生额填列。

2. "医疗卫生支出"、"财政基建设备补助支出"、"其他支出"分别根据各科目借方发生额填列。

3. "本期结余"项目反映基层医疗卫生机构当年全部收入减去全部支出后的余额，根据本表中各收入项目合计金额减去各支出项目合计金额后的金额填列。如为负数，以"－"号填列。

4. "结余分配"、"年初未弥补亏损"、"事业基金弥补亏损"、"年末未弥补亏损"、"提取专用基金"和"转入事业基金"项目，只在年度收入支出总表中填列，月报、季报收入支出总表中不填列。

5. 编制年度收入支出总表时，"结余分配"项目，根据本表中"本期结余"减去"财政补助结转（余）"和"其他限定用途结转（余）"后的金额填列。如为负数，以"－"号填列。

6. "年初未弥补亏损"项目应当根据"结余分配"科目的本年初借方余额以"－"号填列。反映基层医疗卫生机构截至本年初累计未弥补的亏损。

7. "事业基金弥补亏损"项目反映基层医疗卫生机构经批准用事业基金弥补亏损的金额，根据"结余分配——事业基金弥补亏损"科目贷方发生额填列。

8. "年末未弥补亏损"项目反映基层医疗卫生机构截至本年末止累计未弥补的亏损，根据"结余分配"科目的本年末借方余额以"－"号填列。

9. "提取专用基金"项目，根据"结余分配——提取专用基金"科目借方发生额填列。反映基层医疗卫生机构按照规定需要计提的专用基金数额。

10. "转入事业基金"项目反映基层医疗卫生机构转入事业基金的结余数额，根据"结余分配"科目借方发生额分析填列。

附：**表 8 – 2**

收入支出总表（会基医 02 表）

编制单位：　　　　　　　　年　月　　　　　　　　单位：元

项　目	本月数	本年累计数
一、收　入		
财政补助收入		
医疗收入		
上级补助收入		
其他收入		
二、支　出		
医疗卫生支出		
其中：医疗支出		
公共卫生支出		
财政基建设备补助支出		
其他支出		
三、本期结余		
减：财政补助结转（余）		
减：其他限定用途结转（余）		
四、结余分配		
加：年初未弥补亏损		

续表

项　目	本月数	本年累计数
加：事业基金弥补亏损		
年末未弥补亏损		
减：提取专用基金		
其中：提取职工福利基金		
提取奖励基金		
提取其他专用基金		
五、转入事业基金		

第四节　业务收支明细表

一、业务收支明细表的定义

业务收支明细表反映基层医疗卫生机构在某一会计期间内医疗收入和医疗卫生支出及其所属明细项目的实际情况，是反映基层医疗卫生机构医疗业务收入、支出明细状况的报表。

二、业务收支明细表的作用

通过业务收支明细表，可以了解基层医疗卫生机构业务活动的经济成果，监督基层医疗卫生机构的经济运行过程。

三、业务收支明细表的结构

业务收支明细表为纵向表，分为左右两部分，左方反映医疗收入情况，分为门诊和住院两部分，并按挂号收入、诊察收入、检查收入、药品收入、卫材收入、一般诊疗费收入、治疗收入、手术收入、化验收入等顺序填列；右侧反映医疗卫生支出情况，分为医疗支出和公共卫生支出两部分，并按人员经费、药品支出、材料支出、非财政资本性支出、维修费、提取医疗风险基金、其他公用经费等顺序填列。

同时，左右两部分分别反映本月数和本年累计数。

四、业务收支明细表的编制说明

（一）"本月数"栏反映基层医疗卫生单位医疗收入、医疗卫生支出及其明细项目的本月实际发生额；在编制年度财务报告时，应将本栏改为"上年数"栏，反映医疗收入、医疗卫生支出及其明细项目上一年度的实际收入或支出数。

本表"本年累计数"栏反映各项目自年初起至报告期末止的累计实际发生的收入或支出数。

（二）本表中"医疗收入"、"医疗卫生支出"项目及其各明细项目，应根据"医疗收入"、"医疗卫生支出"明细科目的实际发生额分析填列。

附：表 8-3

业务收支明细表（会基医 02 表附表 01）

编制单位：　　　　　　　　年　月　　　　　　　　单位：元

项　目	本月数	本年累计数	项　目	本月数	本年累计数
一、医疗收入			二、医疗卫生支出		
1. 门诊收入			1. 医疗支出		
其中：挂号收入			其中：人员经费		
诊察收入			药品支出		
检查收入			材料支出		
药品收入			其中:卫材支出		
其中：西药收入			其他材料支出		
中草药收入			非财政资本性支出		
中成药收入			维修费		
卫材收入			提取医疗风险基金		
一般诊疗费收入			其他公用经费		
治疗收入			合计		

项　目	本月数	本年累计数	项　目	本月数	本年累计数
手术收入			2. 公共卫生支出		
化验收入			其中：人员经费		
其他门诊收入			药品支出		
门诊总额付费			材料支出		
合计			其中：卫材支出		
2. 住院收入			其他材料支出		
其中：床位收入			非财政资本性支出		
诊察收入			维修费		
检查收入			其他公用经费		
药品收入			合计		
其中：西药收入			总计		
中草药收入					
中成药收入					
卫材收入					
一般诊疗费收入					
治疗收入					
手术收入					
化验收入					
护理收入					
其他住院收入					
单病种付费收入					
合计					
总计					

第五节　财政补助收支明细表

一、财政补助收支明细表的定义

财政补助收支明细表反映基层医疗卫生机构在某一会计期间内财政补助收支、结余及其所属明细项目的实际情况。包括财政基本补助收支明细及财政项目补助收支明细。

二、财政补助收支明细表的作用

随着医药卫生体制改革的深入，政府对基层医疗卫生机构的投入逐步加大，除了基本建设经费、设备购置经费和公共卫生服务经费外，还包括人员经费，并强调政府负责基层医疗卫生机构的正常运行。因此加强对财政补助资金使用情况的监督显得尤为重要。基层医疗卫生机构财务制度增加了财政补助收支明细表，就是为了全面反映基层医疗卫生机构财政补助收入及支出情况，以提高财政补助资金的使用效率。

三、财政补助收支明细表的结构

业务收支明细表为纵向表，分为左右两部分。左部分反映财政补助收入，其中包括基本支出补助收入和项目支出补助收入；右部分反映财政补助支出，其中包括基本支出和项目支出。

同时，左右两部分分别反映本月数和本年累计数。

四、财政补助收支明细表的编制说明

（一）本表"本月数"栏反映基层医疗卫生机构财政补助收支及其明细项目的本月实际发生数。在编制年度财务报告时，应将"本月数"栏改为"上年数"栏，反映财政补助收支及其明细项目本年度的实际发生数。

本表"累计数"栏反映各项目自年初起至报告期末止的累计实际发生数。

（二）本表中财政补助收支及其各明细项目，应根据"财政补助收入"明细账及"财政基本支出备查簿"和"财政项目支出备查簿"的本年财政基本和项目收支明细项目金额分析填列。

附：表 8－4

财政补助收支明细表（会基医 02 表附表 02）

编制单位： 年 月 单位：元

项 目	本月数	本年累计数	项 目	本月数	本年累计数
一、财政补助收入			二、财政补助支出		
（一）基本支出补助收入			（一）基本支出		
1. 人员经费补助收入			1. 人员经费		
2. 公用经费补助收入			其中：使用基本公共卫生服务补助收入		
3. 基本公共卫生服务补助收入			2. 公用经费		
合 计			其中：使用基本公共卫生服务补助收入		
			合 计		
（二）项目支出补助收入			（二）项目支出		
1. 基建项目			1. 基建项目		
（1）××项目			（1）××项目		
……			……		
小 计			小 计		
2. 设备购置			2. 设备购置		
（1）××设备			（1）××设备		
……			……		
小 计			小 计		
3. 重大公共卫生服务			3. 重大公共卫生服务		
（1）××项目			（1）××项目		
……			……		
小 计			小 计		
合 计			合 计		
总 计			总 计		

第六节　净资产变动表

一、净资产变动表的定义

净资产变动表反映基层医疗卫生机构在某一会计期间内净资产各项目及其所属明细项目的增减变动情况。

二、净资产变动表的作用

通过净资产变动表反映净资产的变动情况，掌握基金结余的存量，分析基金结余的构成，了解基金支付的能力，考核基金预算执行的情况，为调整基金补偿办法提供依据。

三、净资产变动表的结构

净资产变动表为纵向表，分别反映固定基金、事业基金、专用基金、未弥补亏损、财政补助结转（余）和其他限定用途结转（余）的年初数、本年增加数、本年减少数和年末数。

四、净资产变动表的编制说明

（一）"固定基金"、"事业基金"、"专用基金"、"财政补助结转（余）"、"其他限定用途结转（余）"及其明细项目的年初数，应根据上年末本表对应项目"年末数"填列。"未弥补亏损"根据上一年度末"结余分配"科目的借方余额以"－"号填列。

（二）"固定基金"、"事业基金"、"专用基金"、"未弥补亏损"、"财政补助结转（余）"、"其他限定用途结转（余）"及其明细项目的本年增加数，根据该项目在年度财务报告期间的增加数额填列。

（三）"固定基金"、"事业基金"、"专用基金"、"未弥补亏损"、"财政补助结转（余）"、"其他限定用途结转（余）"及其明细项目的本年减少数，根据该项目在年度财务报告期间的减少数额填列。

（四）"固定基金"、"事业基金"、"专用基金"、"未弥补亏损"、"财政补助结转（余）"、"其他限定用途结转（余）"及其明细项目的年末数，根据各项目年初数加上增加数减去减少数的年末数额填列。其中，"未弥补亏损"项目应根据"结余分配"科目年末借方余额以"－"号分析填列。

附：表 8 - 5

净资产变动表（会基医 03 表）

编制单位：　　　　　　　　年　　月　　　　　　　　单位：元

项　目	合计	固定基金				事业基金	专用基金					未弥补亏损	财政补助结转（余）		其他限定用途结转（余）	说明
		小计	固定资产占用	在建工程占用	无形资产占用		小计	医疗风险基金	职工福利基金	奖励基金	其他专用基金		基本支出补助结转	项目支出补助结转（余）		
1. 年初数																
2. 本年增加数																
3. 本年减少数																
4. 年末数																

第七节　财务分析

一、财务分析的定义

财务分析是以基层医疗卫生机构财务报告等会计资料为基础，采用一定的技术和方法，对单位的财务状况和经营成果进行评价和剖析的财务活动。

主要分析基层医疗卫生机构事业发展和预算执行、资产使用管理、收入、支出和净资产变动等财务状况、财务管理中存在主要问题以及可采取的改进措施等。

二、财务分析方法

为了更加清晰地反映基层医疗卫生机构的基本经济运行和事业发展情况，财务人员应根据财务报表所显示的数据信息，进行进一步汇总、分析，总结经验，发现问题，提出优化财务管理的意见和建议。在分析中，通常采用以下分析方法：

（一）比较分析法。比较分析法是较为常用也比较简单的方法，可分为绝对数比较和相对数比较。同一指标之间可以采用纵向比较和横向比较等方法。如本期数与上期数、与前几年平均数、与历史最高水平等进行比较，也可以用本期实际数与计划数、与同类单位水平、与本地区平均水平、与本地区先进水平等进行比较。同时，还可以与管理目标进行对比，分别反映本单位经济运行基本变化趋势，评判单位财务运行状况。

（二）比例分析法。主要由相关比例分析法和构成比例分析法构成。相关比例分析法是将两种性质不同但相关的指标进行对比，主要用来反映财务运行效率，如每职工年均门急诊人次、每职工年均业务收入等。构成比例分析法是通过计算某一经济指标的各个组成部分占总体的比例，主要用来反映财务收支来源结构和支出用途去向，如机构收入构成比，说明机构经济运行的主要资金来源；支出构成比，说明资金的主要用途并分析其合理性。

（三）因素分析法。当财务指标受由两个或两个以上的因素影响时，可以采用因素分析法，把某一综合指标分解为若干个因子，然后分别衡量它们对这一指标的影响程度，确定对结果产生主要影响的因素。当然，有些因素可能难以做定量分析，可以采取定性分析的方法加以描述，如外部因素（政策因素、社会经济因素和突发事件等）和内部因素（卫生资源变动情况、业务开展能力变动情况等）变化等等。如医疗收入由医疗服务量和次均费用构成，可以用因素分析法来具体分析服务量和次均费用对医疗收入总额的影响程度。医疗服务量的变化又是有多种综合因素作用而成的，可以从外部社会经济条件、老百姓医疗服务需求变化、医保管理等多方面进行分析。次均费用的变化则可以从老百姓对医疗服务质量的要求提高、高新医疗技术运用、医疗服务价格政策调整、药品采购价格变化、物价水平变动、内部成本费用管理状况等多因素进行分析。

三、财务分析的重点

财务分析要采用科学的分析方法，做到明确目标、重点突出、建议具体。基本分析步骤包括：一是分析指标的选择；二是主要指标的对比分析；三是对指标变化的成因进行分析；四是预测下年度的变化；五是提出优化财务管理的对策建议。

（一）选择分析指标。要选择能全面、客观反映基层医疗机构基本经济运行与事业发展情况的主要指标。如机构卫生资源（固定资产、床位数和职工人数等）、收支规模和结构、医疗收入、财政补助收入及其构成、医疗卫生支出及其构成、收支结余、医疗服务量和次均费用、公共卫生服务量、职工收入（含业务骨干收入）、运行效率和资产负债率等。

（二）对比分析主要指标。采用比较分析法、比例分析法、因素分析法等基本方法，对主要指标的变化情况进行分析、判断、归类。明确哪些指标正在趋好，哪些指标结果不够理想。

（三）分析成因。根据主要指标对比分析结果，选择有必要做进一步分析说明的指标，进行因素分析。

（四）预测下期变化情况。根据对下年度社会经济条件、补偿政策、医保管理、内部管理制度等的变化预期，分析可能对本单位经济运行和发展产生的影响。

（五）提出优化财务管理的建议。针对本年度运行结果和发展情况，提出哪些指标可以通过优化财务管理，得以改进。如哪些指标可望达到历史最好水平，哪些指标可在本地区同类单位中改进排名，哪些指标可实现卫生行政部门（主管单位）的管理目标（含医改要求），并针对上述判断，提出具体的对策措施。如从优化支出结构、改善财务收支结余的结果角度，可以提出哪些成本、费用还可以压缩，通过采取一定的措施，业务支出可以减少多少；支出结构将得到多大程度的优化；如何完善内部绩效管理，调整绩效考评指标，优化收入分配机制，调动医人员及全体职工的积极性，积极提供医疗卫生服务，提高运行效率等。

四、基层医疗卫生机构财务分析的主要指标

（一）预算收支完成率

1. 预算收入执行率 $= \dfrac{\text{本期实际收入总额}}{\text{本期预算收入总额}} \times 100\%$

2. 预算支出执行率 $= \dfrac{\text{本期实际支出总额}}{\text{本期预算支出总额}} \times 100\%$

3. 财政专项拨款执行率 $= \dfrac{\text{本期财政专项拨款实际支出}}{\text{本期财政专项补助收入}} \times 100\%$

（二）人员经费与公用经费分别占医疗卫生支出的比率

1. 人员支出比率 $= \dfrac{\text{人员经费支出}}{\text{医疗卫生支出}} \times 100\%$

2. 公用支出比率 $= \dfrac{\text{公用经费支出}}{\text{医疗卫生支出}} \times 100\%$

公式中人员支出是指医疗卫生支出中用于人员开支的部分，包括基本工资、补助工资、其他工资、职工福利费、社会保障费和助学金等。公用支出是指医疗卫生支出中用于公用支出的部分，包括公务费、业务费、设备购置费、修缮费和其他费用等。

通过分析人员支出和公用支出占医疗卫生支出的比率，可以了解支出的结构是否合理，还可将该指标与同类型单位或先进单位，或历年该指标进行比较，评价该指标反映的情况是否合理，为合理安排以后支出提供资料。

（三）收支结余率

1. 收支结余率 $= \dfrac{\text{收支结余}}{\text{收入}} \times 100\%$

收支结余率反映基层医疗卫生机构除财政专项拨款、科教项目之外收支的结余水平，能够体现基层医疗卫生机构财务状况以及整体的管理水平。

2. 医疗收支结余率 $= \dfrac{\text{医疗收支结余}}{\text{医疗收入}} \times 100\%$

医疗收支结余率反映基层医疗卫生机构医疗收支的结余水平，能够体现医疗成本费用的节约程度以及医疗管理水平。

（四）资产负债率

资产负债率 $= \dfrac{\text{负债总额}}{\text{资产总额}} \times 100\%$

资产负债率是全部负债总额除以全部资产总额的百分比，也就是负债总额与资产总额的比例关系，也称之为债务比率。

资产负债率是衡量基层医疗卫生机构负债水平及风险程度的重要标志。该比率衡量基层医疗机构单位利用债权人提供的资金开展业务活动的能力，反映债权人提供资金的安全程度；同时，它也反映债务人的偿债能力。从单位的性质来看，基层医疗卫生机构资产负债率应保持一个较低的水平为宜。

（五）支出构成及均次费用

1. 公共卫生支出所占比例 $= \dfrac{\text{公共卫生支出}}{\text{医疗卫生支出}} \times 100\%$

2. 医疗支出所占比例 $= \dfrac{\text{医疗支出}}{\text{医疗卫生支出}} \times 100\%$

3. 门诊病人次均费用 $= \dfrac{\text{门诊收入}}{\text{门诊人次}} \times 100\%$

4. 出院病人次均费用 $= \dfrac{\text{出院病人总费用}}{\text{出院人数}} \times 100\%$

基层医疗卫生机构可根据本机构特点增加财务分析指标。

第九章　财务清算与财务监督

第一节　财务清算

一、财务清算的概念与情形

财务清算是特定条件下，对一定时点的基层医疗卫生机构财产、债权和债务进行的清理和核算。一般在以下四种情况下，需要对基层医疗卫生机构进行清算：

（一）撤销。是指基层医疗卫生机构根据上级部门或举办单位的决定被解散或终止。

（二）划转。是指因隶属关系改变，成建制地在部门之间、地区之间、上下级之间划转。

（三）合并。是指两个或两个以上的基层医疗卫生机构合并及并入上级机构。

（四）分立。是指一个基层医疗卫生机构分立出一个或多个机构。

二、清算机构

基层医疗卫生机构清算时，应由政府授权卫生主管部门、财政部门负责按有关规定组成清算机构，并在相关部门的监督指导下开展工作。清算期间，未经清算机构同意，任何单位和个人都不得处置单位财产。清算机构的主要职责是：

（一）按规定制订清算方案。

（二）对基层医疗卫生机构的财产、债权、债务进行全面清理。

（三）对现有资产进行重新估价。

（四）编制资产负债表和财产清单、债权清单、债务清单。

（五）通知所有债权人在规定期限内向清算机构申报债权。

（六）提出财产作价依据和债权、债务处理办法。

（七）做好国有资产的移交、接收、划转和管理工作，并妥善处理各项遗留问题。

三、清算办法

（一）撤销的基层医疗卫生机构，其财产按下列顺序进行清偿：

1. 清算期间发生的费用；

2. 应付未付的职工工资、社会保障费、住房公积金等；

3. 债权人的款项。

对清算财产不足以清偿同一顺序债务的，应按比例进行清偿。

清算财产在清算上述费用后的剩余财产。按财政部门和卫生主管部门的规定处理。

（二）因隶属关系改变，成建制划转的基层医疗卫生机构，其全部资产、债权、债务等无偿移交，并相应划转财政补助经费指标。

（三）合并的基层医疗卫生机构，全部资产、债权、债务等移交接收单位或新组建单位。合并后多余的国有资产由卫生主管部门和财政部门核准处理。

（四）分立的基层医疗卫生机构，资产按照有关规定移交分立后的单位，并相应划转财政补助经费指标。

四、注意事项

（一）正确核定清算费用与清算财产。清算费用是指清算过程中发生的各项费用，包括清算组人员工资、办公费、公告费、差旅费、诉讼费、审计费、公证费、财产估价与变卖开支等。清算财产包括宣布清算时单位的全部财产和清算期间取得的财产，清算期间发生的财产盘盈、盘亏或变卖，无力归还的债务，无法收回的应收账款等按国有资产管理有关规定处理。

（二）清算前六个月单位不得发生下列行为：无偿转让财产，非正常压价处理财产，对原来没有财产担保的债务提供财产担保，对未到期的债务提前清偿，放弃应属于单位的债权。

（三）清算完毕，清算机构应当提出清算报告，编制清算期间的收支报表验证后，报送卫生主管部门和财政部门审查备案。

第二节　财务监督

一、财务监督的概念与主体

财务监督是根据国家有关法律、法规和财务规章制度，对基层医疗卫生机构的财务活动及相关经济活动所进行的监察和督促。加强财务监督对建立健全基层医疗卫生机构绩效考评制度、提高资金使用效率具有重要意义。

基层医疗卫生机构财务监督的主体，从外部看主要是财政、审计和卫生主管部门，从内部看主要是单位的财务机构、财务人员。

二、财务监督的内容

（一）预算执行情况监督。对基层医疗卫生机构是否严格执行预算，有无超预算开支、收入预算未能实现等情况进行监督，特别要加强对基本建设、设备购置等有无超预算情况的监督。

（二）收支管理情况监督。对基层医疗卫生机构的年度收入、支出情况进行监督，严格实行"收支两条线"管理，任何单位或个人不得瞒报、虚报收入，不得私设"小金库"和"小钱柜"，搞账外账。

（三）资产管理监督。对基层医疗卫生机构的资产管理制度是否建立健全、是否明确责任、是否有专人管理、是否进行定期不定期清查等要进行监督，以提高资产的利用效率，防止国有资产流失。

（四）负债监督。对基层医疗卫生单位是否按规定举债，有无未经批准向银行等金融机构及其他非金融机构或个人贷款进行监督，保证单位的资产负债率控制在合理水平，防止财务风险发生。

三、财务监督方式

基层医疗卫生机构的财务监督应贯穿财务活动的全过程，包括事前监督、事中监督与事后监督，日常监督与专项监督。

（一）事前监督。事前监督是指基层医疗卫生机构组织财务活动实施以前所进行的监督。比如，对预算或计划执行进行前的监督，对某项业务开展之前的资金准备情况的监督等。事前监督是一种积极的、预防性的监督，它对防止决策失误，加强预算、计划、预测、决策的准确性、合理性和可行性，避免因计划不周所造成的不必要的损失和浪费，保证财务活动的合理性、有效性都有积极作用。

（二）事中监督。事中监督是指基层医疗卫生机构在组织财务活动进行过程中所进行的监督。比如：对预算执行情况的监督，对专项资金使用情况的监督。事中监督贯穿于财务活动的始终，涉及财务活动的各个环节、各个方面，有利于及时发现问题，纠正偏差。

（三）事后监督。事后监督是指基层医疗卫生机构在财务活动发生以后对其结果进行的监督。事后监督主要检查监督基层医疗卫生机构年度决算情况、各项资金使用情况，以及会计资料的真实性、准确性和可靠性等。通过事后监督，有助于总结推广经验，发现问题，提出改进措施，进一步提高财务管理水平。

第十章　新旧会计制度的衔接

第一节　新旧会计制度衔接程序

基层医疗卫生机构于 2011 年 7 月 1 日起执行《基层医疗卫生机构财务制度》、《基层医疗卫生机构会计制度》，新制度执行之前，应做好新旧账目、新旧科目、新旧报表的结转与衔接工作。

一、准备工作

（一）对本单位的资产、负债进行全面清查、盘点和核实。

（二）对于清查出的账龄超过 3 年、确实无法收回的应收医疗款按程序在执行旧制度中核销。

（三）对药品、库存物资、固定资产盘盈、盘亏、毁损，在旧制度中按程序进行处理。

二、结清旧账

按旧制度编制 2011 年 6 月 30 日资产负债表、会计科目余额表。

三、建立新账

（一）按照新旧会计科目衔接规定（详见本章第二节）将原会计科目余额转至新会计科目。

（二）根据新会计科目结转额编制新制度下的资产负债表，试算平衡。

（三）以新会计科目结转额为期初数，按照新的会计制度建立新账。

第二节　新旧会计制度科目衔接

将旧制度下各会计科目的期末（2011 年 6 月 30 日）余额，按下述方法转入新制度相应会计科目，作为新制度下各会计科目的期初（2011 年 7 月 1 日）余额。

一、资产类

1. 将旧制度中"现金"科目的余额，全部转入新制度"库存现金"科目。

2. 将旧制度中"银行存款"科目的余额，全部转入新制度"银行存款"科目。

3. 将旧制度中"零余额账户用款额度"科目（旧制度没有，推行国库集中支付制度时增加的）的余额，全部转入新制度"零余额账户用款额度"科目。

4. 将旧制度中"其他货币资金"科目的余额，全部转入新制度"其他货币资金"科目。

5. 将旧制度中"财政应返还额度"科目（旧制度没有，推行国库集中支付制度时增加的）的余额，全部转入新制度"财政应返还额度"科目。

6. 将旧制度中"应收在院病人医药费"科目的余额，全部转入新制度"其应收医疗款"科目的"在院病人医药费"明细科目。2010 年 7 月 1 日以前入院的病人全部出院后，新制度"应收医疗款"科目不再设"在院病人医药费"明细科目。

7. 将旧制度中"应收医疗款"科目的余额，全部转入新制度"应收医疗款"科目。

8. 将旧制度中"坏账准备"科目的余额，全部转入新制度"事业基金"科目。

9. 将旧制度中"其他应收款"科目的余额，全部转入新制度"其他应收款"科目。

10. 将旧制度中"药品"科目的余额，全部转入新制度"库存物资"科目的"药品"明细科目。

11. 将旧制度中"药品进销差价"科目的余额，以减项全部转入新制度"库存物资"科目的"药品"明细科目。

12. 将旧制度中"库存物资"科目的余额，全部转入新制度"库存物资"科目的"卫生材料"、"低值易耗品"、"其他材料"明细科目。

13. 将旧制度中"在加工材料"科目的余额，全部转入新制度"库存物资"科目的"在加工材料"明细科目。

14. 将旧制度中"待摊费用"科目的余额，以减项全部转入新制度"事业基金"科目。

15. 将旧制度中"对外投资"科目的余额，全部转入新制度"其应收医疗款"科目的"对外投资"明细科目。投资收回后，新制度"其他应收款"科目不再设"对外投资"明细科目。收回的投资损益直接增减"事业基金"科目。

16. 旧制度中"固定资产"科目的余额，分别结转：

（1）符合新制度固定资产确认标准的，全部转入新制度"固定资产"科目的"房屋及建筑物"、"专用设备"、"一般设备"、"其他"明细科目；

（2）达不到新制度固定资产确认标准的，转入新制度"库存物资"科目的"低值易耗品"明细科目；对已领用出库的，则减少"库存物资"科目的"低值易耗品"明细科目，同时减少"事业基金"科目。

17. 将旧制度中"在建工程"科目的余额，全部转入新制度"在建工程"科目，同时以该余额增加新制度"固定基金"科目的"在建工程占用"明细科目、减少新制度"事业基金"科目。

18. 将旧制度中"无形资产"科目的余额，全部转入新制度"无形资产"科目，同时以该余额增加新制度"固定基金"科目的"无形资产占用"

明细科目、减少新制度"事业基金"科目。

19. 将旧制度中"开办费"科目的余额，以减项全部转入新制度"事业基金"科目。

20. 将旧制度中"待处理财产损溢"科目的余额，全部转入新制度"其应收医疗款"科目的"待处理财产损溢"明细科目。财产经批准处置后，新制度"其他应收款"科目不再设"待处理财产损溢"明细科目。财产处置收益直接增减"事业基金"科目。

二、负债类

1. 将旧制度中"短期借款"科目的余额，全部转入新制度"借入款"科目。

2. 将旧制度中"应付账款"科目的余额，全部转入新制度"应付账款"科目。

3. 将旧制度中"预收医疗款"科目的余额，全部转入新制度"预收医疗款"科目。旧制度"预收医疗款"科目中，如有不需结算的医疗保险预付金则转入"事业基金"科目。

4. 将旧制度中"应付工资（离退休费）"科目的余额，全部转入新制度"应付职工薪酬"科目。

5. 将旧制度中"应付地方（部门）津贴补贴"科目（旧制度没有，后根据财政部有关规定增加的）的余额，全部转入新制度"应付职工薪酬"科目。

6. 将旧制度中"应付其他个人收入"科目（旧制度没有，后根据财政部有关规定增加的）的余额，全部转入新制度"应付职工薪酬"科目。

7. 将旧制度中"应付社会保障费"科目的余额，全部转入新制度"应付社会保障费"科目。

8. 旧制度中"其他应付款"科目的余额，分别结转：

（1）代扣代缴的住房公积金等转入新制度"应付社会保障费"科目；

（2）应缴税费转入新制度"应交税费"科目；

（3）实行"收支两条线"管理的单位，尚未确定是否上缴的转入新制度"待结算医疗款"科目，已确定上缴的转入新制度"应缴款项"科目；

（4）其他项目转入新制度"其他应付款"科目。

9. 将旧制度中"应缴超收款"科目的余额，全部转入新制度"应缴款项"科目。

10. 将旧制度中"预提费用"科目的余额，全部转入新制度"事业基金"科目。

11. 将旧制度中"长期借款"科目的余额，全部转入新制度"其他应付款"科目的"长期借款"明细科目。长期借款偿还后，新制度"其他应付款"科目不再设"长期借款"明细科目。

12. 将旧制度中"长期应付款"科目的余额，全部转入新制度"其他应付款"科目的"长期应付款"明细科目。长期应付款清偿完毕后，新制度"其他应付款"科目不再设"长期应付款"明细科目。

三、净资产类

1. 将旧制度中"事业基金"科目的余额，全部转入新制度"事业基金"科目。

2. 将旧制度中"固定基金"科目的余额，全部转入新制度"固定基金"科目的"固定资产占用"明细科目。

3. 旧制度中"专用基金"科目的余额，分别结转：

（1）修购基金转入新制度"事业基金"科目；

（2）从成本中提取、尚未使用的职工福利基金转入新制度"其他应付款"科目，从结余中提取、尚未使用的职工福利基金转入新制度"专用基金"科目的"职工福利基金"明细科目；

（3）其他专用基金有保留依据的转入"专用基金"科目的相关明细科目，无保留依据的转入新制度"事业基金"科目。

4. 旧制度中"收支结余"科目的余额，分别结转：

（1）财政基本补助结余转入新制度"财政补助结转（余）"科目的

"财政基本补助结转"明细科目；

（2）财政项目补助结余转入新制度"财政补助结转（余）"科目的"财政项目补助结转（余）"明细科目；

（3）其他有限定用途的资金结余转入新制度"其他限定用途结转（余）"科目；

（4）业务收支结余转入新制度"本期结余"科目。

5. 将旧制度中"结余分配"科目的余额，全部转入新制度"结余分配"科目。

附 录

中共中央、国务院
关于深化医药卫生体制改革的意见

2009 年 3 月 17 日   中发〔2009〕6 号

按照党的十七大精神，为建立中国特色医药卫生体制，逐步实现人人享有基本医疗卫生服务的目标，提高全民健康水平，现就深化医药卫生体制改革提出如下意见。

一、充分认识深化医药卫生体制改革的重要性、紧迫性和艰巨性

医药卫生事业关系亿万人民的健康，关系千家万户的幸福，是重大民生问题。深化医药卫生体制改革，加快医药卫生事业发展，适应人民群众日益增长的医药卫生需求，不断提高人民群众健康素质，是贯彻落实科学发展观、促进经济社会全面协调可持续发展的必然要求，是维护社会公平正义、提高人民生活质量的重要举措，是全面建设小康社会和构建社会主义和谐社会的一项重大任务。

新中国成立以来，特别是改革开放以来，我国医药卫生事业取得了显著成就，覆盖城乡的医药卫生服务体系基本形成，疾病防治能力不断增强，医疗保障覆盖人口逐步扩大，卫生科技水平迅速提高，人民群众健康水平明显改善，居民主要健康指标处于发展中国家前列。尤其是抗击非典取得重大胜利以来，各级政府投入加大，公共卫生、农村医疗卫生和城市社区卫生发展加快，新型农村合作医疗和城镇居民基本医疗保险取得突破性进展，为深化医药卫生体制改革打下了良好基础。同时，也应该看到，当前我国医药卫生事业发展水平与人民群众健康需求及经济社会协调发展要求不适应的矛盾还比较突出。城乡和区域医疗卫生事业发展不平衡，资源配置不合理，公共卫生和农村、社区医疗卫生工作比较薄弱，医疗保障制度不健全，药品生产流通秩序不规范，医院管理体制和运行机制不完善，政府卫生投入不足，医药费用上涨过快，个人负担过重，对此，人民群众反映强烈。

从现在到 2020 年，是我国全面建设小康社会的关键时期，医药卫生工作任务繁重。随着经济的发展和人民生活水平的提高，群众对改善医药卫生服务将会有更高的要求。工业化、城镇化、人口老龄化、疾病谱变化和生态环境变化等，都给医药卫生工作带来一系列新的严峻挑战。深化医药卫生体制改革，是加快医药卫生事业发展的战略选择，是实现人民共享改革发展成果的重要途径，是广大人民群众的迫切愿望。

深化医药卫生体制改革是一项涉及面广、难度大的社会系统工程。我国人口多，人均收入水平低，城乡、区域差距大，长期处于社会主义初级阶段的基本国情，决定了深化医药卫生体制改革是一项十分复杂艰巨的任务，是一个渐进的过程，需要在明确方向和框架的基础上，经过长期艰苦努力和坚持不懈的探索，才能逐步建立符合我国国情的医药卫生体制。因此，对深化医药卫生体制改革，既要坚定决心、抓紧推进，又要精心组织、稳步实施，确保改革顺利进行，达到预期目标。

二、深化医药卫生体制改革的指导思想、基本原则和总体目标

（一）深化医药卫生体制改革的指导思想。以邓小平理论和"三个代表"重要思想为指导，深入贯彻落实科学发展观，从我国国情出发，借鉴国际有益经验，着眼于实现人人享有基本医疗卫生服务的目标，着力解决人民群众最关心、最直接、最现实的利益问题。坚持公共医疗卫生的公益性质，坚持预防为主、以农村为重点、中西医并重的方针，实行政事分开、管办分开、医药分开、营利性和非营利性分开，强化政府责任和投入，完善国民健康政策，健全制度体系，加强监督管理，创新体制机制，鼓励社会参与，建设覆盖城乡居民的基本医疗卫生制度，不断提高全民健康水平，促进社会和谐。

（二）深化医药卫生体制改革的基本原则。医药卫生体制改革必须立足国情，一切从实际出发，坚持正确的改革原则。

　　——坚持以人为本，把维护人民健康权益放在第一位。坚持医药卫生事业为人民健康服务的宗旨，以保障人民健康为中心，以人人享有基本医疗卫生服务为根本出发点和落脚点，从改革方案设计、卫生制度建立到服务体系建设都要遵循公益性的原则，把基本医疗卫生制度作为公共产品向全民提供，着力解决群众反映强烈的突出问题，努力实现全体人民病有所医。

　　——坚持立足国情，建立中国特色医药卫生体制。坚持从基本国情出发，实事求是地总结医药卫生事业改革发展的实践经验，准确把握医药卫生发展规律和主要矛盾；坚持基本医疗卫生服务水平与经济社会发展相协调、与人民群众的承受能力相适应；充分发挥中医药（民族医药）作用；坚持因地制宜、分类指导，发挥地方积极性，探索建立符合国情的基本医疗卫生制度。

　　——坚持公平与效率统一，政府主导与发挥市场机制作用相结合。强化政府在基本医疗卫生制度中的责任，加强政府在制度、规划、筹资、服务、监管等方面的职责，维护公共医疗卫生的公益性，促进公平公正。同时，注重发挥市场机制作用，动员社会力量参与，促进有序竞争机制的形成，提高医疗卫生运行效率、服务水平和质量，满足人民群众多层次、多样化的医疗卫生需求。

　　——坚持统筹兼顾，把解决当前突出问题与完善制度体系结合起来。从全局出发，统筹城乡、区域发展，兼顾供给方和需求方等各方利益，注重预防、治疗、康复三者的结合，正确处理政府、卫生机构、医药企业、医务人员和人民群众之间的关系。既着眼长远，创新体制机制，又立足当前，着力解决医药卫生事业中存在的突出问题。既注重整体设计，明确总体改革方向目标和基本框架，又突出重点，分步实施，积极稳妥地推进改革。

　　（三）深化医药卫生体制改革的总体目标。建立健全覆盖城乡居民的基本医疗卫生制度，为群众提供安全、有效、方便、价廉的医疗卫生服务。

　　到 2011 年，基本医疗保障制度全面覆盖城乡居民，基本药物制度初步建立，城乡基层医疗卫生服务体系进一步健全，基本公共卫生服务得到普及，公立医院改革试点取得突破，明显提高基本医疗卫生服务可及性，有效减轻居民就医费用负担，切实缓解"看病难、看病贵"问题。

到 2020 年，覆盖城乡居民的基本医疗卫生制度基本建立。普遍建立比较完善的公共卫生服务体系和医疗服务体系，比较健全的医疗保障体系，比较规范的药品供应保障体系，比较科学的医疗卫生机构管理体制和运行机制，形成多元办医格局，人人享有基本医疗卫生服务，基本适应人民群众多层次的医疗卫生需求，人民群众健康水平进一步提高。

三、完善医药卫生四大体系，建立覆盖城乡居民的基本医疗卫生制度

建设覆盖城乡居民的公共卫生服务体系、医疗服务体系、医疗保障体系、药品供应保障体系，形成四位一体的基本医疗卫生制度。四大体系相辅相成，配套建设，协调发展。

（四）全面加强公共卫生服务体系建设。建立健全疾病预防控制、健康教育、妇幼保健、精神卫生、应急救治、采供血、卫生监督和计划生育等专业公共卫生服务网络，完善以基层医疗卫生服务网络为基础的医疗服务体系的公共卫生服务功能，建立分工明确、信息互通、资源共享、协调互动的公共卫生服务体系，提高公共卫生服务和突发公共卫生事件应急处置能力，促进城乡居民逐步享有均等化的基本公共卫生服务。

确定公共卫生服务范围。明确国家基本公共卫生服务项目，逐步增加服务内容。鼓励地方政府根据当地经济发展水平和突出的公共卫生问题，在中央规定服务项目的基础上增加公共卫生服务内容。

完善公共卫生服务体系。进一步明确公共卫生服务体系的职能、目标和任务，优化人员和设备配置，探索整合公共卫生服务资源的有效形式。完善重大疾病防控体系和突发公共卫生事件应急机制，加强对严重威胁人民健康的传染病、慢性病、地方病、职业病和出生缺陷等疾病的监测与预防控制。加强城乡急救体系建设。

加强健康促进与教育。医疗卫生机构及机关、学校、社区、企业等要大力开展健康教育，充分利用各种媒体，加强健康、医药卫生知识的传播，倡导健康文明的生活方式，促进公众合理营养，提高群众的健康意识和自我保健能力。

深入开展爱国卫生运动。将农村环境卫生与环境污染治理纳入社会主义新农村建设规划，推动卫生城市和文明村镇建设，不断改善城乡居民生活、工作等方面的卫生环境。

加强卫生监督服务。大力促进环境卫生、食品卫生、职业卫生、学校卫生，以及农民工等流动人口卫生工作。

（五）进一步完善医疗服务体系。坚持非营利性医疗机构为主体、营利性医疗机构为补充，公立医疗机构为主导、非公立医疗机构共同发展的办医原则，建设结构合理、覆盖城乡的医疗服务体系。

大力发展农村医疗卫生服务体系。进一步健全以县级医院为龙头、乡镇卫生院和村卫生室为基础的农村医疗卫生服务网络。县级医院作为县域内的医疗卫生中心，主要负责基本医疗服务及危重急症病人的抢救，并承担对乡镇卫生院、村卫生室的业务技术指导和卫生人员的进修培训；乡镇卫生院负责提供公共卫生服务和常见病、多发病的诊疗等综合服务，并承担对村卫生室的业务管理和技术指导；村卫生室承担行政村的公共卫生服务及一般疾病的诊治等工作。有条件的农村实行乡村一体化管理。积极推进农村医疗卫生基础设施和能力建设，政府重点办好县级医院，并在每个乡镇办好一所卫生院，采取多种形式支持村卫生室建设，使每个行政村都有一所村卫生室，大力改善农村医疗卫生条件，提高服务质量。

完善以社区卫生服务为基础的新型城市医疗卫生服务体系。加快建设以社区卫生服务中心为主体的城市社区卫生服务网络，完善服务功能，以维护社区居民健康为中心，提供疾病预防控制等公共卫生服务、一般常见病及多发病的初级诊疗服务、慢性病管理和康复服务。转变社区卫生服务模式，不断提高服务水平，坚持主动服务、上门服务，逐步承担起居民健康"守门人"的职责。

健全各类医院的功能和职责。优化布局和结构，充分发挥城市医院在危重急症和疑难病症的诊疗、医学教育和科研、指导和培训基层卫生人员等方面的骨干作用。有条件的大医院按照区域卫生规划要求，可以通过托管、重组等方式促进医疗资源合理流动。

建立城市医院与社区卫生服务机构的分工协作机制。城市医院通过技术支持、人员培训等方式，带动社区卫生服务持续发展。同时，采取增强服务能力、降低收费标准、提高报销比例等综合措施，引导一般诊疗下沉到基层，逐步实现社区首诊、分级医疗和双向转诊。整合城市卫生资源，充分利用城市现有一、二级医院及国有企事业单位所属医疗机构和社会力量举办的医疗机构等资源，发展和完善社区卫生服务网络。

充分发挥中医药（民族医药）在疾病预防控制、应对突发公共卫生事件、医疗服务中的作用。加强中医临床研究基地和中医院建设，组织开展中医药防治疑难疾病的联合攻关。在基层医疗卫生服务中，大力推广中医药适宜技术。采取扶持中医药发展政策，促进中医药继承和创新。

建立城市医院对口支援农村医疗卫生工作的制度。发达地区要加强对口支援贫困地区和少数民族地区发展医疗卫生事业。城市大医院要与县级医院建立长期稳定的对口支援和合作制度，采取临床服务、人员培训、技术指导、设备支援等方式，帮助其提高医疗水平和服务能力。

（六）加快建设医疗保障体系。加快建立和完善以基本医疗保障为主体，其他多种形式补充医疗保险和商业健康保险为补充，覆盖城乡居民的多层次医疗保障体系。

建立覆盖城乡居民的基本医疗保障体系。城镇职工基本医疗保险、城镇居民基本医疗保险、新型农村合作医疗和城乡医疗救助共同组成基本医疗保障体系，分别覆盖城镇就业人口、城镇非就业人口、农村人口和城乡困难人群。坚持广覆盖、保基本、可持续的原则，从重点保障大病起步，逐步向门诊小病延伸，不断提高保障水平。建立国家、单位、家庭和个人责任明确、分担合理的多渠道筹资机制，实现社会互助共济。随着经济社会发展，逐步提高筹资水平和统筹层次，缩小保障水平差距，最终实现制度框架的基本统一。进一步完善城镇职工基本医疗保险制度，加快覆盖就业人口，重点解决国有关闭破产企业、困难企业等职工和退休人员，以及非公有制经济组织从业人员和灵活就业人员的基本医疗保险问题；2009年全面推开城镇居民基本医疗保险，重视解决老人、残疾人和儿童的基本医疗保险问题；全面实施新型农村合作医疗制度，逐步提高政府补助水平，适当增加农民缴费，提高保障能力；完善城乡医疗救助制度，对困难人群参保及其难以负担的医疗费用提供补助，筑牢医疗保障底线。探索建立城乡一体化的基本医疗保障管理制度。

鼓励工会等社会团体开展多种形式的医疗互助活动。鼓励和引导各类组织和个人发展社会慈善医疗救助。

做好城镇职工基本医疗保险制度、城镇居民基本医疗保险制度、新型农村合作医疗制度和城乡医疗救助制度之间的衔接。以城乡流动的农民工为重点积极做好基本医疗保险关系转移接续，以异地安置的退休人员为重点改进异地就医结算服务。妥善解决农民工基本医疗保险问题。签订劳动合同并与企业建立稳定劳动关系的农民工，要按照国家规定明确用人单位缴费责任，将其纳入城镇职工基本医疗保险制度；其他农民工根据实际情况，参加户籍所在地新型农村合作医疗或务工所在地城镇居民基本医疗保险。

积极发展商业健康保险。鼓励商业保险机构开发适应不同需要的健康保险产品，简化理赔手续，方便群众，满足多样化的健康需求。鼓励企业和个人通过参加商业保险及多种形式的补充保险解决基本医疗保障之外的需求。在确保基金安全和有效监管的前提下，积极提倡以政府购买医疗保障服务的方式，探索委托具有资质的商业保险机构经办各类医疗保障管理服务。

（七）建立健全药品供应保障体系。加快建立以国家基本药物制度为基础的药品供应保障体系，保障人民群众安全用药。

建立国家基本药物制度。中央政府统一制定和发布国家基本药物目录，按照防治必需、安全有效、价格合理、使用方便、中西药并重的原则，结合我国用药特点，参照国际经验，合理确定品种和数量。建立基本药物的生产供应保障体系，在政府宏观调控下充分发挥市场机制的作用，基本药物实行公开招标采购，统一配送，减少中间环节，保障群众基本用药。国家制定基本药物零售指导价格，在指导价格内，由省级人民政府根据招标情况确定本地区的统一采购价格。规范基本药物使用，制定基本药物临床应用指南和基本药物处方集。城乡基层医疗卫生机构应全部配备、使用基本药物，其他各类医疗机构也要将基本药物作为首选药物并确定使用比例。基本药物全部纳入基本医疗保障药物报销目录，报销比例明显高于非基本药物。

规范药品生产流通。完善医药产业发展政策和行业发展规划，严格市场准入和药品注册审批，大力规范和整顿生产流通秩序，推动医药企业提高自主创新能力和医药产业结构优化升级，发展药品现代物流和连锁经营，促进药品生产、流通企业的整合。建立便民惠农的农村药品供应网。完善药品储备制度。支持用量小的特殊用药、急救用药生产。规范药品采购，坚决治理医药购销中的商业贿赂。加强药品不良反应监测，建立药品安全预警和应急处置机制。

四、完善体制机制，保障医药卫生体系有效规范运转

完善医药卫生的管理、运行、投入、价格、监管体制机制，加强科技与人才、信息、法制建设，保障医药卫生体系有效规范运转。

（八）建立协调统一的医药卫生管理体制。实施属地化和全行业管理。所有医疗卫生机构，不论所有制、投资主体、隶属关系和经营性质，均由所在地卫生行政部门实行统一规划、统一准入、统一监管。中央、省级可以设置少量承担医学科研、教学功能的医学中心或区域医疗中心，以及承担全国或区域性疑难病症诊治的专科医院等医疗机构；县（市）主要负责举办县级医院、乡村卫生和社区卫生服务机构；其余公立医院由市负责举办。

强化区域卫生规划。省级人民政府制定卫生资源配置标准，组织编制区域卫生规划和医疗机构设置规划，明确医疗机构的数量、规模、布局和功能。科学制定乡镇卫生院（村卫生室）、社区卫生服务中心（站）等基层医疗卫生机构和各级医院建设与设备配置标准。充分利用和优化配置现有医疗卫生资源，对不符合规划要求的医疗机构要逐步进行整合，严格控制大型医疗设备配置，鼓励共建共享，提高医疗卫生资源利用效率。新增卫生资源必须符合区域卫生规划，重点投向农村和社区卫生等薄弱环节。加强区域卫生规划与城乡规划、土地利用总体规划等的衔接。建立区域卫生规划和资源配置监督评价机制。

推进公立医院管理体制改革。从有利于强化公立医院公益性和政府有效监管出发，积极探索政事分开、管办分开的多种实现形式。进一步转变政府职能，卫生行政部门主要承担卫生发展规划、资格准入、规范标准、服务监管等行业管理职能，其他有关部门按照各自职能进行管理和提供服务。落实公立医院独立法人地位。

进一步完善基本医疗保险管理体制。中央统一制定基本医疗保险制度框架和政策，地方政府负责组织实施管理，创造条件逐步提高统筹层次。有效

整合基本医疗保险经办资源，逐步实现城乡基本医疗保险行政管理的统一。

（九）建立高效规范的医药卫生机构运行机制。公共卫生机构收支全部纳入预算管理。按照承担的职责任务，由政府合理确定人员编制、工资水平和经费标准，明确各类人员岗位职责，严格人员准入，加强绩效考核，建立能进能出的用人制度，提高工作效率和服务质量。

转变基层医疗卫生机构运行机制。政府举办的城市社区卫生服务中心（站）和乡镇卫生院等基层医疗卫生机构，要严格界定服务功能，明确规定使用适宜技术、适宜设备和基本药物，为广大群众提供低成本服务，维护公益性质。要严格核定人员编制，实行人员聘用制，建立能进能出和激励有效的人力资源管理制度。要明确收支范围和标准，实行核定任务、核定收支、绩效考核补助的财务管理办法，并探索实行收支两条线、公共卫生和医疗保障经费的总额预付等多种行之有效的管理办法，严格收支预算管理，提高资金使用效益。要改革药品加成政策，实行药品零差率销售。加强和完善内部管理，建立以服务质量为核心、以岗位责任与绩效为基础的考核和激励制度，形成保障公平效率的长效机制。

建立规范的公立医院运行机制。公立医院要遵循公益性质和社会效益原则，坚持以病人为中心，优化服务流程，规范用药、检查和医疗行为。深化运行机制改革，建立和完善医院法人治理结构，明确所有者和管理者的责权，形成决策、执行、监督相互制衡，有责任、有激励、有约束、有竞争、有活力的机制。推进医药分开，积极探索多种有效方式逐步改革以药补医机制。通过实行药品购销差别加价、设立药事服务费等多种方式逐步改革或取消药品加成政策，同时采取适当调整医疗服务价格、增加政府投入、改革支付方式等措施完善公立医院补偿机制。进一步完善财务、会计管理制度，严格预算管理，加强财务监管和运行监督。地方可结合本地实际，对有条件的医院开展"核定收支、以收抵支、超收上缴、差额补助、奖惩分明"等多种管理办法的试点。改革人事制度，完善分配激励机制，推行聘用制度和岗位管理制度，严格工资总额管理，实行以服务质量及岗位工作量为主的综合绩效考核和岗位绩效工资制度，有效调动医务人员的积极性。

健全医疗保险经办机构运行机制。完善内部治理结构，建立合理的用人机制和分配制度，完善激励约束机制，提高医疗保险经办管理能力和管理效率。

（十）建立政府主导的多元卫生投入机制。明确政府、社会与个人的卫生投入责任。确立政府在提供公共卫生和基本医疗服务中的主导地位。公共卫生服务主要通过政府筹资，向城乡居民均等化提供。基本医疗服务由政府、社会和个人三方合理分担费用。特需医疗服务由个人直接付费或通过商业健康保险支付。

建立和完善政府卫生投入机制。中央政府和地方政府都要增加对卫生的投入，并兼顾供给方和需求方。逐步提高政府卫生投入占卫生总费用的比重，使居民个人基本医疗卫生费用负担有效减轻；政府卫生投入增长幅度要高于经常性财政支出的增长幅度，使政府卫生投入占经常性财政支出的比重逐步提高。新增政府卫生投入重点用于支持公共卫生、农村卫生、城市社区卫生和基本医疗保障。

按照分级负担的原则合理划分中央和地方各级政府卫生投入责任。地方政府承担主要责任，中央政府主要对国家免疫规划、跨地区的重大传染疾病预防控制等公共卫生、城乡居民的基本医疗保障以及有关公立医疗卫生机构建设等给予补助。加大中央、省级财政对困难地区的专项转移支付力度。

完善政府对公共卫生的投入机制。专业公共卫生服务机构的人员经费、发展建设和业务经费由政府全额安排，按照规定取得的服务收入上缴财政专户或纳入预算管理。逐步提高人均公共卫生经费，健全公共卫生服务经费保障机制。

完善政府对城乡基层医疗卫生机构的投入机制。政府负责其举办的乡镇卫生院、城市社区卫生服务中心（站）按国家规定核定的基本建设经费、设备购置经费、人员经费和其承担公共卫生服务的业务经费，使其正常运行。对包括社会力量举办的所有乡镇卫生院和城市社区卫生服务机构，各地都可采取购买服务等方式核定政府补助。支持村卫生室建设，对乡村医生承担的公共卫生服务等任务给予合理补助。

落实公立医院政府补助政策。逐步加大政府投入，主要用于基本建设和设备购置、扶持重点学科发展、符合国家规定的离退休人员费用和补贴政策性亏损等，对承担的公共卫生服务等任务给予专项补助，形成规范合理的公立医院政府投入机制。对中医院（民族医院）、传染病院、精神病院、职业病防治院、妇产医院和儿童医院等在投入政策上予以倾斜。严格控制公立医院建设规模、标准和贷款行为。

完善政府对基本医疗保障的投入机制。政府提供必要的资金支持新型农村合作医疗、城镇居民基本医疗保险、城镇职工基本医疗保险和城乡医疗救助制度的建立和完善。保证相关经办机构正常经费。

鼓励和引导社会资本发展医疗卫生事业。积极促进非公立医疗卫生机构发展，形成投资主体多元化、投资方式多样化的办医体制。抓紧制定和完善有关政策法规，规范社会资本包括境外资本办医疗机构的准入条件，完善公平公正的行业管理政策。鼓励社会资本依法兴办非营利性医疗机构。国家制定公立医院改制的指导性意见，积极引导社会资本以多种方式参与包括国有企业所办医院在内的部分公立医院改制重组。稳步推进公立医院改制的试点，适度降低公立医疗机构比重，形成公立医院与非公立医院相互促进、共同发展的格局。支持有资质人员依法开业，方便群众就医。完善医疗机构分类管理政策和税收优惠政策。依法加强对社会力量办医的监管。

大力发展医疗慈善事业。制定相关优惠政策，鼓励社会力量兴办慈善医疗机构，或向医疗救助、医疗机构等慈善捐赠。

（十一）建立科学合理的医药价格形成机制。规范医疗服务价格管理。对非营利性医疗机构提供的基本医疗服务，实行政府指导价，其余由医疗机构自主定价。中央政府负责制定医疗服务价格政策及项目、定价原则及方法；省或市级价格主管部门会同卫生、人力资源社会保障部门核定基本医疗服务指导价格。基本医疗服务价格按照扣除财政补助的服务成本制定，体现医疗服务合理成本和技术劳务价值。不同级别的医疗机构和医生提供的服务，实行分级定价。规范公立医疗机构收费项目和标准，研究探索按病种收费等收费方式改革。建立医用设备仪器价格监测、检查治疗服务成本监审及其价格定期调整制度。

改革药品价格形成机制。合理调整政府定价范围，改进定价方法，提高透明度，利用价格杠杆鼓励企业自主创新，促进国家基本药物的生产和使用。对新药和专利药品逐步实行定价前药物经济性评价制度。对仿制药品实行后上市价格从低定价制度，抑制低水平重复建设。严格控制药品流通环节差价率。对医院销售药品开展差别加价、收取药事服务费等试点，引导医院合理用药。加强医用耗材及植（介）入类医疗器械流通和使用环节价格的控制和管理。健全医药价格监测体系，规范企业自主定价行为。

积极探索建立医疗保险经办机构与医疗机构、药品供应商的谈判机制，发挥医疗保障对医疗服务和药品费用的制约作用。

（十二）建立严格有效的医药卫生监管体制。强化医疗卫生监管。健全卫生监督执法体系，加强城乡卫生监督机构能力建设。强化医疗卫生服务行为和质量监管，完善医疗卫生服务标准和质量评价体系，规范管理制度和工作流程，加快制定统一的疾病诊疗规范，健全医疗卫生服务质量监测网络。加强医疗卫生机构的准入和运行监管。加强对生活饮用水安全、职业危害防治、食品安全、医疗废弃物处置等社会公共卫生的监管。依法严厉打击各种危害人民群众身体健康和生命安全的违法行为。

完善医疗保障监管。加强对医疗保险经办、基金管理和使用等环节的监管，建立医疗保险基金有效使用和风险防范机制。强化医疗保障对医疗服务的监控作用，完善支付制度，积极探索实行按人头付费、按病种付费、总额预付等方式，建立激励与惩戒并重的有效约束机制。加强商业健康保险监管，促进规范发展。

加强药品监管。强化政府监管责任，完善监管体系建设，严格药品研究、生产、流通、使用、价格和广告的监管。落实药品生产质量管理规范，加强对高风险品种生产的监管。严格实施药品经营管理规范，探索建立药品经营许可分类、分级的管理模式，加大重点品种的监督抽验力度。建立农村药品监督网。加强政府对药品价格的监管，有效抑制虚高定价。规范药品临床使用，发挥执业药师指导合理用药与药品质量管理方面的作用。

建立信息公开、社会多方参与的监管制度。鼓励行业协会等社会组织和个人对政府部门、医药机构和相关体系的运行绩效进行独立评价和监督。加强行业自律。

（十三）建立可持续发展的医药卫生科技创新机制和人才保障机制。推进医药卫生科技进步。把医药卫生科技创新作为国家科技发展的重点，努力攻克医药科技难关，为人民群众健康提供技术保障。加大医学科研投入，深化医药卫生科技体制和机构改革，整合优势医学科研资源，加快实施医药科技重大专项，鼓励自主创新，加强对重大疾病防治技术和新药研制关键技术等的研究，在医学基础和应用研究、高技术研究、中医和中西医结合研究等方面力求新的突破。开发生产适合我国国情的医疗器械。广泛开展国际卫生科技合作交流。

加强医药卫生人才队伍建设。制定和实施人才队伍建设规划，重点加强公共卫生、农村卫生、城市社区卫生专业技术人员和护理人员的培养培训。制定优惠政策，鼓励优秀卫生人才到农村、城市社区和中西部地区服务。对长期在城乡基层工作的卫生技术人员在职称晋升、业务培训、待遇政策等方面给予适当倾斜。完善全科医师任职资格制度，健全农村和城市社区卫生人员在岗培训制度，鼓励参加学历教育，促进乡村医生执业规范化，尽快实现基层医疗卫生机构都有合格的全科医生。加强高层次科研、医疗、卫生管理等人才队伍建设。建立住院医师规范化培训制度，强化继续医学教育。加强护理队伍建设，逐步解决护理人员比例过低的问题。培育壮大中医药人才队伍。稳步推动医务人员的合理流动，促进不同医疗机构之间人才的纵向和横向交流，研究探索注册医师多点执业。规范医院管理者的任职条件，逐步形成一支职业化、专业化的医疗机构管理队伍。

调整高等医学教育结构和规模。加强全科医学教育，完善标准化、规范化的临床医学教育，提高医学教育质量。加大医学教育投入，大力发展面向农村、社区的高等医学本专科教育，采取定向免费培养等多种方式，为贫困地区农村培养实用的医疗卫生人才，造就大批扎根农村、服务农民的合格医生。

构建健康和谐的医患关系。加强医德医风建设，重视医务人员人文素养培养和职业素质教育，大力弘扬救死扶伤精神。优化医务人员执业环境和条件，保护医务人员的合法权益，调动医务人员改善服务和提高效率的积极性。完善医疗执业保险，开展医务社会工作，完善医疗纠纷处理机制，增进医患沟通。在全社会形成尊重医学科学、尊重医疗卫生工作者、尊重患者的良好风气。

（十四）建立实用共享的医药卫生信息系统。大力推进医药卫生信息化建设。以推进公共卫生、医疗、医保、药品、财务监管信息化建设为着力点，整合资源，加强信息标准化和公共服务信息平台建设，逐步实现统一高效、互联互通。

加快医疗卫生信息系统建设。完善以疾病控制网络为主体的公共卫生信息系统，提高预测预警和分析报告能力；以建立居民健康档案为重点，构建乡村和社区卫生信息网络平台；以医院管理和电子病历为重点，推进医院信息化建设；利用网络信息技术，促进城市医院与社区卫生服务机构的合作。积极发展面向农村及边远地区的远程医疗。

建立和完善医疗保障信息系统。加快基金管理、费用结算与控制、医疗行为管理与监督、参保单位和个人管理服务等具有复合功能的医疗保障信息系统建设。加强城镇职工基本医疗保险、城镇居民基本医疗保险、新型农村合作医疗和医疗救助信息系统建设，实现与医疗机构信息系统的对接，积极推广"一卡通"等办法，方便参保（合）人员就医，增加医疗服务的透明度。

建立和完善国家、省、市三级药品监管、药品检验检测、药品不良反应监测信息网络。建立基本药物供求信息系统。

（十五）建立健全医药卫生法律制度。完善卫生法律法规。加快推进基本医疗卫生立法，明确政府、社会和居民在促进健康方面的权利和义务，保障人人享有基本医疗卫生服务。建立健全卫生标准体系，做好相关法律法规的衔接与协调。加快中医药立法工作。完善药品监管法律法规。逐步建立健全与基本医疗卫生制度相适应、比较完整的卫生法律制度。

推进依法行政。严格、规范执法，切实提高各级政府运用法律手段发展和管理医药卫生事业的能力。加强医药卫生普法工作，努力创造有利于人民群众健康的法治环境。

五、着力抓好五项重点改革，力争近期取得明显成效

为使改革尽快取得成效，落实医疗卫生服务的公益性质，着力保障广大群众看病就医的基本需求，按照让群众得到实惠，让医务人员受到鼓舞，让监管人员易于掌握的要求，2009－2011 年着力抓好五项重点改革。

（十六）加快推进基本医疗保障制度建设。基本医疗保障制度全面覆盖

城乡居民，3 年内城镇职工基本医疗保险、城镇居民基本医疗保险和新型农村合作医疗参保（合）率均达到 90% 以上；城乡医疗救助制度覆盖到全国所有困难家庭。以提高住院和门诊大病保障为重点，逐步提高筹资和保障水平，2010 年各级财政对城镇居民基本医疗保险和新型农村合作医疗的补助标准提高到每人每年 120 元。做好医疗保险关系转移接续和异地就医结算服务。完善医疗保障管理体制机制。有效减轻城乡居民个人医药费用负担。

（十七）初步建立国家基本药物制度。建立比较完整的基本药物遴选、生产供应、使用和医疗保险报销的体系。2009 年，公布国家基本药物目录；规范基本药物采购和配送；合理确定基本药物的价格。从 2009 年起，政府举办的基层医疗卫生机构全部配备和使用基本药物，其他各类医疗机构也都必须按规定使用基本药物，所有零售药店均应配备和销售基本药物；完善基本药物的医保报销政策。保证群众基本用药的可及性、安全性和有效性，减轻群众基本用药费用负担。

（十八）健全基层医疗卫生服务体系。加快农村三级医疗卫生服务网络和城市社区卫生服务机构建设，发挥县级医院的龙头作用，用 3 年时间建成比较完善的基层医疗卫生服务体系。加强基层医疗卫生人才队伍建设，特别是全科医生的培养培训，着力提高基层医疗卫生机构服务水平和质量。转变基层医疗卫生机构运行机制和服务模式，完善补偿机制。逐步建立分级诊疗和双向转诊制度，为群众提供便捷、低成本的基本医疗卫生服务。

（十九）促进基本公共卫生服务逐步均等化。国家制定基本公共卫生服务项目，从 2009 年起，逐步向城乡居民统一提供疾病预防控制、妇幼保健、健康教育等基本公共卫生服务。实施国家重大公共卫生服务项目，有效预防控制重大疾病及其危险因素，进一步提高突发重大公共卫生事件处置能力。健全城乡公共卫生服务体系，完善公共卫生服务经费保障机制，2009 年人均基本公共卫生服务经费标准不低于 15 元，到 2011 年不低于 20 元。加强绩效考核，提高服务效率和质量。逐步缩小城乡居民基本公共卫生服务差距，力争让群众少生病。

（二十）推进公立医院改革试点。改革公立医院管理体制、运行机制和监管机制，积极探索政事分开、管办分开的有效形式。完善医院法人治理结构。推进公立医院补偿机制改革，加大政府投入，完善公立医院经济补偿政策，逐步解决"以药补医"问题。加快形成多元化办医格局，鼓励民营资本举办非营利性医院。大力改进公立医院内部管理，优化服务流程，规范诊疗行为，调动医务人员的积极性，提高服务质量和效率，明显缩短病人等候时间，实现同级医疗机构检查结果互认，努力让群众看好病。

六、积极稳妥推进医药卫生体制改革

（二十一）提高认识，加强领导。各级党委和政府要充分认识深化医药卫生体制改革的重要性、紧迫性和艰巨性，提高认识、坚定信心，切实加强组织领导，把解决群众看病就医问题作为改善民生、扩大内需的重点摆上重要议事日程，明确任务分工，落实政府的公共医疗卫生责任。成立国务院深化医药卫生体制改革领导小组，统筹组织实施深化医药卫生体制改革。国务院有关部门要认真履行职责，密切配合，形成合力，加强监督考核。地方政府要按照本意见和实施方案的要求，因地制宜制定具体实施方案和有效措施，精心组织，有序推进改革进程，确保改革成果惠及全体人民群众。

（二十二）突出重点，分步实施。建立覆盖城乡居民的基本医疗卫生制度是一项长期任务，要坚持远近结合，从基础和基层起步，近期重点抓好基本医疗保障制度、国家基本药物制度、基层医疗卫生服务体系、基本公共卫生服务均等化和公立医院改革试点五项改革。要抓紧制定操作性文件和具体方案，进一步深化、细化政策措施，明确实施步骤，做好配套衔接，协调推进各项改革。

（二十三）先行试点，逐步推开。医药卫生体制改革涉及面广、情况复杂、政策性强，一些重大改革要先行试点。国务院深化医药卫生体制改革领导小组负责制定试点原则和政策框架，统筹协调、指导各地试点工作。各省区市制定具体试点方案并组织实施。鼓励地方结合当地实际，开展多种形式的试点，积极探索有效的实现途径，并及时总结经验，逐步推开。

（二十四）加强宣传，正确引导。深化医药卫生体制改革需要社会各界和广大群众的理解、支持和参与。要坚持正确的舆论导向，广泛宣传改革的重大意义和主要政策措施，积极引导社会预期，增强群众信心，使这项惠及广大人民群众的重大改革深入人心，为深化改革营造良好的舆论环境。

国务院
关于印发医药卫生体制改革
近期重点实施方案（2009—2011 年）的通知

2009 年 3 月 18 日　　国发〔2009〕12 号

各省、自治区、直辖市人民政府，国务院各部委、各直属机构：

　　现将《医药卫生体制改革近期重点实施方案（2009—2011 年)》印发给你们，请结合本地区、本部门实际，认真贯彻执行。

附件：

医药卫生体制改革近期重点实施方案（2009—2011 年）

　　根据《中共中央、国务院关于深化医药卫生体制改革的意见》（中发〔2009〕6 号，以下简称《意见》），2009—2011 年重点抓好五项改革：一是加快推进基本医疗保障制度建设，二是初步建立国家基本药物制度，三是健全基层医疗卫生服务体系，四是促进基本公共卫生服务逐步均等化，五是推进公立医院改革试点。

　　推进五项重点改革，旨在着力解决群众反映较多的"看病难、看病贵"问题。推进基本医疗保障制度建设，将全体城乡居民纳入基本医疗保障制度，切实减轻群众个人支付的医药费用负担。建立国家基本药物制度，完善基层医疗卫生服务体系，方便群众就医，充分发挥中医药作用，降低医疗服务和药品价格。促进基本公共卫生服务逐步均等化，使全体城乡居民都能享受基本公共卫生服务，最大限度地预防疾病。推进公立医院改革试点，提高公立医疗机构服务水平，努力解决群众"看好病"问题。

　　推进五项重点改革，旨在落实医疗卫生事业的公益性质，具有改革阶段性的鲜明特征。把基本医疗卫生制度作为公共产品向全民提供，实现人人享有基本医疗卫生服务，这是我国医疗卫生事业发展从理念到体制的重大变革，是贯彻落实科学发展观的本质要求。医药卫生体制改革是艰巨而长期的任务，需要分阶段有重点地推进。要处理好公平与效率的关系，在改革初期首先着力解决公平问题，保障广大群众看病就医的基本需求，并随着经济社会发展逐步提高保障水平。逐步解决城镇职工基本医疗保险、城镇居民基本医疗保险、新型农村合作医疗制度之间的衔接问题。鼓励社会资本投入，发展多层次、多样化的医疗卫生服务，统筹利用全社会的医疗卫生资源，提高服务效率和质量，满足人民群众多样化的医疗卫生需求。

推进五项重点改革，旨在增强改革的可操作性，突出重点，带动医药卫生体制全面改革。建立基本医疗卫生制度是一项重大制度创新，是医药卫生体制全面改革的关键环节。五项重点改革涉及医疗保障制度建设、药品供应保障、医药价格形成机制、基层医疗卫生机构建设、公立医疗机构改革、医疗卫生投入机制、医务人员队伍建设、医药卫生管理体制等关键环节和重要领域。抓好这五项改革，目的是从根本上改变部分城乡居民没有医疗保障和公共医疗卫生服务长期薄弱的状况，扭转公立医疗机构趋利行为，使其真正回归公益性，有效解决当前医药卫生领域的突出问题，为全面实现医药卫生体制改革的长远目标奠定坚实基础。

一、加快推进基本医疗保障制度建设

（一）扩大基本医疗保障覆盖面。三年内，城镇职工基本医疗保险（以下简称城镇职工医保）、城镇居民基本医疗保险（以下简称城镇居民医保）和新型农村合作医疗（以下简称新农合）覆盖城乡全体居民，参保率均提高到90%以上。用两年左右时间，将关闭破产企业退休人员和困难企业职工纳入城镇职工医保，确有困难的，经省级人民政府批准后，参加城镇居民医保。关闭破产企业退休人员实现医疗保险待遇与企业缴费脱钩。中央财政对困难地区的国有关闭破产企业退休人员参保给予适当补助。2009年全面推开城镇居民医保制度，将在校大学生全部纳入城镇居民医保范围。积极推进城镇非公有制经济组织从业人员、灵活就业人员和农民工参加城镇职工医保。政府对符合就业促进法规定的就业困难人员参加城镇职工医保的参保费用给予补贴。灵活就业人员自愿选择参加城镇职工医保或城镇居民医保。参加城镇职工医保有困难的农民工，可以自愿选择参加城镇居民医保或户籍所在地的新农合。

（二）提高基本医疗保障水平。逐步提高城镇居民医保和新农合筹资标准和保障水平。2010年，各级财政对城镇居民医保和新农合的补助标准提高到每人每年120元，并适当提高个人缴费标准，具体缴费标准由省级人民政府制定。城镇职工医保、城镇居民医保和新农合对政策范围内的住院费用报销比例逐步提高。逐步扩大和提高门诊费用报销范围和比例。将城镇职工医保、城镇居民医保最高支付限额分别提高到当地职工年平均工资和居民可支配收入的6倍左右，新农合最高支付限额提高到当地农民人均纯收入的6倍以上。

（三）规范基本医疗保障基金管理。各类医保基金要坚持以收定支、收支平衡、略有结余的原则。合理控制城镇职工医保基金、城镇居民医保基金的年度结余和累计结余，结余过多的地方要采取提高保障水平等办法，把结余逐步降到合理水平。新农合统筹基金当年结余率原则上控制在15%以内，累计结余不超过当年统筹基金的25%。建立基本医疗保险基金风险调剂金制度。基金收支情况要定期向社会公布。提高基金统筹层次，2011年城镇职工医保、城镇居民医保基本实现市（地）级统筹。

（四）完善城乡医疗救助制度。有效使用救助资金，简化救助资金审批发放程序，资助城乡低保家庭成员、五保户参加城镇居民医保或新农合，逐步提高对经济困难家庭成员自负医疗费用的补助标准。

（五）提高基本医疗保障管理服务水平。鼓励地方积极探索建立医保经办机构与医药服务提供方的谈判机制和付费方式改革，合理确定药品、医疗服务和医用材料支付标准，控制成本费用。改进医疗保障服务，推广参保人员就医"一卡通"，实现医保经办机构与定点医疗机构直接结算。允许参加新农合的农民在统筹区域内自主选择定点医疗机构就医，简化到县域外就医的转诊手续。建立异地就医结算机制，探索异地安置的退休人员就地就医、就地结算办法。制定基本医疗保险关系转移接续办法，解决农民工等流动就业人员基本医疗保障关系跨制度、跨地区转移接续问题。做好城镇职工医保、城镇居民医保、新农合、城乡医疗救助之间的衔接。探索建立城乡一体化的基本医疗保障管理制度，并逐步整合基本医疗保障经办管理资源。在确保基金安全和有效监管的前提下，积极提倡以政府购买医疗保障服务的方式，探索委托具有资质的商业保险机构经办各类医疗保障管理服务。

二、初步建立国家基本药物制度

（六）建立国家基本药物目录遴选调整管理机制。制订国家基本药物遴选和管理办法。基本药物目录定期调整和更新。2009 年初，公布国家基本药物目录。

（七）初步建立基本药物供应保障体系。充分发挥市场机制作用，推动药品生产流通企业兼并重组，发展统一配送，实现规模经营；鼓励零售药店发展连锁经营。完善执业药师制度，零售药店必须按规定配备执业药师为患者提供购药咨询和指导。政府举办的医疗卫生机构使用的基本药物，由省级人民政府指定的机构公开招标采购，并由招标选择的配送企业统一配送。参与投标的生产企业和配送企业应具备相应的资格条件。招标采购药品和选择配送企业，要坚持全国统一市场，不同地区、不同所有制企业平等参与、公平竞争。药品购销双方要根据招标采购结果签订合同并严格履约。用量较少的基本药物，可以采用招标方式定点生产。完善基本药物国家储备制度。加强药品质量监管，对药品定期进行质量抽检，并向社会公布抽检结果。

国家制定基本药物零售指导价格。省级人民政府根据招标情况在国家指导价格规定的幅度内确定本地区基本药物统一采购价格，其中包含配送费用。政府举办的基层医疗卫生机构按购进价格实行零差率销售。鼓励各地探索进一步降低基本药物价格的采购方式。

（八）建立基本药物优先选择和合理使用制度。所有零售药店和医疗机构均应配备和销售国家基本药物，满足患者需要。不同层级医疗卫生机构基本药物使用率由卫生行政部门规定。从 2009 年起，政府举办的基层医疗卫生机构全部配备和使用基本药物，其他各类医疗机构也都必须按规定使用基本药物。卫生行政部门制订临床基本药物应用指南和基本药物处方集，加强用药指导和监管。允许患者凭处方到零售药店购买药物。基本药物全部纳入基本医疗保障药品报销目录，报销比例明显高于非基本药物。

三、健全基层医疗卫生服务体系

（九）加强基层医疗卫生机构建设。完善农村三级医疗卫生服务网络。发挥县级医院的龙头作用，三年内中央重点支持 2 000 所左右县级医院（含中医院）建设，使每个县至少有 1 所县级医院基本达到标准化水平。完善乡镇卫生院、社区卫生服务中心建设标准。2009 年，全面完成中央规划支持的 2.9 万所乡镇卫生院建设任务，再支持改扩建 5000 所中心乡镇卫生院，每个县 1－3 所。支持边远地区村卫生室建设，三年内实现全国每个行政村都有卫生室。三年内新建、改造 3700 所城市社区卫生服务中心和 1.1 万个社区卫生服务站。中央支持困难地区 2400 所城市社区卫生服务中心建设。公立医院资源过剩地区，要进行医疗资源重组，充实和加强基层医疗卫生机构。对社会力量举办基层医疗卫生机构提供的公共卫生服务，采取政府购买服务等方式给予补偿；对其提供的基本医疗服务，通过签订医疗保险定点合同等方式，由基本医疗保障基金等渠道补偿。鼓励有资质的人员开办诊所或个体行医。

（十）加强基层医疗卫生队伍建设。制定并实施免费为农村定向培养全科医生和招聘执业医师计划。用三年时间，分别为乡镇卫生院、城市社区卫生服务机构和村卫生室培训医疗卫生人员 36 万人次、16 万人次和 137 万人次。完善城市医院对口支援农村制度。每所城市三级医院要与 3 所左右县级医院（包括有条件的乡镇卫生院）建立长期对口协作关系。继续实施"万名医师支援农村卫生工程"。采取到城市大医院进修、参加住院医师规范化培训等方式，提高县级医院医生水平。

落实好城市医院和疾病预防控制机构医生晋升中高级职称前到农村服务一年以上的政策。鼓励高校医学毕业生到基层医疗机构工作。从 2009 年起，对志愿去中西部地区乡镇卫生院工作三年以上的高校医学毕业生，由国家代偿学费和助学贷款。

（十一）改革基层医疗卫生机构补偿机制。基层医疗卫生机构运行成本通过服务收费和政府补助补偿。政府负责其举办的乡镇卫生院、城市社区卫生服务中心和服务站按国家规定核定的基本建设、设备购置、人员经费及所承担公共卫生服务的业务经费，按定额定项和购买服务等方式补助。医务人员的工资水平，要与当地事业单位工作人员平均工资水平相衔接。基层医疗卫生机构提供的医疗服务价格，按扣除政府补助后的成本制定。实行药品零差率销售后，药品收入不再作为基层医疗卫生机构经费的补偿渠道，不得接受药品折扣。探索对基层医疗卫生机构实行收支两条线等管理方式。

政府对乡村医生承担的公共卫生服务等任务给予合理补助，补助标准由地方人民政府规定。

（十二）转变基层医疗卫生机构运行机制。基层医疗卫生机构要使用适宜技术、适宜设备和基本药物，大力推广包括民族医药在内的中医药，为城乡居民提供安全有效和低成本服务。乡镇卫生院要转变服务方式，组织医务人员在乡村开展巡回医疗；城市社区卫生服务中心和服务站对行动不便的患者要实行上门服务、主动服务。鼓励地方制定分级诊疗标准，开展社区首诊制试点，建立基层医疗机构与上级医院双向转诊制度。全面实行人员聘用制，建立能进能出的人力资源管理制度。完善收入分配制度，建立以服务质量和服务数量为核心、以岗位责任与绩效为基础的考核和激励制度。

四、促进基本公共卫生服务逐步均等化

（十三）基本公共卫生服务覆盖城乡居民。制定基本公共卫生服务项目，明确服务内容。从 2009 年开始，逐步在全国统一建立居民健康档案，并实施规范管理。定期为 65 岁以上老年人做健康检查、为 3 岁以下婴幼儿做生长发育检查、为孕产妇做产前检查和产后访视，为高血压、糖尿病、精神疾病、艾滋病、结核病等人群提供防治指导服务。普及健康知识，2009年开设中央电视台健康频道，中央和地方媒体均应加强健康知识宣传教育。

（十四）增加国家重大公共卫生服务项目。继续实施结核病、艾滋病等重大疾病防控和国家免疫规划、农村妇女住院分娩等重大公共卫生项目。从2009 年开始开展以下项目：为 15 岁以下人群补种乙肝疫苗；消除燃煤型氟中毒危害；农村妇女孕前和孕早期补服叶酸等，预防出生缺陷；贫困白内障患者复明；农村改水改厕等。

（十五）加强公共卫生服务能力建设。重点改善精神卫生、妇幼卫生、卫生监督、计划生育等专业公共卫生机构的设施条件。加强重大疾病以及突发公共卫生事件预测预警和处置能力。积极推广和应用中医药预防保健方法和技术。落实传染病医院、鼠防机构、血防机构和其他疾病预防控制机构从事高风险岗位工作人员的待遇政策。

（十六）保障公共卫生服务所需经费。专业公共卫生机构人员经费、发展建设经费、公用经费和业务经费由政府预算全额安排，服务性收入上缴财政专户或纳入预算管理。按项目为城乡居民免费提供基本公共卫生服务。提高公共卫生服务经费标准。2009 年人均基本公共卫生服务经费标准不低于15 元，2011 年不低于 20 元。中央财政通过转移支付对困难地区给予补助。

五、推进公立医院改革试点

（十七）改革公立医院管理体制、运行机制和监管机制。公立医院要坚持维护公益性和社会效益原则，以病人为中心。鼓励各地积极探索政事分开、管办分开的有效形式。界定公立医院所有者和管理者的责权。完善医院法人治理结构。推进人事制度改革，明确院长选拔任用和岗位规范，完善医务人员职称评定制度，实行岗位绩效工资制度。建立住院医师规范化培训制度。鼓励地方探索注册医师多点执业的办法和形式。强化医疗服务质量管理。规范公立医院临床检查、诊断、治疗、使用药物和植（介）入类医疗器械行为，优先使用基本药物和适宜技术，实行同级医疗机构检查结果互认。

探索建立由卫生行政部门、医疗保险机构、社会评估机构、群众代表和专家参与的公立医院质量监管和评价制度。严格医院预算和收支管理，加强成本核算与控制。全面推行医院信息公开制度，接受社会监督。

（十八）推进公立医院补偿机制改革。逐步将公立医院补偿由服务收费、药品加成收入和财政补助三个渠道改为服务收费和财政补助两个渠道。政府负责公立医院基本建设和大型设备购置、重点学科发展、符合国家规定的离退休人员费用和政策性亏损补偿等，对公立医院承担的公共卫生任务给予专项补助，保障政府指定的紧急救治、援外、支农、支边等公共服务经费，对中医院（民族医院）、传染病医院、职业病防治院、精神病医院、妇产医院和儿童医院等在投入政策上予以倾斜。严格控制公立医院建设规模、标准和贷款行为。推进医药分开，逐步取消药品加成，不得接受药品折扣。医院由此减少的收入或形成的亏损通过增设药事服务费、调整部分技术服务收费标准和增加政府投入等途径解决。药事服务费纳入基本医疗保险报销范围。积极探索医药分开的多种有效途径。适当提高医疗技术服务价格，降低药品、医用耗材和大型设备检查价格。定期开展医疗服务成本测算，科学考评医疗服务效率。

公立医院提供特需服务的比例不超过全部医疗服务的 10%。鼓励各地探索建立医疗服务定价由利益相关方参与协商的机制。

（十九）加快形成多元办医格局。省级卫生行政部门会同有关部门，按照区域卫生规划，明确辖区内公立医院的设置数量、布局、床位规模、大型医疗设备配置和主要功能。要积极稳妥地把部分公立医院转制为民营医疗机构。制定公立医院转制政策措施，确保国有资产保值和职工合法权益。

鼓励民营资本举办非营利性医院。民营医院在医保定点、科研立项、职称评定和继续教育等方面，与公立医院享受同等待遇；对其在服务准入、监督管理等方面一视同仁。落实非营利性医院税收优惠政策，完善营利性医院税收政策。

公立医院改革 2009 年开始试点，2011 年逐步推开。

六、保障措施

（二十）加强组织领导。国务院深化医药卫生体制改革领导小组统筹组织和协调改革工作。国务院有关部门要抓紧研究制定相关配套文件。各级政府要切实加强领导，抓好组织落实，加快推进各项重点改革。

（二十一）加强财力保障。各级政府要认真落实《意见》提出的各项卫生投入政策，调整支出结构，转变投入机制，改革补偿办法，切实保障改革所需资金，提高财政资金使用效益。为了实现改革的目标，经初步测算，

2009—2011年各级政府需要投入8500亿元，其中中央政府投入3318亿元。

（二十二）鼓励各地试点。医药卫生体制改革涉及面广，情况复杂，政策性强，一些重大改革要先行试点，逐步推开。各地情况差别很大，要鼓励地方因地制宜制定具体实施方案，开展多种形式的试点，进行探索创新。国务院深化医药卫生体制改革领导小组负责统筹协调、指导各地试点工作。要注意总结和积累经验，不断深入推进改革。

（二十三）加强宣传引导。坚持正确的舆论导向，制定分步骤、分阶段的宣传方案；采取通俗易懂、生动形象的方式，广泛宣传实施方案的目标、任务和主要措施，解答群众关心的问题；及时总结、宣传改革经验，为深化改革营造良好的社会和舆论环境。

国务院
关于印发"十二五"期间深化医药卫生体制
改革规划暨实施方案的通知

2012 年 3 月 14 日　　　国发〔2012〕11 号

"十二五"期间深化医药卫生体制改革规划暨实施方案

深化医药卫生体制改革是贯彻落实科学发展观、加快转变经济发展方式的重大实践，是建设现代国家、保障和改善民生、促进社会公平正义的重要举措，是贯穿经济社会领域的一场综合改革。"十二五"时期是深化医药卫生体制改革的攻坚阶段，也是建立基本医疗卫生制度的关键时期。为巩固扩大前一阶段改革成果，实现 2020 年人人享有基本医疗卫生服务的既定目标，根据《中华人民共和国国民经济和社会发展第十二个五年规划纲要》和《中共中央、国务院关于深化医药卫生体制改革的意见》（中发〔2009〕6号），编制本规划。本规划主要明确 2012—2015 年医药卫生体制改革的阶段目标、改革重点和主要任务，是未来四年深化医药卫生体制改革的指导性文件。

一、规划背景

自 2009 年 4 月深化医药卫生体制改革启动实施以来，在党中央、国务院领导下，各地区、各有关部门认真贯彻落实中央的决策部署，按照保基本、强基层、建机制的基本原则，完善政策、健全制度、加大投入，统筹推进五项重点改革，取得了明显进展和初步成效，实现了阶段性目标。覆盖城乡全体居民的基本医疗保障制度（以下简称基本医保）框架初步形成，职工基本医疗保险（以下简称职工医保）、城镇居民基本医疗保险（以下简称城镇居民医保）和新型农村合作医疗（以下简称新农合）参保人数达到 13亿人，筹资和保障水平明显提高，保障范围从大病延伸到门诊小病，城乡医疗救助力度不断加大。国家基本药物制度初步建立，政府办基层医疗卫生机构全部实施基本药物零差率销售，药品安全保障得到明显加强；以破除"以药补医"机制为核心的基层医疗卫生机构综合改革同步推进，开始形成维护公益性、调动积极性、保障可持续的新机制。覆盖城乡的基层医疗卫生服务体系基本建成，2200多所县级医院和3.3万多个城乡基层医疗卫生机构得到改造完善，中医药服务能力逐步增强，全科医生制度建设开始启动。基本公共卫生服务均等化水平不断提高，10类国家基本公共卫生服务面向城乡居民免费提供，国家重大公共卫生服务项目全面实施。公立医院改革试点积极推进，围绕政事分开、管办分开、医药分开、营利性和非营利性分开（以下简称"四个分开"）进行体制机制创新，便民惠民措施全面推开，多元办医稳步推进。各级政府对医药卫生工作的认识和执行力明显提高，实践经验和做法不断丰富，支持医药卫生体制改革的社会氛围正在形成。三年改革实践证明，医药卫生体制改革方向正确、路径清晰、措施有力，尤其是在基层取得明显成效，人民群众看病就医的公平性、可及性、便利性得到改善，看病难、看病贵问题有所缓解，医药卫生体制改革促进经济社会发展的作用越来越重要。

医药卫生体制改革是一项长期艰巨复杂的系统工程。要清醒地看到，当前医药卫生体制改革中还存在一些较为突出的矛盾和问题，特别是随着改革向纵深推进，利益格局深刻调整，体制性、结构性等深层次矛盾集中暴露，改革的难度明显加大。医疗保障制度建设有待进一步加强，基本药物制度还需巩固完善，公立医院改革需要深化拓展，推进社会力量办医仍需加大力度，人才队伍总量和结构性矛盾依然突出，政府职能转变亟待加快步伐，制度法规建设的任务更加紧迫。同时，随着经济社会进入新的发展阶段，工业化、城镇化、农业现代化、经济全球化以及人口老龄化进程加快，城乡居民健康需求不断提升并呈现多层次、多元化特点，进一步加剧了卫生资源供给约束与卫生需求日益增长之间的矛盾；疾病谱变化、医药技术创新、重大传染病防控和卫生费用快速增长等，对优化资源配置、扩大服务供给、转变服务模式、合理控制费用和提升管理能力等都提出了更高要求。解决这些问题和挑战，必须持续不断地推进改革。

"十二五"时期在深化医药卫生体制改革进程中承前启后，要在认真总结经验的基础上，进一步加强组织领导，发挥制度优势，抓住基层综合改革取得重大进展、经济持续快速发展的有利时机，不断凝聚和扩大社会共识，把改革不断推向深入，为基本建成符合我国国情的基本医疗卫生制度、实现人人享有基本医疗卫生服务奠定坚实基础。

二、总体要求和主要目标

（一）总体要求。以邓小平理论和"三个代表"重要思想为指导，深入贯彻落实科学发展观，紧紧围绕《中共中央、国务院关于深化医药卫生体制改革的意见》（中发〔2009〕6 号）精神，坚持把基本医疗卫生制度作为公共产品向全民提供的核心理念，坚持保基本、强基层、建机制的基本原则，坚持预防为主、以农村为重点、中西医并重的方针，以维护和增进全体人民健康为宗旨，以基本医疗卫生制度建设为核心，统筹安排、突出重点、循序推进，进一步深化医疗保障、医疗服务、公共卫生、药品供应以及监管体制等领域综合改革，着力在全民基本医保建设、基本药物制度巩固完善和公立医院改革方面取得重点突破，增强全民基本医保的基础性作用，强化医疗服务的公益性，优化卫生资源配置，重构药品生产流通秩序，提高医药卫生体制的运行效率，加快形成人民群众"病有所医"的制度保障，不断提高全体人民健康水平，使人民群众共享改革发展的成果。

（二）主要目标。基本医疗卫生制度建设加快推进，以基本医疗保障为主体的多层次医疗保障体系进一步健全，通过支付制度等改革，明显提高保障能力和管理水平；基本药物制度不断巩固完善，基层医疗卫生机构运行新机制有效运转，基本医疗和公共卫生服务能力同步增强；县级公立医院改革取得阶段性进展，城市公立医院改革有序开展；卫生资源配置不断优化，社会力量办医取得积极进展；以全科医生为重点的人才队伍建设得到加强，基层人才不足状况得到有效改善，中医药服务能力进一步增强；药品安全水平不断提升，药品生产流通秩序逐步规范，医药价格体系逐步理顺；医药卫生信息化水平明显提高，监管制度不断完善，对医药卫生的监管得到加强。

到 2015 年，基本医疗卫生服务更加公平可及，服务水平和效率明显提高；卫生总费用增长得到合理控制，政府卫生投入增长幅度高于经常性财政支出增长幅度，政府卫生投入占经常性财政支出的比重逐步提高，群众负担明显减轻，个人卫生支出占卫生总费用的比例降低到 30% 以下，看病难、看病贵问题得到有效缓解。人均期望寿命达到 74.5 岁，婴儿死亡率降低到 12‰以下，孕产妇死亡率降低到 22/10 万以下。

三、加快健全全民医保体系

充分发挥全民基本医保的基础性作用，重点由扩大范围转向提升质量。通过支付制度改革，加大医保经办机构和医疗机构控制医药费用过快增长的责任。在继续提高基本医保参保率基础上，稳步提高基本医疗保障水平，着力加强管理服务能力，切实解决重特大疾病患者医疗费用保障问题。

（一）巩固扩大基本医保覆盖面。职工医保、城镇居民医保和新农合三项基本医疗保险参保率在 2010 年基础上提高三个百分点。重点做好农民工、非公有制经济组织从业人员、灵活就业人员，以及关闭破产企业退休人员和困难企业职工参保工作。

（二）提高基本医疗保障水平。到 2015 年，城镇居民医保和新农合政府补助标准提高到每人每年 360 元以上，个人缴费水平相应提高，探索建立与经济发展水平相适应的筹资机制。职工医保、城镇居民医保、新农合政策范围内住院费用支付比例均达到 75% 左右，明显缩小与实际住院费用支付比例之间的差距；进一步提高最高支付限额。城镇居民医保和新农合门诊统筹覆盖所有统筹地区，支付比例提高到 50% 以上；稳步推进职工医保门诊统筹。

（三）完善基本医保管理体制。加快建立统筹城乡的基本医保管理体制，探索整合职工医保、城镇居民医保和新农合制度管理职能和经办资源。有条件的地区探索建立城乡统筹的居民基本医疗保险制度。按照管办分开原则，完善基本医保管理和经办运行机制，明确界定职责，进一步落实医保经办机构的法人自主权，提高经办能力和效率。在确保基金安全和有效监管的前提下，鼓励以政府购买服务的方式，委托具有资质的商业保险机构经办各类医疗保障管理服务。

（四）提高基本医保管理服务水平。加快推进基本医保和医疗救助即时结算，使患者看病只需支付自负部分费用，其余费用由医保经办机构与医疗机构直接结算。建立异地就医结算机制，2015 年全面实现统筹区域内和省内医疗费用异地即时结算，初步实现跨省医疗费用异地即时结算；做好基本医保和医疗救助结算衔接。完善医保关系转移接续政策，基本实现职工医保制度内跨区域转移接续，推进各项基本医疗保险制度之间衔接。加快建立具有基金管理、费用结算与控制、医疗行为管理与监督等复合功能的医保信息系统，实现与定点医疗机构信息系统的对接。积极推广医保就医"一卡通"，方便参保人员就医。

加强基本医保基金收支管理。职工医保基金结余过多的地区要把结余降到合理水平，城镇居民医保和新农合基金要坚持当年收支平衡的原则，结余过多的，可结合实际重点提高高额医疗费用支付水平。增强基本医保基金共济和抗风险能力，实现市级统筹，逐步建立省级风险调剂金制度，积极推进省级统筹。完善基本医保基金管理监督和风险防范机制，防止基本医保基金透支，保障基金安全。

（五）改革完善医保支付制度。加大医保支付方式改革力度，结合疾病临床路径实施，在全国范围内积极推行按病种付费、按人头付费、总额预付等，增强医保对医疗行为的激励约束作用。建立医保对统筹区域内医疗费用增长的制约机制，制定医保基金支出总体控制目标并分解到定点医疗机构，将医疗机构次均（病种）医疗费用增长控制和个人负担定额控制情况列入医保分级评价体系。积极推动建立医保经办机构与医疗机构、药品供应商的谈判机制和购买服务的付费机制。医保支付政策进一步向基层倾斜，鼓励使用中医药服务，引导群众小病到基层就诊，促进分级诊疗制度形成。将符合资质条件的非公立医疗机构和零售药店纳入医保定点范围，逐步将医保对医疗机构医疗服务的监管延伸到对医务人员医疗服务行为的监管。加强对定点医疗机构和零售药店的监管，加大对骗保欺诈行为的处罚力度。

（六）完善城乡医疗救助制度。加大救助资金投入，筑牢医疗保障底线。资助低保家庭成员、五保户、重度残疾人以及城乡低收入家庭参加城镇居民医保或新农合。取消医疗救助起付线，提高封顶线，对救助对象政策范围内住院自负医疗费用救助比例提高到70%以上。在试点基础上，全面推进重特大疾病救助工作，加大对重特大疾病的救助力度。无负担能力的病人发生急救医疗费用通过医疗救助基金、政府补助等渠道解决。鼓励和引导社会力量发展慈善医疗救助。鼓励工会等社会团体开展多种形式的医疗互助活动。

（七）积极发展商业健康保险。完善商业健康保险产业政策，鼓励商业保险机构发展基本医保之外的健康保险产品，积极引导商业保险机构开发长期护理保险、特殊大病保险等险种，满足多样化的健康需求。鼓励企业、个人参加商业健康保险及多种形式的补充保险，落实税收等相关优惠政策。简化理赔手续，方便群众结算。加强商业健康保险监管，促进其规范发展。

（八）探索建立重特大疾病保障机制。充分发挥基本医保、医疗救助、商业健康保险、多种形式补充医疗保险和公益慈善的协同互补作用，切实解决重特大疾病患者的因病致贫问题。在提高基本医保最高支付限额和高额医疗费用支付比例的基础上，统筹协调基本医保和商业健康保险政策，积极探索利用基本医保基金购买商业大病保险或建立补充保险等方式，有效提高重特大疾病保障水平。加强与医疗救助制度的衔接，加大对低收入大病患者的救助力度。

四、巩固完善基本药物制度和基层医疗卫生机构运行新机制

持续扩大基层医药卫生体制改革成效，巩固完善国家基本药物制度，深化基层医疗卫生机构管理体制、补偿机制、药品供应和人事分配等方面的综合改革，继续加强基层服务网络建设，加快建立全科医生制度，促进基层医疗卫生机构全面发展。

（一）深化基层医疗卫生机构综合改革。完善基层医疗卫生机构编制管理、补偿机制、人事分配等方面的综合改革措施，巩固基层改革成效。健全基层医疗卫生机构稳定长效的多渠道补偿机制，地方政府要将对基层医疗卫生机构专项补助以及经常性收支差额补助纳入财政预算并及时、足额落实到位，中央财政建立基本药物制度全面实施后对地方的经常性补助机制并纳入预算；加快落实一般诊疗费及医保支付政策，确保基层医疗卫生机构正常运转。健全绩效评价和考核机制，在平稳实施绩效工资的基础上，有条件的地区可适当提高奖励性绩效工资的比例，坚持多劳多得、优绩优酬，重点向关键岗位、业务骨干和作出突出贡献的人员倾斜，合理拉开收入差距，调动医务人员积极性。

　　（二）扩大基本药物制度实施范围。巩固政府办基层医疗卫生机构实施基本药物制度的成果，落实基本药物全部配备使用和医保支付政策。有序推进村卫生室实施基本药物制度，执行基本药物制度各项政策，同步落实对乡村医生的各项补助和支持政策。对非政府办基层医疗卫生机构，各地政府可结合实际，采取购买服务的方式将其纳入基本药物制度实施范围。鼓励公立医院和其他医疗机构优先使用基本药物。

　　（三）完善国家基本药物目录。根据各地基本药物使用情况，优化基本药物品种、类别，适当增加慢性病和儿童用药品种，减少使用率低、重合率低的药品，保持合理的基本药物数量，更好地满足群众基本用药需求。2012年调整国家基本药物目录并适时公布。逐步规范基本药物标准剂型、规格和包装。基本药物由省级人民政府统一增补，不得将增补权限下放到市、县或基层医疗卫生机构。要合理控制增补药品数量。

　　（四）规范基本药物采购机制。坚持基本药物以省为单位网上集中采购，落实招采合一、量价挂钩、双信封制、集中支付、全程监控等采购政策。坚持质量优先、价格合理，进一步完善基本药物质量评价标准和评标办法，既要降低虚高的药价也要避免低价恶性竞争，确保基本药物安全有效、供应及时。建立以省为单位的基本药物集中采购和使用管理系统，明显提高基本药物使用监管能力。对独家品种和经多次集中采购价格已基本稳定且市场供应充足的基本药物试行国家统一定价。对用量小、临床必需的基本药物可通过招标采取定点生产等方式确保供应。对已达到国际水平的仿制药，在定价、招标采购方面给予支持，激励企业提高基本药物质量。提高基本药物生产技术水平和供应保障能力，完善基本药物储备制度。强化基本药物质量监管，所有基本药物生产、经营企业必须纳入电子监管。

　　（五）提高基层医疗卫生机构服务能力。按照填平补齐的原则，继续支持村卫生室、乡镇卫生院、社区卫生服务机构标准化建设，2015年基层医疗卫生机构达标率达到95%以上。继续加强基层在岗人员培训，重点实施具有全科医学特点、促进基本药物使用等针对性和实用性强的培训项目。进一步规范基层医疗卫生机构用药行为。鼓励基层医疗卫生机构采取主动服务、上门服务等方式，开展巡回医疗，推动服务重心下沉，服务内容向基本医疗和基本公共卫生服务转变。建立健全分级诊疗、双向转诊制度，积极推进基层首诊负责制试点。明显提高基层医疗卫生机构门急诊量占门急诊总量的比例。

筑牢农村医疗卫生服务网底。完善乡村医生的补偿、养老政策。加强乡村医生培训和后备力量建设，逐步推进乡村医生向执业（助理）医师转变，鼓励有条件的地区通过定向培养、学历提升、岗位培训等方式加强乡村医生能力建设。积极推进乡镇卫生院和村卫生室一体化管理。

（六）推进全科医生制度建设。把建立全科医生制度作为强基层的关键举措，通过规范化培养、转岗培训、执业医师招聘和设置特岗等方式加强全科医生队伍建设，到2015年为基层医疗卫生机构培养全科医生15万名以上，使每万名城市居民拥有2名以上全科医生，每个乡镇卫生院都有全科医生。积极推进家庭签约医生服务模式，逐步建立全科医生与居民契约服务关系，为居民提供连续的健康管理服务。

（七）促进人才向基层流动。进一步完善相关政策措施，鼓励引导医务人员到基层服务。建立上级医院与基层医疗卫生机构之间的人才合作交流机制，探索县（市、区）域人才柔性流动方式，促进县乡人才联动。开展免费医学生定向培养，实施全科医生特岗计划，充实基层人才队伍。严格落实城市医院和疾病预防控制机构医生晋升中高级职称前到农村服务累计一年以上的政策。鼓励大医院退休医生到基层和农村执业。对到艰苦边远地区基层医疗卫生机构服务的医务人员，落实津补贴政策或给予必要补助。

（八）加快推进基层医疗卫生机构信息化。在试点基础上，以省为单位，建立涵盖基本药物供应使用、居民健康管理、基本医疗服务、绩效考核等功能的基层医疗卫生信息系统，提高基层医疗卫生服务水平。到2015年，基层医疗卫生信息系统基本覆盖乡镇卫生院、社区卫生服务机构和有条件的村卫生室。

五、积极推进公立医院改革

坚持公立医院公益性质，按照"四个分开"的要求，以破除"以药补医"机制为关键环节，以县级医院为重点，统筹推进管理体制、补偿机制、人事分配、药品供应、价格机制等方面的综合改革，由局部试点转向全面推进，大力开展便民惠民服务，逐步建立维护公益性、调动积极性、保障可持续的公立医院运行新机制。

（一）落实政府办医责任。坚持公立医院面向城乡居民提供基本医疗卫生服务的主导地位，进一步明确政府举办公立医院的目的和应履行的职责，扭转公立医院逐利行为。进一步落实政府对公立医院的基本建设和设备购置、重点学科发展、公共卫生服务、符合国家规定的离退休人员费用和政策性亏损补贴等投入政策。合理确定公立医院（含国有企业所办医院）数量和布局，严格控制建设标准、规模和设备配备。禁止公立医院举债建设。

（二）推进补偿机制改革。以破除"以药补医"机制为关键环节，推进医药分开，逐步取消药品加成政策，将公立医院补偿由服务收费、药品加成收入和财政补助三个渠道改为服务收费和财政补助两个渠道。医院的药品和高值医用耗材实行集中采购。政府投资购置的公立医院大型设备按扣除折旧后的成本制定检查价格，贷款或集资购买的大型设备原则上由政府回购，回购有困难的限期降低检查价格。医疗机构检验对社会开放，检查设备和技术人员应当符合法定要求或具备法定资格，实现检查结果互认。由于上述改革减少的合理收入或形成的亏损，通过调整医疗技术服务价格、增加政府投入等途径补偿。提高诊疗费、手术费、护理费收费标准，体现医疗服务合理成本和医务人员技术劳务价值。医疗技术服务收费按规定纳入医保支付范围。增加的政府投入由中央财政给予一定补助，地方财政要按实际情况调整支出结构，切实加大投入。

（三）控制医疗费用增长。医保经办机构和卫生监管部门要加强对医疗服务行为的监管，制止开大处方、重复检查、滥用药品等行为。强化医保对医疗服务的监控作用，采取总额预付、按人头、按病种付费等复合支付方式，引导医疗机构主动控制成本，同时加强监管，规范诊疗行为、提高服务质量；逐步实现由医保经办机构与公立医院通过谈判方式确定服务范围、支付方式、支付标准和服务质量要求；严格基本医保药品目录使用率及自费药品控制率等指标考核。

加强卫生部门对医疗费用的监管控制，将次均费用和总费用增长率、住院床日以及药占比等控制管理目标纳入公立医院目标管理责任制并作为绩效考核的重要指标，及时查处为追求经济利益的不合理用药、用材和检查及重复检查等行为。加强对费用增长速度较快疾病诊疗行为的重点监控，控制公立医院提供非基本医疗服务。价格主管部门要加强医疗服务收费和药品价格监督检查。

（四）推进政事分开、管办分开。强化卫生行政部门规划、准入、监管等全行业管理职能。研究探索采取设立专门管理机构等多种形式确定政府办医机构，由其履行政府举办公立医院的职能，负责公立医院的资产管理、财务监管、绩效考核和医院主要负责人的任用。各级卫生行政部门负责人不得兼任公立医院领导职务，逐步取消公立医院行政级别。

（五）建立现代医院管理制度。探索建立理事会等多种形式的公立医院法人治理结构，明确理事会与院长职责，公立医院功能定位、发展规划、重大投资等权力由政府办医机构或理事会行使。建立院长负责制和任期目标责任考核制度，落实公立医院用人自主权，实行按需设岗、竞聘上岗、按岗聘用、合同管理，推进公立医院医务人员养老等社会保障服务社会化。建立以公益性质和运行效率为核心的公立医院绩效考核体系，健全以服务质量、数量和患者满意度为核心的内部分配机制，提高人员经费支出占业务支出的比例，提高医务人员待遇，院长及医院管理层薪酬由政府办医机构或授权理事会确定。严禁把医务人员个人收入与医院的药品和检查收入挂钩；完善公立医院财务核算制度，加强费用核算和控制。

（六）开展医院管理服务创新。深化以病人为中心的服务理念，不断完善医疗质量管理与控制体系，持续提高医院管理水平和医疗服务质量。简化挂号、就诊、检查、收费、取药等流程，方便群众就医。大力推行临床路径，开展单病种质量控制，规范医疗行为。推广应用基本药物和适宜技术，规范抗菌药物等药品的临床使用。以医院管理和电子病历为核心，推进公立医院信息化建设。全面推行便民惠民措施，大力推广优质护理，优化服务模式和服务流程，开展"先诊疗、后结算"和志愿者服务。积极推进区域统一预约挂号平台建设，普遍实行预约诊疗，改善就医环境，明显缩短病人等候时间。发展面向农村基层及边远地区的远程诊疗系统。

（七）全面推进县级公立医院改革。县级公立医院是农村三级医疗卫生服务网络的龙头。"十二五"期间要把县级公立医院改革放在突出位置,以破除"以药补医"机制为关键环节,统筹推进管理体制、补偿机制、人事分配、采购机制、价格机制等方面的综合改革;加强以人才、技术、重点专科为核心的能力建设,巩固深化城市医院对口支援县级医院的长期合作帮扶机制,经批准可在县级医院设立特设岗位引进急需高层次人才,力争使县域内就诊率提高到90%左右,基本实现大病不出县。2015年要实现县级公立医院阶段性改革目标。

(八)拓展深化城市公立医院改革。按照上下联动、内增活力、外加推力的原则,加快推进城市公立医院改革试点,拓展深化试点内容,创新体制机制,提高服务质量和运行效率,尽快形成改革的基本路子并逐步在全国范围内推广。公立医院资源丰富的城市,可引导社会资本以多种方式参与包括国有企业所办医院在内的部分公立医院改制重组。鼓励社会资本对部分公立医院进行多种形式的公益性投入,以合资合作方式参与改制的不得改变非营利性质。改制过程中要加强国有资产管理,维护好职工合法权益。

六、统筹推进相关领域改革

进一步增强医药卫生体制改革各项政策的协同性,继续推进基本公共卫生服务均等化,优化卫生资源配置,加快人才培养和信息化建设,加强药品生产流通和医药卫生监管体制改革,充分发挥政策叠加效应。

(一)提高基本公共卫生服务均等化水平。逐步提高人均基本公共卫生服务经费标准,2015年达到40元以上,免费为城乡居民提供健康档案、健康教育、预防接种、传染病防治、儿童保健、孕产妇保健、老年人保健、高血压等慢性病管理、重性精神疾病管理、卫生监督协管等国家基本公共卫生服务项目。加强健康促进与教育,实施国民健康行动计划,将健康教育纳入国民教育体系。主要媒体要加强健康知识宣传。倡导健康的生活方式,引导科学就医和安全合理用药。到2015年,城乡居民健康档案规范化电子建档率达到75%以上;高血压、糖尿病患者规范化管理率达到40%以上。

逐步增加国家重大公共卫生项目,继续开展国家免疫规划、艾滋病和结核病、血吸虫病等重大传染病防治,农村孕产妇住院分娩补助、适龄妇女"两癌"(宫颈癌、乳腺癌)检查等重大公共卫生服务专项,农村孕产妇住院分娩率稳定在 96% 以上。重点做好食品安全（包括餐饮、饮用水卫生）、职业卫生、精神卫生、慢性病防控、重大地方病防控、卫生应急等对居民健康有重要影响的公共卫生服务。

完善重大疾病防控、计划生育、妇幼保健等专业公共卫生服务网络，加强卫生监督、农村应急救治、精神疾病防治、食品安全风险监测等能力建设。提高疾病监测、预防、控制能力和突发公共卫生事件应急处置能力。深入开展爱国卫生运动。加强流动人口以及农村留守儿童和老人的公共卫生服务和重大传染病防控工作，提高公共卫生服务的可及性。严格开展绩效考核和效果评估，提高公共卫生服务效益。建立公共卫生和医疗卫生服务体系分工协作机制。专业公共卫生机构经费纳入财政预算并全额安排。

（二）推进医疗资源结构优化和布局调整。科学制定区域卫生规划，明确省、市、县级卫生资源配置标准，新增卫生资源优先考虑社会资本。每千常住人口医疗卫生机构床位数达到 4 张的，原则上不再扩大公立医院规模。中央、省级可以设置少量承担医学科研、教学功能的医学中心或区域医疗中心。鼓励各地整合辖区内检查检验资源，促进大型设备资源共建共享。加强医疗服务体系薄弱环节建设，优先支持基层以及老少边穷等医疗资源缺乏地区发展。每个县重点办好 1 至 2 所县级医院（含县中医院）。继续支持医疗机构临床重点专科建设。加强省级妇儿专科医院和县级医院妇儿科建设。推进边远地区地市级综合医院建设。鼓励发展康复医疗和长期护理。

充分发挥中医药在疾病预防控制和医疗服务中的作用。以城乡基层为重点加强中医医疗服务能力建设，到 2015 年，力争 95% 以上的社区卫生服务中心和 90% 的乡镇卫生院、70% 以上的社区卫生服务站和 65% 以上的村卫生室能够提供中医药服务。鼓励零售药店提供中医坐堂诊疗服务。积极推广中医适宜技术。加强中药资源保护、研究开发和合理利用。

（三）大力发展非公立医疗机构。放宽社会资本举办医疗机构的准入，鼓励有实力的企业、慈善机构、基金会、商业保险机构等社会力量以及境外投资者举办医疗机构，鼓励具有资质的人员（包括港、澳、台地区）依法开办私人诊所。进一步改善执业环境，落实价格、税收、医保定点、土地、重点学科建设、职称评定等方面政策，对各类社会资本举办非营利性医疗机构给予优先支持，鼓励非公立医疗机构向高水平、规模化的大型医疗集团发展。积极发展医疗服务业，扩大和丰富全社会医疗资源。2015 年，非公立医疗机构床位数和服务量达到总量的 20% 左右。

（四）创新卫生人才培养使用制度。深化医学教育改革，重视人文素养培养和职业素质教育，加快建立住院医师规范化培训制度，完善继续医学教育制度。加大护士、养老护理员、药师、儿科医师，以及精神卫生、院前急救、卫生应急、卫生监督、医院和医保管理人员等急需紧缺专门人才和高层次人才的培养。推进医师多点执业，鼓励具备行医资格的人员申请多个地点执业，完善执业医师注册、备案、考核、评价、监管政策，建立医师管理档案。建立健全医疗执业保险和医疗纠纷处理机制。

（五）推进药品生产流通领域改革。改革药品价格形成机制，选取临床使用量较大的药品，依据主导企业成本，参考药品集中采购价格和零售药店销售价等市场交易价格制定最高零售指导价格，并根据市场交易价格变化等因素适时调整。完善进口药品、高值医用耗材的价格管理。加强药品价格信息采集、分析和披露。

完善医药产业发展政策，规范生产流通秩序，推动医药企业提高自主创新能力和医药产业结构优化升级，发展药品现代物流和连锁经营，提高农村和边远地区药品配送能力，促进药品生产、流通企业跨地区、跨所有制的收购兼并和联合重组。到 2015 年，力争全国百强制药企业和药品批发企业销售额分别占行业总额的 50% 和 85% 以上。鼓励零售药店发展。完善执业药师制度，加大执业药师配备使用力度，到"十二五"期末，所有零售药店法人或主要管理者必须具备执业药师资格，所有零售药店和医院药房营业时有执业药师指导合理用药。严厉打击挂靠经营、过票经营、买卖税票、行贿受贿、生产经营假劣药品、发布虚假药品广告等违法违规行为。

落实《国家药品安全"十二五"规划》，提高药品质量水平，药品标准和药品生产质量管理规范与国际接轨。全面提高仿制药质量，到"十二五"期末，实现仿制药中基本药物和临床常用药品质量达到国际先进水平。实施"重大新药创制"等国家科技重大专项和国家科技计划，积极推广科技成果，提高药品创新能力和水平。加强药品质量安全监管，全面实施新修订的药品生产质量管理规范，修订并发布实施药品经营质量管理规范，实行药品全品种电子监管，对基本药物和高风险品种实施全品种覆盖抽验，定期发布药品质量公告。

（六）加快推进医疗卫生信息化。发挥信息辅助决策和技术支撑的作用，促进信息技术与管理、诊疗规范和日常监管有效融合。研究建立全国统一的电子健康档案、电子病历、药品器械、医疗服务、医保信息等数据标准体系，加快推进医疗卫生信息技术标准化建设。加强信息安全标准建设。利用"云计算"等先进技术，发展专业的信息运营机构。加强区域信息平台建设，推动医疗卫生信息资源共享，逐步实现医疗服务、公共卫生、医疗保障、药品监管和综合管理等应用系统信息互联互通，方便群众就医。

（七）健全医药卫生监管体制。积极推动制定基本医疗卫生法，以及基本医保、基本药物制度、全科医生制度、公立医院管理等方面的法律法规，及时将医药卫生体制改革的成功做法、经验和政策上升为法律法规。推动适时修订执业医师法。完善药品监管法律制度。

加强卫生全行业监管。完善机构、人员、技术、设备的准入和退出机制。建立科学的医疗机构分类评价体系。强化医疗卫生服务行为和质量监管。依法严厉打击非法行医，严肃查处药品招标采购、医保报销等关键环节和医疗服务过程中的违法违规行为。建立信息公开、社会多方参与的监管制度，鼓励行业协会等社会组织和个人对医疗机构进行独立评价和监督。强化医务人员法制和纪律宣传教育，加强医德医风建设和行业自律。

七、建立强有力的实施保障机制

（一）强化责任制。地方各级政府要把医药卫生体制改革作为一项全局性工作，加强对规划实施的组织领导，建立健全责任制和问责制，形成政府主要领导负总责，分管常务工作和卫生工作的领导具体抓，各有关部门分工协作、密切配合、合力推进的工作机制，确保规划顺利实施。各地区、各部门要围绕规划的总体目标和重点任务细化年度任务，制订工作方案，落实责任制，把规划的重点任务落到实处。建立规划实施动态监测、定期通报制度，开展规划实施评估。

（二）增强执行力。"十二五"时期是医药卫生体制改革攻坚阶段，医药卫生系统是医药卫生体制改革的主战场，要发挥医务人员改革主力军作用，调动医疗机构和医务人员积极性，维护医务人员合法权益。要充分发挥好政治优势、组织优势，充分发挥基层党组织在医药卫生体制改革中的核心作用，加强思想政治工作，统一思想认识，形成改革攻坚合力。各级政府都要加强医药卫生体制改革工作队伍建设，提高推进改革的领导力和执行力，确保医药卫生体制改革的各项规划措施落到实处。

（三）加大政府投入。地方各级政府要积极调整财政支出结构，加大投入力度，转变投入机制，完善补偿办法，落实规划提出的各项卫生投入政策，切实保障规划实施所需资金。加大中央、省级财政对困难地区的专项转移支付力度。各级政府在安排年度卫生投入预算时，要切实落实"政府卫生投入增长幅度高于经常性财政支出增长幅度，政府卫生投入占经常性财政支出的比重逐步提高"的要求。各级财政部门在向政府汇报预决算草案时要就卫生投入情况进行专门说明。"十二五"期间政府医药卫生体制改革投入力度和强度要高于2009—2011年医药卫生体制改革投入。基本医保政府补助标准和人均基本公共卫生服务经费标准要随着经济社会发展水平的提高相应提高。加强资金监督管理，提高资金使用效益，切实防止各种违法违规使用资金的行为。

（四）实行分类指导。医药卫生体制改革政策性强、情况复杂、涉及面广，各地要在中央确定的医药卫生体制改革原则下根据实际情况，因地制宜地制定具体实施方案，创造性地开展工作。鼓励地方大胆探索、先行先试，不断完善政策，积累改革经验。各有关部门要加强对地方医药卫生体制改革工作的指导，及时总结推广成功经验。注重改革措施的综合性和可持续性，推进改革持续取得实效。

（五）加强宣传培训。坚持正确的舆论导向，做好医药卫生体制改革政策的宣传解读，及时解答和回应社会各界关注的热点问题，大力宣传医药卫生体制改革典型经验和进展成效，合理引导社会预期，在全社会形成尊医重卫、关爱患者的风气，营造改革的良好氛围。广泛开展培训，不断提高各级干部医药卫生体制改革政策水平，确保改革顺利推进。

财政部、国家发展和改革委员会、
人力资源和社会保障部、民政部、卫生部
关于完善政府卫生投入政策的意见

2009 年 7 月 1 日　　财社〔2009〕66 号

各省、自治区、直辖市、计划单列市财政厅（局）、发展改革委、民政厅（局）、人力资源社会保障厅（局）、卫生厅（局）：

根据《中共中央、国务院关于深化医药卫生体制改革的意见》（中发〔2009〕6 号）和《国务院关于印发医药卫生体制改革近期重点实施方案（2009—2011 年）的通知》（国发〔2009〕12 号）规定，现就完善政府卫生投入政策提出如下意见。

一、完善政府卫生投入政策的基本原则

（一）统筹规划，优化资源配置。科学制定并严格执行具有可行性、客观性、前瞻性和相对稳定的区域卫生规划，在医疗卫生机构设置、基本建设投资、大型检查治疗设备购置、人力资源配置等方面统筹考虑区域内医疗卫生资源的存量和增量，对医疗卫生资源从地理、功能和学科布局上进行整合，合理规划，避免重复浪费。对于医疗卫生资源供过于求的地区，要对资源闲置、功能重叠、布局不合理的公立医疗卫生机构进行规范化调整；对于医疗卫生资源供不应求的地区，坚持政府主导，鼓励社会力量参与举办，建立健全医疗卫生服务网络。

（二）增加投入，多方筹集资金。科学界定政府和市场在医疗卫生方面的投入责任，确定政府在提供公共卫生和基本医疗服务中的主导地位。公共卫生服务主要通过政府筹资提供。基本医疗服务由政府、社会和个人三方合理分担费用。特需医疗服务由个人直接付费或通过商业保险支付。鼓励多渠道筹集资金，满足人民群众不同层次的医疗卫生需求。公共卫生服务和医疗服务既可由政府举办的医疗卫生机构提供，也可由社会力量举办的医疗卫生

机构提供。同时，随着经济发展和人民群众医疗卫生需求水平的不断提高，中央政府和地方政府都要增加卫生投入，政府卫生投入增长幅度要高于经常性财政支出增长幅度，使政府卫生投入占经常性财政支出的比重逐步提高。逐步提高政府卫生投入占卫生总费用的比重，居民个人基本医疗卫生费用负担有效减轻。

（三）兼顾供需，保障重点领域。政府卫生投入要紧紧围绕满足人民群众的医疗卫生需求，兼顾供给方和需求方，支持基本公共卫生服务、医疗服务、医疗保障和药品供应保障体系建设。政府卫生投入要重点用于支持公共卫生、农村卫生、城市社区卫生和基本医疗保障，鼓励在以上各个方面充分发挥中医药的作用。

（四）明确责任，分级负担投入。在科学界定政府间医疗卫生事权的基础上，合理划分中央政府和地方政府的医疗卫生投入责任，形成职责明确、分级负担、财力与事权相匹配的政府卫生投入机制。地方政府承担主要的医疗卫生投入责任，中央政府按照基本公共服务均等化的要求，加大对困难地区的转移支付力度。

（五）转变机制，提高投入效率。探索实行政府购买服务、直接补助需方等多种形式的政府卫生投入方式，促进医疗卫生服务机制转变和效率提高。同时，建立健全科学合理的绩效考评体系，对医疗卫生机构及其提供的医疗卫生服务进行量化考评，并将考核结果与政府投入相结合，不断提高资金使用效率。

二、明确政府卫生投入的范围和方式

（一）健全公共卫生经费保障机制

根据国家基本公共卫生服务项目，建立健全城乡基本公共卫生服务经费保障机制，使城乡居民都能平等享受基本公共卫生服务。对于包括社会力量举办在内的社区卫生服务中心（站）、乡镇卫生院、村卫生室等医疗卫生机构按规定提供基本公共卫生服务项目所需经费，由政府根据其服务人口和提供基本公共卫生服务项目的数量、质量和单位综合服务成本，在全面考核评价的基础上，可采取购买服务等方式核定政府补助。根据经济发展水平和突出公共卫生问题，逐步增加基本公共卫生服务内容，逐步提高人均基本公共卫生服务经费标准。

根据重大疾病预防控制需要和财力可能，合理安排结核病、艾滋病等重大疾病防治、国家免疫规划、农村妇女住院分娩等重大公共卫生项目所需资金。

根据城乡居民公共卫生服务需求和合理划分各类专业公共卫生机构职能的要求，在探索整合、优化人员和设备配置的基础上，建立健全疾病预防控制、健康教育、妇幼卫生、精神卫生、应急救治、采供血、卫生监督、计划生育等专业公共卫生服务网络。专业公共卫生机构所需基本建设、设备购置等发展建设支出由政府根据公共卫生事业发展需要足额安排，所需人员经费、公用经费和业务经费根据人员编制、经费标准、服务任务完成及考核情况由政府预算全额安排。专业公共卫生服务机构按照规定取得的收入，应上缴财政的要全部按国库集中收缴制度规定及时足额上缴国库或财政专户。

（二）完善基层医疗卫生机构和公立医院补助政策

1. 补助范围

对政府举办的社区卫生服务中心（站）和乡镇卫生院等基层医疗卫生机构，要在严格界定功能和任务、核定人员编制、核定收支范围和标准、转变运行机制的同时，政府负责按国家规定核定的基本建设、设备购置、人员经费和其承担的公共卫生服务的业务经费，使其正常运行。支持村卫生室建设，对乡村医生承担的公共卫生服务等任务给予合理补助。

在推进公立医院改革的同时，加大政府对公立医院投入，主要用于基本建设和设备购置、扶持重点学科发展、符合国家规定的离退休人员费用、政策性亏损补贴、承担的公共卫生服务任务补助等方面。

2. 补助方式

（1）政府对基层医疗卫生机构的补助方式

政府举办的基层医疗卫生机构基本建设和设备购置等发展建设支出，由政府根据基层医疗卫生机构发展建设规划统筹安排。

政府举办的基层医疗卫生机构的人员经费和业务经费等运行成本通过服务收费和政府补助补偿。政府补助按照"核定任务、核定收支、绩效考核补助"的办法核定。在核定任务方面，根据基层医疗卫生机构的功能定位核定基本医疗服务和基本公共卫生服务任务。在核定经常性收入方面，医疗服务收入根据前几年医疗服务平均收入情况，并综合考虑影响医疗服务收入的特殊因素核定；基本公共卫生服务补助收入根据服务人口、单位综合服务成本及核定的公共卫生服务任务的数量、质量核定。在核定经常性支出方面，可以按人员、业务经费分项定额核定，即：人员经费按定员定额的方式核定，核定工资水平要与当地事业单位工作人员平均工资水平相衔接；业务经费根据核定的基本医疗服务和基本公共卫生服务任务的数量、质量和成本定额（剔除人力成本）等综合核定。也可以根据核定的基本医疗服务和基本公共卫生服务任务的数量、质量及单位综合服务成本，综合考虑以前年度支出水平和有关特殊因素，分别核定基本医疗服务和基本公共卫生服务支出预算额度。药品支出和收入根据药品采购价格和合理用药数量等额定。其他支出和收入根据以前年度水平并扣除不合理因素核定。核定经常性收支时要充分考虑基层医疗卫生机构取消药品加成后减少的收入等合理的收支增减因素。在补偿渠道方面，基本医疗服务主要通过医疗保障付费和个人付费补偿；基本公共卫生服务通过政府建立的城乡基本公共卫生服务经费保障机制补偿；对其承担的突发公共卫生事件处置任务由政府按服务成本核定补助。对核定的经常性收入不足以弥补核定的经常性支出的基层医疗卫生机构，差额部分由政府在预算中予以足额安排，并在对其任务完成情况、患者满意度、居民健康改善状况等进行综合绩效考核的基础上，采取预拨和结算相结合的方式予以拨付。探索对基层医疗卫生机构实行收支两条线管理，基层医疗卫生机构的基本医疗服务等收入全额上缴，开展基本医疗和公共卫生服务所需经常性支出由财政核定并全额安排。

基层医疗卫生机构人才培训和人员招聘所需支出，由财政部门根据有关人才培养规划和人员招聘规划合理安排补助。

政府举办的基层医疗卫生机构的离退休人员符合国家规定的离退休费用，在事业单位养老保险制度改革前，由财政根据国家有关规定核定补助。事业单位养老保险制度改革后，按相关规定执行。

（2）政府对公立医院的补助方式

政府举办的公立医院的基本建设和设备购置等发展建设支出，经发展改革等有关部门批准和专家论证后，建立政府专项补助资金项目库，由政府根据轻重缓急和承受能力逐年安排所需资金。政府对包括公立医院在内的各类医疗机构承担的公共卫生任务给予专项补助，按服务成本保障政府指定的紧急救治、援外、支农、支边等公共服务经费。公立医院重点学科建设项目，由政府安排专项资金予以支持。对于中医院（民族医院）、传染病院、精神病院、职业病防治院、妇产医院、儿童医院，在投入政策上予以倾斜。公立医院的政策性亏损，按规定动用药品收支结余弥补后仍有差额的，由同级政府核定补助。

政府举办的公立医院的离退休人员符合国家规定的离退休费用，在事业单位养老保险制度改革前，由财政根据国家有关规定核定补助。事业单位养老保险制度改革后，按相关规定执行。

3. 鼓励社会力量举办医疗卫生机构

政府在保持公立医疗卫生机构适度规模的同时，要在平等、公开、规范、有序的基础上，鼓励和引导社会资本参与部分公立医疗卫生机构的重组改制或者直接举办医疗卫生机构，为不同层次的患者提供更多的选择空间。对于社会力量举办的医疗卫生机构，除了按规定享受相应的税收优惠政策，承担政府公共卫生服务任务可以按照规定获得政府补偿外，地方政府还可以在房屋建设、设备购置以及人员培养等方面给予一定的扶持。

在支付方式上，各地可探索公共卫生经费和医疗保障经费总额预付等多种行之有效的办法。

（三）落实基本医疗保障补助政策

继续按照国家有关政策规定，落实和完善政府对新型农村合作医疗和城镇居民基本医疗保险的补助政策，并随着经济发展水平的提高，逐步提高筹资水平和政府补助标准。通过破产企业资产变现、企业集团或主管部门帮助和政府投入等多渠道筹资，帮助关闭破产国有企业退休人员参加城镇职工基本医疗保险。机关事业单位职工参加城镇职工基本医疗保险以及落实国家公务员医疗补助政策所需资金，由各级政府按照有关规定予以安排。继续完善城乡医疗救助制度，进一步增加投入，加大救助力度。对于医疗保障经办机构开展工作所需必要经费和应由政府承担的基本建设投资，由同级政府安排。

（四）支持建立药品供应保障体系

支持国家基本药物目录的制定修订和食品、药品、医疗器械标准的建立和完善。加大食品和药品监督管理能力建设投入，支持食品安全和药品安全突发事件和重大事故应急处置工作。

加大医学教育和医学科研投入，推进医学教育和医药卫生科技进步。

三、合理划分各级政府之间的卫生投入责任

合理划分中央和地方公共卫生支出责任。各级专业公共卫生机构所需发展建设支出和日常运转所需经常性支出，主要由同级政府负担，省级政府和中央政府对困难地区公共卫生机构的基本建设和设备购置给予适当补助。按照基本公共服务均等化的要求，省级政府要承担建立城乡基本公共卫生服务经费保障机制的主要责任，中央政府根据服务人口和绩效考核情况等对困难地区给予适当补助。地方政府对于辖区内重大传染病预防控制等公共卫生承担主要投入责任，中央政府对于跨地区的重大传染疾病预防控制等公共卫生给予补助。纳入国家免疫规划的常规免疫以及国家确定的群体性预防接种和重点人群应急接种所需疫苗和注射器的购置费用由中央政府承担，省级及以下地方人民政府确定的群体性预防接种、应急接种所需疫苗和注射器的购置费用由地方政府承担。地方政府要结合城乡基本公共卫生服务经费保障机制，切实保障实施国家免疫规划相关冷链系统的建设、运转和预防接种等工作经费，中央政府对困难地区给予必要支持。对于重大突发性公共卫生事件所需经费，以地方政府投入为主，中央政府给予适当补助。

合理划分各级政府对医疗服务机构的补助责任。地方各级政府特别是省级政府要承担基层医疗卫生机构投入的主要责任，中央政府对基层医疗卫生机构的基本建设、设备购置、人员培训和人才招聘等予以补助。公立医院发展建设支出、符合国家规定的离退休人员费用和政策性亏损补贴，主要由同级政府安排。省级政府对辖区内困难地区公立医院的基本建设和设备购置给予适当补助。中央政府对困难地区公立医院的基本建设和设备购置等予以补助。

中央和地方财政共同支持基本医疗保障体系的建设。政府对新型农村合

作医疗、城镇居民基本医疗保险的补助资金，由中央财政和地方财政按照国家有关规定分级负担。对关闭破产国有企业退休人员参加医疗保险所需补助资金，按照隶属关系由同级财政补助，中央财政和省级财政按规定对困难地区国有关闭破产企业退休人员参保给予适当补助。对城乡医疗救助所需资金，由市、县级财政负担，中央财政和省级财政给予补助。

合理分担食品药品监督管理经费。地方政府按规定合理安排食品药品监管机构正常经费和能力建设经费。中央政府对食品药品和医疗器械标准制订等以及困难地区监管能力建设予以补助。

四、加强对政府卫生投入的管理监督

（一）各级财政、发展改革等部门要按照有关法律法规的规定，认真落实政府卫生投入政策，并结合本地实际制定具体办法，合理安排资金。

（二）政府卫生投入资金应依据合法、科学、公开、公正、规范、透明的原则进行分配，并依法接受人大、审计部门和社会的监督。

（三）各级财政、发展改革、卫生、人力资源和社会保障、民政、中医、药监等部门要加强对政府卫生投入资金使用情况的监督管理。充分发挥会计师事务所等有资质社会中介组织的审计监督作用。建立健全监测评估制度，采取绩效考评等方法，提高资金使用效率。考评结果要及时公开，接受监督。

（四）政府专项补助支出应按照国家关于专项资金管理的有关要求，专款专用。资金支付按照财政国库管理制度有关规定执行，加快项目资金使用进度并对资金流向进行监控。项目所需设备和劳务，根据《中华人民共和国政府采购法》等有关规定实行政府采购。医院重点学科建设项目，应通过公开招标等政府采购方式确定。

（五）有关公立医疗卫生机构、医疗保险机构、药品监督机构新建、改扩建工程建设和限额以上的大中型医疗设备购置项目必须符合区域卫生规划要求，按分级管理原则，经项目主管部门、投资主管部门综合平衡、审批后列入年度基本建设投资计划。严格禁止基层医疗机构的贷款行为，限制公立医疗机构的贷款行为。社会力量举办的非营利性医疗机构的基本建设项目，也要纳入国家基本建设程序管理。

　　基本建设工程项目要认真贯彻《中华人民共和国招标投标法》，保证招标、投标工作公开、公正。工程项目要严格按照批准的预算规模、标准和内容建设，并按有关规定实施项目建设稽查、审计、竣工验收等制度。有关部门要加强监督，规范管理，建立工程质量责任追究制度。

　　（六）加强对医疗卫生预算单位的财务监管，监督其严格执行财务会计制度有关规定，确保应缴入财政专户或国库的资金及时应缴尽缴。

　　（七）对挤占挪用政府补助资金以及未按照国家有关规定使用资金、造成资金损失浪费的单位和个人，按照有关法律法规严肃处理。

卫生部、财政部、国家人口和计划生育委员会
关于促进基本公共卫生服务逐步均等化的意见

2009 年 7 月 7 日　　卫妇社发〔2009〕70 号

各省、自治区、直辖市卫生厅局、财政厅局、人口计生委，新疆生产建设兵团卫生局、财政局、人口计生委：

根据《中共中央、国务院关于深化医药卫生体制改革的意见》（中发〔2009〕6 号）和《国务院关于印发医药卫生体制改革近期重点实施方案（2009—2011 年）的通知》（国发〔2009〕12 号），现就促进基本公共卫生服务逐步均等化提出以下意见。

一、工作目标

通过实施国家基本公共卫生服务项目和重大公共卫生服务项目，明确政府责任，对城乡居民健康问题实施干预措施，减少主要健康危险因素，有效预防和控制主要传染病及慢性病，提高公共卫生服务和突发公共卫生事件应急处置能力，使城乡居民逐步享有均等化的基本公共卫生服务。

到 2011 年，国家基本公共卫生服务项目得到普及，城乡和地区间公共卫生服务差距明显缩小。到 2020 年，基本公共卫生服务逐步均等化的机制基本完善，重大疾病和主要健康危险因素得到有效控制，城乡居民健康水平得到进一步提高。

二、主要任务

（一）制定和实施基本公共卫生服务项目

国家根据经济社会发展状况、主要公共卫生问题和干预措施效果，确定国家基本公共卫生服务项目。国家基本公共卫生服务项目随着经济社会发展、公共卫生服务需要和财政承受能力适时调整。地方政府根据当地公共卫生问题、经济发展水平和财政承受能力等因素，可在国家基本公共卫生服务

项目基础上增加基本公共卫生服务内容。

现阶段，国家基本公共卫生服务项目主要包括：建立居民健康档案，健康教育，预防接种，传染病防治，高血压、糖尿病等慢性病和重性精神疾病管理，儿童保健，孕产妇保健，老年人保健等。

（二）实施重大公共卫生服务项目

国家和各地区针对主要传染病、慢性病、地方病、职业病等重大疾病和严重威胁妇女、儿童等重点人群的健康问题以及突发公共卫生事件预防和处置需要，制定和实施重大公共卫生服务项目，并适时充实调整。

从2009年开始继续实施结核病、艾滋病等重大疾病防控、国家免疫规划、农村孕产妇住院分娩、贫困白内障患者复明、农村改水改厕、消除燃煤型氟中毒危害等重大公共卫生服务项目；新增15岁以下人群补种乙肝疫苗、农村妇女孕前和孕早期增补叶酸预防神经管缺陷、农村妇女乳腺癌、宫颈癌检查等项目。

人口和计划生育部门继续组织开展计划生育技术服务，主要包括避孕节育、优生优育科普宣传，避孕方法咨询指导，发放避孕药具，实施避孕节育和恢复生育力手术，随访服务，开展计划生育手术并发症及避孕药具不良反应诊治等。

（三）提高服务能力

大力培养公共卫生技术人才和管理人才。在农村卫生人员和全科医师、社区护士培训中强化公共卫生知识和技能，提高公共卫生服务能力。加强以健康档案为基础的信息系统建设，提高公共卫生服务工作效率和管理能力。切实加强重大疾病和突发公共卫生事件监测预警和处置能力。

转变公共卫生服务模式。专业公共卫生机构要定期深入工作场所、学校、社区和家庭，开展卫生学监测评价，研究制定公共卫生防治策略，指导其他医疗卫生机构开展基本公共卫生服务。城乡基层医疗卫生机构要深入家庭，全面掌握辖区及居民主要健康问题，主动采取有效的干预措施，做到基本公共卫生服务与医疗服务有机结合。

（四）规范管理

完善基本公共卫生服务规范。根据城乡基层医疗卫生机构的服务能力和条件，研究制定和推广健康教育、预防接种、儿童保健、孕产妇保健、老年保健及主要传染病防治、慢性病管理等基本公共卫生服务项目规范，健全管理制度和工作流程，提高服务质量和管理水平。以重点人群和基层医疗卫生机构服务对象为切入点，逐步建立规范统一的居民健康档案，积极推进健康档案电子化管理，加强公共卫生信息管理。

在研究制订和推广基本公共卫生服务项目规范中，要积极应用中医药预防保健技术和方法，充分发挥中医药在公共卫生服务中的作用。

完善重大公共卫生服务项目管理制度。整合现有重大公共卫生服务项目，统筹考虑，突出重点，中西医并重。建立重大公共卫生服务项目专家论证机制，实行动态管理。

（五）转变运行机制

进一步深化专业公共卫生机构和城乡基层医疗卫生机构人事管理和分配制度改革。建立岗位聘用、竞聘上岗、合同管理、能进能出的用人机制。实行岗位绩效工资制度，积极推进内部分配制度改革，绩效工资分配要体现多劳多得、优劳优得、奖勤罚懒，合理拉开差距，形成促进工作任务落实的有效激励机制，充分调动工作人员的积极性和主动性。

三、保障措施

（一）加强公共卫生服务体系建设

基本公共卫生服务项目主要通过城市社区卫生服务中心（站）、乡镇卫生院、村卫生室等城乡基层医疗卫生机构免费为全体居民提供，其他基层医疗卫生机构也可提供。

重大公共卫生服务项目主要通过专业公共卫生机构组织实施。建立健全疾病预防控制、健康教育、妇幼保健、精神卫生、应急救治、采供血、卫生监督、计划生育等专业公共卫生服务网络。近期要重点改善精神卫生、妇幼保健、卫生监督、计划生育等专业公共卫生机构的设施条件，加强城乡急救体系建设。

优化公共卫生资源配置，完善以基层医疗卫生服务网络为基础的医疗服务体系的公共卫生服务功能。医院依法承担重大疾病和突发公共卫生事件监测、报告、救治等职责以及国家规定的其他公共卫生服务职责。社会力量举办的医疗卫生机构承担法定的公共卫生职责，并鼓励提供公共卫生服务。

加强专业公共卫生机构和医院对城乡基层医疗卫生机构的业务指导。专业公共卫生机构、城乡基层医疗卫生机构和医院之间要建立分工明确、功能互补、信息互通、资源共享的工作机制，实现防治结合。

（二）健全公共卫生经费保障机制

各级政府要根据实现基本公共卫生服务逐步均等化的目标，完善政府对公共卫生的投入机制，逐步增加公共卫生投入。基本公共卫生服务按项目为城乡居民免费提供，经费标准按单位服务综合成本核定，所需经费由政府预算安排。2009 年人均基本公共卫生服务经费标准不低于 15 元，2011 年不低于 20 元。地方政府要切实负起支出责任，中央通过一般性转移支付和专项转移支付对困难地区给予补助。政府对乡村医生承担的公共卫生服务等任务给予合理补助，具体补助标准由地方人民政府规定，其中基本公共卫生服务所需经费从财政安排的基本公共卫生服务补助经费中统筹安排。

专业公共卫生机构人员经费、发展建设经费、公用经费和业务经费由政府预算全额安排。按照规定取得的服务性收入上缴财政专户或纳入预算管理。合理安排重大公共卫生服务项目所需资金。人口和计划生育部门组织开展的计划生育技术服务所需经费由政府按原经费渠道核拨。

公立医院承担规定的公共卫生服务，政府给予专项补助。社会力量举办的各级各类医疗卫生机构承担规定的公共卫生服务任务，政府通过购买服务等方式给予补偿。

（三）强化绩效考核

各级卫生、人口和计划生育行政部门要会同有关部门建立健全基本公共卫生服务绩效考核制度，完善考核评价体系和方法，明确各类医疗卫生机构工作职责、目标和任务，考核履行职责、提供公共卫生服务的数量和质量、社会满意度等情况，保证公共卫生任务落实和群众受益。要充分发挥考核结果在激励、监督和资金安排等方面的作用，考核结果要与经费补助以及单位主要领导的年度考核和任免挂钩，作为人员奖惩及核定绩效工资的依据。要注重群众参与考核评价，建立信息公开制度，考核情况应向社会公示，将政府考核与社会监督结合起来。

四、加强组织领导

（一）提高认识，加强领导。促进基本公共卫生服务逐步均等化关系广大人民群众的切身利益，关系千家万户的幸福安康。各级政府要把促进基本公共卫生服务逐步均等化作为落实科学发展观的重要举措和关注民生、促进社会和谐的大事，纳入当地经济社会发展总体规划，切实加强领导。

（二）科学规划，加强管理。各省、自治区、直辖市卫生、人口计生、财政等行政部门要根据本意见的要求，结合当地经济社会发展情况和人民群众健康需要，合理确定本地区基本公共卫生服务项目和重大公共卫生服务项目。要做好调查研究，广泛听取意见，制定具体实施方案，认真组织落实，加快促进基本公共卫生服务逐步均等化工作。在实施过程中，要不断总结经验，完善管理制度。

（三）加强宣传，督导落实。各级政府要采取多种方式，加强对促进基本公共卫生服务逐步均等化工作的宣传，提高群众的知晓率，接受社会监督。新闻媒体要加强对健康知识的宣传教育。各级地方政府要将促进基本公共卫生服务逐步均等化作为重大民生问题纳入政府任期考核目标，进行督导检查和考核评估，逐步使城乡居民平等地享有基本公共卫生服务，切实提高人民群众健康水平。

附件：

国家基本公共卫生服务项目

一、建立居民健康档案

以妇女、儿童、老年人、残疾人、慢性病人等人群为重点，在自愿的基础上，为辖区常住人口建立统一、规范的居民健康档案，健康档案主要信息包括居民基本信息、主要健康问题及卫生服务记录等；健康档案要及时更新，并逐步实行计算机管理。

二、健康教育

针对健康素养基本知识和技能、优生优育及辖区重点健康问题等内容，向城乡居民提供健康教育宣传信息和健康教育咨询服务，设置健康教育宣传栏并定期更新内容，开展健康知识讲座等健康教育活动。

三、预防接种

为适龄儿童接种乙肝疫苗、卡介苗、脊灰疫苗、百白破疫苗、白破疫苗、麻疹疫苗、甲肝疫苗、流脑疫苗、乙脑疫苗、麻腮风疫苗等国家免疫规划疫苗；在重点地区，对重点人群进行针对性接种，包括肾综合征出血热疫苗、炭疽疫苗、钩体疫苗；发现、报告预防接种中的疑似异常反应，并协助调查处理。

四、传染病防治

及时发现、登记并报告辖区内发现的传染病病例和疑似病例，参与现场疫点处理；开展结核病、艾滋病等传染病防治知识宣传和咨询服务；配合专业公共卫生机构，对非住院结核病人、艾滋病病人进行治疗管理。

五、儿童保健

为0-36个月婴幼儿建立儿童保健手册，开展新生儿访视及儿童保健系统管理。新生儿访视至少2次，儿童保健1岁以内至少4次，第2年和第3年每年至少2次。进行体格检查和生长发育监测及评价，开展心理行为发育、母乳喂养、辅食添加、意外伤害预防、常见疾病防治等健康指导。

六、孕产妇保健

为孕产妇建立保健手册，开展至少5次孕期保健服务和2次产后访视。进行一般体格检查及孕期营养、心理等健康指导，了解产后恢复情况并对产后常见问题进行指导。

七、老年人保健

对辖区65岁及以上老年人进行登记管理，进行健康危险因素调查和一般体格检查，提供疾病预防、自我保健及伤害预防、自救等健康指导。

八、慢性病管理

对高血压、糖尿病等慢性病高危人群进行指导。对35岁以上人群实行门诊首诊测血压。对确诊高血压和糖尿病患者进行登记管理，定期进行随访，每次随访要询问病情、进行体格检查及用药、饮食、运动、心理等健康指导。

九、重性精神疾病管理

对辖区重性精神疾病患者进行登记管理；在专业机构指导下对在家居住的重性精神疾病患者进行治疗随访和康复指导。

国务院办公厅
关于建立健全基层医疗卫生机构补偿机制的意见

2010 年 12 月 10 日　　国办发〔2010〕62 号

各省、自治区、直辖市人民政府，国务院各部委、各直属机构：

为确保国家基本药物制度顺利实施，保证基层医疗卫生机构平稳运行和发展，调动基层医疗卫生机构和医务人员积极性，经国务院同意，现就建立健全基层医疗卫生机构补偿机制，提出以下意见：

一、总体要求

在基层医疗卫生机构实施基本药物制度，要按照保障机构有效运行和健康发展、保障医务人员合理待遇的原则同步落实补偿政策，建立稳定的补偿渠道和补偿方式；同时坚持以投入换机制，大力推进基层医疗卫生机构综合改革，引导基层医疗卫生机构主动转变运行机制，提高服务质量和效率，发挥好承担基本公共卫生服务和诊疗常见病、多发病的功能。

二、建立健全稳定长效的多渠道补偿机制

实施基本药物制度后，政府举办的乡镇卫生院、城市社区卫生服务机构的人员支出和业务支出等运行成本通过服务收费和政府补助补偿。基本医疗服务主要通过医疗保障付费和个人付费补偿；基本公共卫生服务通过政府建立的城乡基本公共卫生服务经费保障机制补偿；经常性收支差额由政府按照"核定任务、核定收支、绩效考核补助"的办法补助。各地要按照核定的编制人员数和服务工作量，参照当地事业单位工作人员平均工资水平核定工资总额。政府负责其举办的乡镇卫生院、城市社区卫生服务机构按国家规定核定的基本建设经费、设备购置经费、人员经费和其承担公共卫生服务的业务经费。按扣除政府补助后的服务成本制定医疗服务价格，体现医疗服务合理成本和技术劳务价值，并逐步调整到位。按上述原则补偿后出现的经常性收

支差额由政府进行绩效考核后予以补助。

（一）落实政府对基层医疗卫生机构的专项补助经费。政府举办的基层医疗卫生机构基本建设和设备购置等发展建设支出，由政府根据基层医疗卫生机构发展建设规划足额安排。

落实基本公共卫生服务经费。2010 年，各级政府要按照不低于人均 15 元的标准落实基本公共卫生服务经费；2011 年起，进一步提高人均经费标准，建立稳定的基本公共卫生服务经费保障机制。卫生、财政部门要健全绩效考核机制，根据服务数量和质量等绩效将基本公共卫生服务经费及时足额拨付到基层医疗卫生机构。

基层医疗卫生机构承担的突发公共卫生事件处置任务由政府按照服务成本核定补助。

基层医疗卫生机构人员经费（包括离退休人员经费）、人员培训和人员招聘所需支出，由财政部门根据政府卫生投入政策、相关人才培养规划和人员招聘规划合理安排补助。

（二）调整基层医疗卫生机构收费项目、收费标准和医保支付政策。调整基层医疗卫生机构收费项目，将现有的挂号费、诊查费、注射费（含静脉输液费，不含药品费）以及药事服务成本合并为一般诊疗费，不再单设药事服务费，合并项目内容由国家价格主管部门会同卫生、人力资源社会保障等有关部门具体规定。一般诊疗费的收费标准可在原来分项收费标准总和的基础上适当调整，并在不增加群众现有个人负担的前提下，合理确定医保支付比例。具体收费标准（全国平均数为 10 元左右）和医保支付政策由各省（区、市）价格主管、卫生、人力资源社会保障和财政等有关部门综合考虑本地区基层医疗卫生机构实施基本药物制度、服务能力利用率、医务人员劳务成本、医保承受能力等因素制定。调整医疗服务收费及医保支付政策可在已实施基本药物制度及已开展基本医保门诊统筹的基层医疗卫生机构先行执行。基层医疗卫生机构其他服务仍按现有项目和标准收费。对已合并到一般诊疗费里的原收费项目，不得再另行收费或变相收费。卫生、人力资源社会保障、价格等相关部门要制定具体监管措施，防止基层医疗卫生机构重复收费、分解处方多收费。

（三）落实对基层医疗卫生机构经常性收支差额的补助。落实政府专项补助和调整医疗服务收费后，基层医疗卫生机构的经常性收入仍不足以弥补经常性支出的差额部分，由政府在年度预算中足额安排，实行先预拨后结算，并建立起稳定的补助渠道和长效补助机制。各地要根据政府卫生投入政策，结合本地实际制定经常性收支核定和差额补助的具体办法。基层医疗卫生机构的收支结余要按规定留用或上缴。具备条件的地区可以实行收支两条线，基本医疗服务等收入全额上缴，开展基本医疗和公共卫生服务所需的经常性支出由政府核定并全额安排。

三、大力推进基层医疗卫生机构综合改革

（一）明确基层医疗卫生机构的功能定位。基层医疗卫生机构主要提供基本公共卫生服务和基本医疗服务，其诊疗科目、床位数量、科室设置、人员配备、基础设施建设和设备配备要与其功能定位相适应。卫生部要尽快制定指导意见，明确基层医疗卫生机构的功能和服务范围。对服务能力已经超出基本医疗服务和公共卫生服务的基层医疗卫生机构，特别是一些服务人口较多、服务能力已经达到二级医院标准的乡镇卫生院，可将其转为公立医院，或将其超出功能定位的资源整合到县级医院；也可以对其承担的基本医疗服务和公共卫生服务采取购买服务的方式进行补偿。鼓励基层医疗卫生机构提供中医药等适宜技术和服务。

（二）完善基层医疗卫生机构人事分配制度。要加强基层医疗卫生机构人员编制管理，尽快完成人员编制标准的核定工作。各地区可以县（市、区）为单位核定基层医疗卫生机构的总编制，由县级机构编制部门会同卫生行政部门结合实际工作量统筹安排、动态调整各基层医疗卫生机构的人员编制。要在核定编制的基础上，指导基层医疗卫生机构实行以科学设岗、竞聘上岗、以岗定薪、合同管理为主要内容的聘用制度和岗位管理制度。要研究制定相关政策，妥善安置未聘人员，相关费用由地方政府按国家有关规定统筹研究解决。同时，要将实施基本药物制度的基层医疗卫生机构的绩效工资制度同步落实到位。

（三）充分发挥医保对基层医疗卫生机构综合改革的促进作用。依托城乡基层医疗卫生机构，加快推进基本医保门诊统筹，将一般诊疗费纳入支付

范围，并逐步提高参保人员在基层医疗卫生机构就诊费用的报销比例，进一步引导群众到基层医疗卫生机构看病就医。推进医保付费方式改革，探索按人头付费、按病种付费、总额预付等付费方式，引导基层医疗卫生机构主动积极地开展服务，努力提高服务质量，合理控制服务成本。

（四）建立基层医疗卫生机构考核和激励机制。各省（区、市）要制定基层医疗卫生机构绩效考核办法，根据管理绩效、基本医疗和公共卫生服务的数量和质量、服务对象满意度、居民健康状况改善等指标对基层医疗卫生机构进行综合量化考核，并将考核结果与资金安排和拨付挂钩。对绩效考核差的可扣减资金安排，对绩效考核好的可给予适当奖励。要督促、指导基层医疗卫生机构加强内部管理，强化收支管理，严格成本核算和控制。

（五）充分调动医务人员积极性。实施基本药物制度后，要保障基层医务人员合理收入水平不降低。要指导基层医疗卫生机构坚持多劳多得、优绩优酬，重点向关键岗位、业务骨干和作出突出贡献的工作人员倾斜，适当拉开收入差距；建立以岗位责任和绩效为基础、以服务数量和质量以及服务对象满意度为核心的考核和激励制度，并将考核结果与实施绩效工资制度、人员竞聘上岗紧密结合。各地制定人员分流、竞聘上岗等相关政策时要充分听取基层医疗卫生机构工作人员的意见。要向基层医务人员提供更多的培养培训机会，对长期在基层工作的卫生技术人员在职称晋升、待遇政策等方面给予适当倾斜，及时帮助解决实际困难。要加强政策宣传，使广大医务人员理解、支持和积极参与基层医疗卫生机构改革。

四、多渠道加大对乡村医生的补助力度

对村卫生室主要通过政府购买服务的方式进行合理补助。卫生部门要在核定村卫生室承担公共卫生服务项目和服务人口数量的能力的基础上，安排一定比例的基本公共卫生服务工作量由村卫生室承担，并落实相应经费。各地在推进医保门诊统筹工作中，可以将符合条件的村卫生室的门诊服务纳入新农合报销范围。开展新型农村社会养老保险试点的地区要积极将符合条件的乡村医生纳入保险范围。鼓励各地在房屋建设、设备购置以及人员培训等方面对村卫生室给予一定扶持，并采取多种形式对乡村医生进行补助。有条件的地方可以将实行乡村一体化的村卫生室纳入基本药物制度实施范围并落

实补偿政策。

对非政府举办的基层医疗卫生机构，各地要通过政府购买服务等方式对其承担的公共卫生服务给予合理补助，并将其中符合条件的机构纳入医保定点范围，执行与政府办基层医疗卫生机构相同的医保支付和报销政策。

五、建立健全基层医疗卫生机构补偿机制的工作要求

（一）加强组织领导。各地区、各有关部门要把建立健全基层医疗卫生机构补偿机制作为实施基本药物制度和基层医疗卫生机构综合改革的关键环节抓紧落实，将政府补助资金纳入财政预算和基建支出计划足额安排，及时调整医疗服务收费项目和医保支付政策，尽快建立起稳定、长效、合理的基层医疗卫生机构补偿机制。各省（区、市）要在本意见印发后 30 个工作日内制定本地区基层医疗卫生机构补偿具体办法，并报国务院深化医药卫生体制改革领导小组办公室、财政部、卫生部、人力资源社会保障部备案。

（二）落实补偿责任。省级人民政府要对建立基层医疗卫生机构补偿机制、保障基层医疗卫生机构正常运行和医务人员合理待遇水平负总责。各省（区、市）要统筹考虑地方各级财政和各项医保基金承受能力，合理确定医疗服务收费项目和标准，明确地方各级财政分担比例和具体办法，加大对贫困地区的补助力度。市、县级人民政府要在预算中足额安排并及时拨付应由本级财政负担的补助资金，认真落实调整后的医疗服务收费和医保政策。中央财政要通过"以奖代补"等方式进行补助，支持各地实施基本药物制度。各级财政可采取先预拨后结算的方式及时下达补助资金，保障基本药物制度按计划进度顺利实施。

（三）强化督促指导。国务院深化医药卫生体制改革领导小组办公室要会同财政、卫生、人力资源社会保障等部门加强对各地工作的检查指导，定期进行考核，及时总结经验，不断完善政策。各省（区、市）要及时将贯彻落实本意见的情况报送国务院深化医药卫生体制改革领导小组办公室。

卫生部、国家发展和改革委员会、工业和信息化部、监察部、财政部、人力资源和社会保障部、商务部、国家食品药品监督管理局、国家中医药管理局关于印发《关于建立国家基本药物制度的实施意见》的通知

2009 年 8 月 18 日　　卫药政发〔2009〕78 号

各省、自治区、直辖市和新疆生产建设兵团卫生厅（局）、发展改革委、物价局、工业和信息化主管部门、监察厅（局）、财政厅（局）、人力资源社会保障厅（局）、商务厅（局）、食品药品监管局、中医药局：

为加快建立国家基本药物制度，卫生部、国家发展改革委、工业和信息化部、监察部、财政部、人力资源社会保障部、商务部、食品药品监管局、中医药局制定了《关于建立国家基本药物制度的实施意见》，已经国务院深化医药卫生体制改革领导小组同意。现印发给你们，请遵照执行。

附件：

关于建立国家基本药物制度的实施意见

为保障群众基本用药，减轻医药费用负担，根据《中共中央、国务院关于深化医药卫生体制改革的意见》和《国务院关于印发医药卫生体制改革近期重点实施方案（2009—2011 年）的通知》，现就建立国家基本药物制度提出以下意见：

一、基本药物是适应基本医疗卫生需求，剂型适宜，价格合理，能够保障供应，公众可公平获得的药品。政府举办的基层医疗卫生机构全部配备和

使用基本药物，其他各类医疗机构也都必须按规定使用基本药物。

国家基本药物制度是对基本药物的遴选、生产、流通、使用、定价、报销、监测评价等环节实施有效管理的制度，与公共卫生、医疗服务、医疗保障体系相衔接。

二、国家基本药物工作委员会负责协调解决制定和实施国家基本药物制度过程中各个环节的相关政策问题，确定国家基本药物制度框架，确定国家基本药物目录遴选和调整的原则、范围、程序和工作方案，审核国家基本药物目录。委员会由卫生部、国家发展和改革委员会、工业和信息化部、监察部、财政部、人力资源和社会保障部、商务部、国家食品药品监督管理局、国家中医药管理局等部门组成。办公室设在卫生部，承担国家基本药物工作委员会的日常工作。

三、制定和发布国家基本药物目录。在充分考虑我国现阶段基本国情和基本医疗保障制度保障能力的基础上，按照防治必需、安全有效、价格合理、使用方便、中西药并重、基本保障、临床首选的原则，结合我国用药特点和基层医疗卫生机构配备的要求，参照国际经验，合理确定我国基本药物品种（剂型）和数量。2009 年公布国家基本药物目录。

四、在保持数量相对稳定的基础上，实行国家基本药物目录动态调整管理。根据经济社会的发展、医疗保障水平、疾病谱变化、基本医疗卫生需求、科学技术进步等情况，不断优化基本药物品种、类别与结构比例。国家基本药物目录原则上每 3 年调整一次。必要时，国家基本药物工作委员会适时组织调整。

五、在政府宏观调控下充分发挥市场机制作用，规范基本药物的生产流通，完善医药产业政策和行业发展规划，推动医药企业提高自主创新能力和医药产业结构优化升级，发展药品现代物流和连锁经营，促进药品生产企业、流通企业的整合。

六、政府举办的医疗卫生机构使用的基本药物，由省级人民政府指定以政府为主导的药品集中采购相关机构按《招标投标法》和《政府采购法》的有关规定，实行省级集中网上公开招标采购。由招标选择的药品生产企业、具有现代物流能力的药品经营企业或具备条件的其他企业统一配送。药品配送费用经招标确定。其他医疗机构和零售药店基本药物采购方式由各地确定。

七、各地应重点结合企业的产品质量、服务和保障能力，具体制定参与投标的基本药物生产、经营企业资格条件。药品招标采购要坚持"质量优先、价格合理"的原则，坚持全国统一市场，不同地区、不同所有制企业平等参与、公平竞争。充分依托现有资源，逐步形成全国基本药物集中采购信息网络。

八、完善国家药品储备制度，确保临床必需、不可替代、用量不确定、企业不常生产的基本药物生产供应。

九、加强基本药物购销合同管理。生产企业、经营企业和医疗卫生机构按照《合同法》等规定，根据集中采购结果签订合同，履行药品购销合同规定的责任和义务。合同中应明确品种、规格、数量、价格、回款时间、履约方式、违约责任等内容。各级卫生行政部门要会同有关部门督促检查。

十、国家发展改革委制定基本药物全国零售指导价格。制定零售指导价格要加强成本调查监审和招标价格等市场购销价格及配送费用的监测，在保持生产企业合理盈利的基础上，压缩不合理营销费用。基本药物零售指导价格原则上按药品通用名称制定公布，不区分具体生产经营企业。

十一、在国家零售指导价格规定的幅度内，省级人民政府根据招标形成的统一采购价格、配送费用及药品加成政策确定本地区政府举办的医疗卫生机构基本药物具体零售价格。鼓励各地在确保产品质量和配送服务水平的前提下，探索进一步降低基本药物价格的采购方式，并探索设定基本药物标底价格，避免企业恶性竞争。

十二、实行基本药物制度的县（市、区），政府举办的基层医疗卫生机构配备使用的基本药物实行零差率销售。各地要按国家规定落实相关政府补助政策。

十三、建立基本药物优先和合理使用制度。政府举办的基层医疗卫生机构全部配备和使用国家基本药物。在建立国家基本药物制度的初期，政府举办的基层医疗卫生机构确需配备、使用非目录药品，暂由省级人民政府统一确定，并报国家基本药物工作委员会备案。配备使用的非目录药品执行国家基本药物制度相关政策和规定。其他各类医疗机构也要将基本药物作为首选药物并达到一定使用比例，具体使用比例由卫生行政部门确定。

医疗机构要按照国家基本药物临床应用指南和基本药物处方集，加强合理用药管理，确保规范使用基本药物。

十四、政府举办的基层医疗卫生机构增加使用非目录药品品种数量，应坚持防治必需、结合当地财政承受能力和基本医疗保障水平从严掌握。具体品种由省级卫生行政部门会同发展改革（价格）、工业和信息化、财政、人力资源社会保障、食品药品监管、中医药等部门组织专家论证，从国家基本医疗保险药品目录（甲类）范围内选择，确因地方特殊疾病治疗必需的，也可从目录（乙类）中选择。增加药品应是多家企业生产品种。

民族自治区内政府举办的基层医疗卫生机构配备使用国家基本药物目录以外的民族药，由自治区人民政府制定相应管理办法。

十五、患者凭处方可以到零售药店购买药物。零售药店必须按规定配备执业药师或其他依法经资格认定的药学技术人员为患者提供购药咨询和指导，对处方的合法性与合理性进行审核，依据处方正确调配、销售药品。

十六、基本药物全部纳入基本医疗保障药品报销目录，报销比例明显高于非基本药物。具体办法按医疗保障有关规定执行。

十七、加强基本药物质量安全监管。完善基本药物生产、配送质量规范，对基本药物定期进行质量抽检，并向社会及时公布抽检结果。加强和完善基本药物不良反应监测，建立健全药品安全预警和应急处置机制，完善药品召回管理制度，保证用药安全。

十八、加强基本药物制度绩效评估。统筹利用现有资源，完善基本药物采购、配送、使用、价格和报销信息管理系统，充分发挥行政监督、技术监督和社会监督的作用，对基本药物制度实施情况进行绩效评估，发布监测评估报告等相关信息，促进基本药物制度不断完善。

十九、2009 年，每个省（区、市）在 30% 的政府办城市社区卫生服务机构和县（基层医疗卫生机构）实施基本药物制度，包括实行省级集中网上公开招标采购、统一配送，全部配备使用基本药物并实现零差率销售；到 2011 年，初步建立国家基本药物制度；到 2020 年，全面实施规范的、覆盖城乡的国家基本药物制度。

二十、国家基本药物制度是一项全新的制度，要加强合理用药舆论宣传与教育引导工作，提高全民对基本药物的认知度和信赖度，营造良好社会氛围。

各地要根据医药卫生体制改革的总体要求，落实政府责任，切实履行职责，坚持改革与投入并重，结合当地实际，积极稳妥地建立和实施国家基本药物制度。

卫生部、国家发展和改革委员会、工业和信息化部、监察部、财政部、人力资源和社会保障部、商务部、国家食品药品监督管理局、国家中医药管理局关于印发《国家基本药物目录管理办法（暂行）》的通知

2009 年 8 月 18 日　　卫药政发〔2009〕79 号

各省、自治区、直辖市和新疆生产建设兵团卫生厅（局）、发展改革委、物价局、工业和信息化主管部门、监察厅（局）、财政厅（局）、人力资源社会保障厅（局）、商务厅（局）、食品药品监管局、中医药局：

为贯彻落实《中共中央、国务院关于深化医药卫生体制改革的意见》，根据《国务院关于印发医药卫生体制改革近期重点实施方案（2009—2011年）的通知》，卫生部、国家发展改革委、工业和信息化部、监察部、财政部、人力资源社会保障部、商务部、食品药品监管局、中医药局制定了《国家基本药物目录管理办法（暂行）》。现印发给你们，请遵照执行。

附件：

国家基本药物目录管理办法（暂行）

为落实《中共中央、国务院关于深化医药卫生体制改革的意见》和《国务院关于印发医药卫生体制改革近期重点实施方案（2009—2011 年）的通知》精神，建立国家基本药物目录遴选调整管理机制，制定本办法。

第一条　基本药物是适应基本医疗卫生需求，剂型适宜，价格合理，能够保障供应，公众可公平获得的药品。政府举办的基层医疗卫生机构全部配

备和使用基本药物，其他各类医疗机构也都必须按规定使用基本药物。

第二条　国家基本药物目录中的药品包括化学药品、生物制品、中成药。化学药品和生物制品主要依据临床药理学分类，中成药主要依据功能分类。

第三条　国家基本药物工作委员会负责协调解决制定和实施国家基本药物制度过程中各个环节的相关政策问题，确定国家基本药物制度框架，确定国家基本药物目录遴选和调整的原则、范围、程序和工作方案，审核国家基本药物目录，各有关部门在职责范围内做好国家基本药物遴选调整工作。委员会由卫生部、国家发展和改革委员会、工业和信息化部、监察部、财政部、人力资源和社会保障部、商务部、国家食品药品监督管理局、国家中医药管理局组成。办公室设在卫生部，承担国家基本药物工作委员会的日常工作。

第四条　国家基本药物遴选应当按照防治必需、安全有效、价格合理、使用方便、中西药并重、基本保障、临床首选和基层能够配备的原则，结合我国用药特点，参照国际经验，合理确定品种（剂型）和数量。

国家基本药物目录的制定应当与基本公共卫生服务体系、基本医疗服务体系、基本医疗保障体系相衔接。

第五条　国家基本药物目录中的化学药品、生物制品、中成药，应当是《中华人民共和国药典》收载的，卫生部、国家食品药品监督管理局颁布药品标准的品种。除急救、抢救用药外，独家生产品种纳入国家基本药物目录应当经过单独论证。

化学药品和生物制品名称采用中文通用名称和英文国际非专利药名中表达的化学成分的部分，剂型单列；中成药采用药品通用名称。

第六条　下列药品不纳入国家基本药物目录遴选范围：

（一）含有国家濒危野生动植物药材的；

（二）主要用于滋补保健作用，易滥用的；

（三）非临床治疗首选的；

（四）因严重不良反应，国家食品药品监督管理部门明确规定暂停生产、销售或使用的；

（五）违背国家法律、法规，或不符合伦理要求的；

（六）国家基本药物工作委员会规定的其他情况。

第七条 按照国家基本药物工作委员会确定的原则，卫生部负责组织建立国家基本药物专家库，报国家基本药物工作委员会审核。专家库主要由医学、药学、药物经济学、医疗保险管理、卫生管理和价格管理等方面专家组成，负责国家基本药物的咨询和评审工作。

第八条 卫生部会同有关部门起草国家基本药物目录遴选工作方案和具体的遴选原则，经国家基本药物工作委员会审核后组织实施。制定国家基本药物目录的程序：

（一）从国家基本药物专家库中，随机抽取专家成立目录咨询专家组和目录评审专家组，咨询专家不参加目录评审工作，评审专家不参加目录制订的咨询工作；

（二）咨询专家组根据循证医学、药物经济学对纳入遴选范围的药品进行技术评价，提出遴选意见，形成备选目录；

（三）评审专家组对备选目录进行审核投票，形成目录初稿；

（四）将目录初稿征求有关部门意见，修改完善后形成送审稿；

（五）送审稿经国家基本药物工作委员会审核后，授权卫生部发布。

第九条 国家基本药物目录在保持数量相对稳定的基础上，实行动态管理，原则上3年调整一次。必要时，经国家基本药物工作委员会审核同意，可适时组织调整。调整的品种和数量应当根据以下因素确定：

（一）我国基本医疗卫生需求和基本医疗保障水平变化；

（二）我国疾病谱变化；

（三）药品不良反应监测评价；

（四）国家基本药物应用情况监测和评估；

（五）已上市药品循证医学、药物经济学评价；

（六）国家基本药物工作委员会规定的其他情况。

第十条 属于下列情形之一的品种，应当从国家基本药物目录中调出：

（一）药品标准被取消的；

（二）国家食品药品监督管理部门撤销其药品批准证明文件的；

（三）发生严重不良反应的；

（四）根据药物经济学评价，可被风险效益比或成本效益比更优的品种所替代的；

（五）国家基本药物工作委员会认为应当调出的其他情形。

第十一条　国家基本药物目录的调整应当遵循本办法第四条、第五条、第六条、第九条的规定，并按照本办法第八条规定的程序进行。属于第十条规定情形的品种，经国家基本药物工作委员会审核，调出目录。

第十二条　国家基本药物目录遴选调整应当坚持科学、公正、公开、透明。建立健全循证医学、药物经济学评价标准和工作机制，科学合理地制定目录。广泛听取社会各界的意见和建议，接受社会监督。

第十三条　中药饮片的基本药物管理暂按国务院有关部门关于中药饮片定价、采购、配送、使用和基本医疗保险给付等政策规定执行。

第十四条　鼓励科研机构、医药企业、社会团体等开展国家基本药物循证医学、药物经济学评价工作。

第十五条　本办法由卫生部负责解释。

第十六条　本办法自发布之日起施行。

国务院办公厅转发
国家发展和改革委员会、财政部、卫生部
关于清理化解基层医疗卫生机构债务意见的通知

2011 年 7 月 5 日　　　国办发〔2011〕32 号

各省、自治区、直辖市人民政府，国务院各部委、各直属机构：

发展改革委、财政部、卫生部《关于清理化解基层医疗卫生机构债务的意见》已经国务院同意，现转发给你们，请认真贯彻执行。

附件：关于清理化解基层医疗卫生机构债务的意见

附件：

国家发展和改革委员会、财政部、卫生部
关于清理化解基层医疗卫生机构债务的意见

随着基本药物制度在基层全面实施，"以药补医"机制逐步扭转，基层医疗卫生机构以往形成的债务问题进一步显现，影响到基层医疗卫生机构正常运行。为确保基本药物制度顺利实施，促进基层医疗卫生机构建立新的运行机制和持续健康发展，根据深化医药卫生体制改革和清理化解乡村债务工作的有关要求，现就清理化解基层医疗卫生机构债务提出以下意见：

一、工作目标

各省（区、市）要按照"制止新债、锁定旧债、明确责任、分类处理、逐步化解"的总体要求，在严格制止发生新债的基础上，用 2 年左右时间全面完成基层医疗卫生机构长期债务的清理化解工作。

二、基本原则

（一）谁举债谁负责。各省（区、市）人民政府对本省（区、市）基层医疗卫生机构债务清理化解工作负总责，县级人民政府具体实施。中央财政按照重点支持中西部地区、适当兼顾东部地区的原则，对地方债务清理化解予以适当补助。

（二）先清理后化解。在全面摸清基层医疗卫生机构债务底数的基础上锁定债务，由各地结合实际情况确定化债的先后顺序，逐步化解。

（三）先承诺后补助。由国务院医改办公室与各省（区、市）医改领导小组签订责任书，各省（区、市）承诺在 2 年左右时间内全部完成基层医疗卫生机构债务化解任务。中央财政对在规定期限内完成债务化解任务的地方给予补助，国务院医改办公室对各地债务化解工作统一组织考核，未在规定期限内完成债务化解任务的扣回中央财政相应补助资金。

三、债务化解范围

纳入本次债务化解范围的基层医疗卫生机构是指由政府举办的乡镇卫生院和社区卫生服务机构。纳入化解范围的债务是基层医疗卫生机构发展建设过程中形成的长期债务，主要包括发生于业务用房、辅助用房建设维修和医疗设备购置等与基层医疗卫生机构发展建设直接相关的债务。债务计算时间原则上截止到 2009 年 12 月 31 日。2010 年 1 月 1 日至本意见印发之日形成的债务，各地参照本意见进行化解，不纳入中央财政补助计算范围。

四、偿债资金来源

各地区可从以下渠道筹集偿债资金：一是统筹安排地方一般预算收入、上级财力性转移支付资金；二是中央财政安排的基层医疗卫生机构实施基本药物制度"以奖代补"资金和用于支持化解债务的专项补助资金；三是基层医疗卫生机构实施基本药物制度前的收支结余资金；四是从基层医疗卫生机构在"核定任务、核定收支"后超收的资金中安排一定的比例用于偿债；五是通过统筹有关非税收入途径筹集资金；六是社会捐资赞助的偿债资金。鼓励有条件的乡镇积极筹资用于偿债。各地要积极调整财政支出结构，落实偿债资金，省、地（市）两级财政要加大对财政困难县（市、区）化解债务工作的资金支持力度。中央财政以全国卫生财务年报反映的截至 2009 年 12 月 31 日的基层医疗卫生机构长期负债为基数确定补助总额，根据人口、财力等因素对各地进行适当补助，具体补助办法由财政部另行制定。

五、工作要求

（一）摸清底数，锁定债务。地方政府要统一组织审计、财政、卫生、监察等部门对每一个基层医疗卫生机构的每项、每笔债务认真清理核实，剔除不实债务，锁定实际债务。要坚持程序公开、过程公开和结果公开，在一定范围内公示各项债务情况，接受监督。各省（区、市）有关部门要对上报的基层医疗卫生机构债务进行审核和认定，确保债务数据合法、真实、完整和准确。

（二）明确化债主体，分类化解债务。按照举债主体、债务来源、债务用途对债务进行分类，严格划分县乡政府、卫生行政部门和基层医疗卫生机构等的责任，将审核认定的全部债务从基层医疗卫生机构剥离出来，交给当地政府。各级财政要在预算中特设专户，单独列支用于化解基层医疗卫生机构债务的支出，相关资金不作为预算安排正常卫生支出的基数。要区分轻重缓急，明确偿债次序，分类逐步化解债务。要优先化解已实施基本药物制度的基层医疗卫生机构的债务，优先偿还医务人员集资等个人的债务。

（三）落实政府投入责任，坚决制止发生新债。各地区、各有关部门要严格按照《国务院办公厅关于建立健全基层医疗卫生机构补偿机制的意见》（国办发〔2010〕62 号）的要求，落实政府办基层医疗卫生机构的基本建设、设备购置、经常性收支差额补助等各项经费，不留经费缺口。基层医疗卫生机构建设项目和设备购置要按程序申报，经批准后实施，所需资金由政府纳入财政预算足额安排。未经批准、资金未落实的项目一律不得实施，经批准的项目在实施过程中不得随意扩大建设规模、提高建设标准。所有政府办基层医疗卫生机构都要认真执行国家有关规定，不得举借新债。各地要加强源头控制，确保基层医疗卫生机构建设与政府财力水平相适应，不得将应由地方政府承担的资金转给基层医疗卫生机构承担。

（四）加强组织领导，制订实施方案。各地区、各有关部门要充分认识化解基层医疗卫生机构债务的重要性和紧迫性，加强组织领导，明确责任分工，精心组织实施，强化协调配合，及时研究解决化解债务过程中出现的问题，确保各项工作平稳有序推进。各级医改领导小组要充分发挥统筹协调作用，发展改革、财政、卫生部门要会同审计、监察等部门按照各自职责，做好债务清理、核实、锁定和资金筹集等工作。在本意见印发60个工作日内，各省（区、市）要按照本意见要求，结合实际情况制定本省（区、市）清理化解基层医疗卫生机构债务的实施方案，并报国务院医改办公室、财政部、卫生部备案。2011年10月31日前各地要完成债务清理核实工作，按照债务来源和用途逐笔登记造册，建立债务台账和债权债务数据库；2011年12月31日前要完成债务认定工作，并将认定的债务从基层医疗卫生机构剥离给当地政府；当地政府要按债务协议，如期偿还结清各项债务。

（五）严格执行有关规定和财经纪律，建立责任追究制度。各地不得借新债还旧债，不得向群众摊派，不得挤占挪用其他医改专项资金，不得影响基层医疗卫生机构实施基本药物制度和推进综合改革。要将基层医疗卫生机构债务清理化解和不得举借新债落实情况作为对领导干部任期经济责任审计的重要内容。发展改革、财政、卫生等部门要密切配合，建立事前、事中、事后相结合的监督体系和制约机制。对违反规定搞建设、上项目、借新债的基层医疗卫生机构和部门，视情节轻重和数额大小，依法依规追究有关单位负责人和相关人员的行政责任。对虚报冒领、截留挪用、套取补助资金及造成资金损失的，除追回补助资金外，还要按照有关规定追究直接责任人和有关负责人的责任；涉嫌违法犯罪的，移交司法机关处理。

财政部、卫生部
关于印发《基本公共卫生服务
项目补助资金管理办法》的通知

2010 年 12 月 31 日　　　财社〔2010〕311 号

第一条　为贯彻落实医改意见和实施方案精神，规范国家基本公共卫生服务项目补助资金（以下简称补助资金）分配和使用管理，提高补助资金使用效益，根据财政部、国家发展改革委、民政部、人力资源和社会保障部、卫生部《关于完善政府卫生投入政策的意见》（财社〔2009〕66 号）和卫生部、财政部、国家人口和计划生育委员会《关于促进基本公共卫生服务逐步均等化的意见》（卫妇社发〔2009〕70 号）等有关规定，制定本办法。

第二条　本办法所称补助资金是指各级财政预算安排的，用于基层医疗卫生机构按规定为城乡居民免费提供基本公共卫生服务项目的补助资金。

第三条　各级财政部门要努力调整支出结构，增加投入，建立健全基本公共卫生服务经费保障机制，确保基层医疗卫生机构按规定免费为城乡居民提供基本公共卫生服务。县（区）级（含直辖市的区、县，下同）财政部门承担基本公共卫生服务补助资金的安排、拨付及管理的主体责任。在编制年度预算时要按照规定的基本公共卫生服务项目和经费标准足额安排补助资金预算。

第四条　中央财政通过专项转移支付对地方开展基本公共卫生服务予以补助。中央财政补助资金根据各地城乡基本公共卫生服务人口和国家规定的人均经费标准，统筹考虑区域财力状况和基本公共卫生服务绩效考核情况确定。

第五条　中央财政补助资金按照"当年预拨、次年结算"的办法下达，当年按服务人口、人均经费标准预拨补助资金，次年根据基本公共卫生服务项目绩效考核情况结算。中央对地方基本公共卫生服务项目的绩效考核办法由卫生部、财政部另行制定。

第六条　省级财政要安排必要的专项转移支付资金，支持困难地区开展基本公共卫生服务。地方各级财政可根据本地基本公共卫生服务需求和财力承受能力，适当增加服务项目内容，提高经费补助标准。

第七条　地方各级财政要会同卫生部门在绩效考核的基础上，统筹使用上级财政和本级财政安排的专项补助资金。各地要结合国家有关规定和本地区实际情况，制定本地区资金拨付和绩效考核的具体办法。

第八条　省级卫生部门要会同财政部门，根据国家确定的基本公共卫生服务项目，结合本地区经济社会发展水平和财政承受能力，合理确定本地区基本公共卫生服务项目内容及各项服务的数量和标准，并负责基本公共卫生服务项目的成本测算，制定成本补偿参考标准，为合理确定经费补助标准和绩效考核办法提供依据。

第九条　县（区）级财政、卫生部门根据辖区内服务人口数和提供基本公共卫生服务项目的数量、质量以及人均经费标准，在全面绩效考核的基础上确定对基层医疗卫生机构的具体补助金额。

第十条　县（区）级卫生部门应会同财政部门确定提供基本公共卫生服务项目的基层医疗卫生机构（包括社会力量举办的基层医疗卫生机构），并按照有关规定进行管理和监督。县（区）级卫生、财政部门要加强对基层医疗卫生机构的绩效考核，并通过适当的方式向全社会公开绩效考核结果，接受社会监督。有条件的地区，可通过招投标方式依托有资质的中介机构开展绩效考核工作。对经考核达不到规范要求的基层医疗卫生机构，要按有关规定取消其提供基本公共卫生服务项目的资格。

第十一条　基层医疗卫生机构确定后，县（区）级财政按照预拨和结算相结合的办法拨付补助资金。有条件的地区，补助资金由县（区）级财政通过国库集中支付方式直接拨付到承担基本公共卫生服务任务的基层医疗卫生机构。

第十二条　基层医疗卫生机构应当按照有关规定为城乡居民提供基本公共卫生服务，并认真执行财务会计制度，加强资金管理。对于按规定免费提供的基本公共卫生服务项目，不得以任何方式向城乡居民收费。

第十三条　基层医疗卫生机构要按规定使用补助资金，根据基本公共卫生服务补偿参考标准，将补助资金用于相关的人员支出以及开展基本公共卫生服务所必需的耗材等公用经费支出。

第十四条　补助资金用于基层医疗卫生机构为城乡居民提供政府统一规定的基本公共卫生服务项目范围内的各项服务，任何单位和个人不得以任何形式截留、挤占和挪用。不得将补助资金用于基层医疗卫生机构的基本设施建设、设备配备和人员培训等其他支出。对截留、挤占和挪用专项资金的，要按照《财政违法行为处罚处分条例》等有关法律法规严肃处理；对虚报、瞒报有关情况骗取上级专项补助资金的，除责令其立即纠正外，要相应核减上级专项补助资金，并按规定追究有关单位和人员责任。

第十五条　省级财政、卫生部门要及时将本地区补助资金分配使用情况上报财政部、卫生部，有关资金分配文件要同时抄送财政部驻当地财政监察专员办事处。

第十六条　各省级财政、卫生部门要根据本办法，结合当地实际，制定本地区基本公共卫生服务补助资金的具体管理办法。

第十七条　本办法自通知下发之日起执行，有财政部商卫生部负责解释。财政部、卫生部制定的《城市社区公共卫生服务专项补助资金管理办法》（财社〔2008〕2 号）同时废止。

卫生部、国家发展和改革委员会、财政部、人力资源和社会保障部、农业部关于印发《乡镇卫生院管理办法（试行）》的通知

2011 年 7 月 7 日　　卫农卫发〔2011〕61 号

各省、自治区、直辖市卫生厅局、发展改革委、财政厅局、人力资源社会保障厅局、农业（农牧、农林）厅（局、委）：

为认真贯彻落实深化医药卫生体制改革精神，进一步加强和规范乡镇卫生院管理，完善和发挥其功能，更好地为农村居民提供安全、有效、经济、便捷的基本医疗卫生服务，现将《乡镇卫生院管理办法（试行）》印发给你们，请遵照执行。

附件：

乡镇卫生院管理办法（试行）

第一章　总　则

第一条　为贯彻落实深化医药卫生体制改革精神，坚持乡镇卫生院的公益性质，明确乡镇卫生院功能和服务范围，规范乡镇卫生院管理，更好地为农村居民健康服务，根据《中华人民共和国执业医师法》、《医疗机构管理条例》、《护士条例》等有关法律法规和《中共中央、国务院关于深化医药卫生体制改革的意见》（中发〔2009〕6 号）、《国务院办公厅关于建立健全基层医疗卫生机构补偿机制的意见》（国办发〔2010〕62 号）等有关文件，制定本办法。

第二条　本办法适用于在乡镇设置、经县级人民政府卫生行政部门登记

注册、依法取得《医疗机构执业许可证》的卫生院。

第三条 乡镇卫生院是农村三级医疗卫生服务体系的枢纽，是公益性、综合性的基层医疗卫生机构。政府在每个乡镇办好一所卫生院。

第四条 卫生部负责全国乡镇卫生院的监督管理工作，县级以上地方人民政府卫生行政部门负责本行政区域内乡镇卫生院的监督管理工作。

第二章 设置规划

第五条 县级人民政府卫生行政部门根据本行政区域卫生发展规划、医疗机构设置规划和乡镇建设发展总体规划，统筹考虑本行政区域内农村居民的卫生服务需求、地理交通条件以及行政区划等因素，编制乡镇卫生院设置规划，经上一级地方人民政府卫生行政部门审核，报同级人民政府批准后在本行政区域内发布实施。

在制订和调整乡镇卫生院设置规划时，应当为非公立医疗机构留有合理空间。

第六条 县级人民政府卫生行政部门依据《医疗机构管理条例》等有关规定，负责办理乡镇卫生院的设置审批、登记、注册、校验、变更以及注销等事项。县级人民政府卫生行政部门应当于每年2月底前，将上一年度乡镇卫生院名册逐级上报至卫生部。乡镇卫生院《医疗机构执业许可证》不得伪造、涂改、出卖、转让、出借。

第七条 乡镇卫生院的命名原则是：县（市、区）名＋乡镇名＋（中心）卫生院（分院）。乡镇卫生院的印章、票据、病历本册、处方等医疗文书使用的名称必须与批准的名称一致。乡镇卫生院不得使用或加挂其他类别医疗机构的名称。

第八条 乡镇卫生院标识采用全国统一式样，具体式样由卫生部另行发布。

第三章 基本功能

第九条 乡镇卫生院以维护当地居民健康为中心，综合提供公共卫生和基本医疗等服务，并承担县级人民政府卫生行政部门委托的卫生管理职能。

中心卫生院是辐射一定区域范围的医疗卫生服务中心，并承担对周边区域内一般卫生院的技术指导工作。

第十条　开展与其功能相适应的基本医疗卫生服务，使用适宜技术、适宜设备和基本药物。大力推广包括民族医药在内的中医药服务。

第十一条　承担当地居民健康档案、健康教育、计划免疫、传染病防治、儿童保健、孕产妇保健、老年人保健、慢性病管理、重性精神疾病患者管理等国家基本公共卫生服务项目。协助实施疾病防控、农村妇女住院分娩等重大公共卫生项目、卫生应急等任务。

第十二条　承担常见病、多发病的门诊和住院诊治，开展院内外急救、康复和计划生育技术服务等，提供转诊服务。

第十三条　受县级人民政府卫生行政部门委托，承担辖区内公共卫生管理职能，负责对村卫生室的业务管理和技术指导。有条件地区可推行乡村卫生服务一体化管理。

第四章　行政管理

第十四条　按照精简高效的原则设置临床和公共卫生等部门。临床部门重点可设全科医学科、内（儿）科、外科、妇产科、中医科、急诊科和医技科。公共卫生部门可内设预防、保健等科室。规模较小的卫生院也可按照业务相近、便于管理的原则设立综合性科室。具体设置由县级人民政府卫生行政部门根据批准的执业范围确定。

第十五条　按照公开、公平、竞争、择优的原则选聘乡镇卫生院院长。实行院长任期目标责任制管理。

第十六条　乡镇卫生院实行以聘用制度和岗位管理制度为重点的人事管理制度，公开招聘、竞聘上岗、按岗聘用、合同管理。新进人员实行公开招聘制度，并与乡镇卫生院签订聘用合同。优先聘用全科医生到乡镇卫生院服务。

第十七条　实行院务公开、民主管理。定期召开院周会、例会和职工大会，听取职工意见与建议。维护职工合法权益。

第十八条　加强医德医风建设，完善社会监督，严格遵守《医务人员医德规范及实施办法》。

第十九条　医务人员着装规范，主动、热情、周到、文明服务。服务标识规范、醒目，就医环境美化、绿化、整洁、温馨。

第五章　业务管理

第二十条　转变服务模式，以健康管理为中心，开展主动服务和上门服务，逐步组建全科医生团队，向当地居民提供连续性服务。

第二十一条　按照国家有关法律、行政法规和技术规范，建立健全并落实各项业务管理制度。

第二十二条　严格按照核准登记的诊疗科目开展诊疗活动。加强医疗质量控制和安全管理。规范医疗文书书写。

第二十三条　统筹协调辖区内公共卫生管理工作。规范公共卫生服务。及时、有效处置突发公共卫生事件。

第二十四条　实施国家基本药物制度。乡镇卫生院全部配备和使用国家基本药物并实行零差率销售。禁止从非法渠道购进药物。强化用药知识培训，保证临床用药合理、安全、有效、价廉。

第二十五条　落实医院感染预防与控制管理措施。加强消毒供应室、手术室、治疗室、产房、发热门诊、医院感染等医疗安全重点部门管理，依据《医疗废物管理条例》等进行医疗废物处理和污水、污物无害化处理。

第二十六条　卫生技术人员应当依法取得执业资格。包括全科医学在内的医疗、护理、公共卫生等卫生专业技术人员必须经卫生行政部门登记注册并在规定的范围内执业。临床医师的执业范围可注册同一类别3个专业，不得从事执业登记许可范围以外的诊疗活动。

第二十七条　建立健全在职卫生技术人员继续教育制度。在职卫生技术人员应当定期参加培训。新聘用的高校医学毕业生应当按照国家规定参加全科医生规范化培训。

第六章　财务管理

第二十八条　乡镇卫生院实行"统一领导、集中管理"的财务管理体制，财务活动在乡镇卫生院负责人的领导下，由财务部门统一管理。积极探索对乡镇卫生院实行财务集中管理体制。

第二十九条　年度收支预算由乡镇卫生院根据相关规定编制草案经县级人民政府卫生行政部门审核汇总后报财政部门核定。乡镇卫生院按照年初核定的预算，依法组织收入，严格控制乡镇卫生院支出。

第三十条　严格执行国家财务、会计和审计监督等相关法律法规制度。严禁设立账外账、"小金库"，以及出租、承包内部科室。

第三十一条　严格执行药品和医疗服务价格政策，向社会公示医疗服务收费标准和药品价格。

第三十二条　严格执行医疗保障制度相关政策。落实公示和告知制度。完善内部监督制约机制，杜绝骗取、套取医保资金行为。

第三十三条　建立健全物资采购、验收、入库、发放、报废制度；完善设备保管、使用、保养、维护制度。

第三十四条　乡镇卫生院不得举债建设，不得发生融资租赁行为。

第七章　绩效管理

第三十五条　县级人民政府卫生行政部门负责组织乡镇卫生院绩效考核工作。绩效考核主要包括县级人民政府卫生行政部门对乡镇卫生院的考核和乡镇卫生院对职工的考核。

第三十六条　县级人民政府卫生行政部门对乡镇卫生院实行包括行风建设、业务工作、内部管理和社会效益等为主要考核内容的综合目标管理。根据管理绩效、基本医疗和公共卫生服务的数量和质量、服务对象满意度、居民健康状况改善等指标对乡镇卫生院进行综合量化考核，并将考核结果与政府经费补助以及乡镇卫生院院长的年度考核和任免挂钩。

第三十七条　乡镇卫生院建立以岗位责任和绩效为基础、以服务数量和质量以及服务对象满意度为核心的工作人员考核和激励制度。根据专业技术、管理、工勤技能等岗位的不同特点，按照不同岗位所承担的职责、任务及创造的社会效益等情况对职工进行绩效考核，并将考核结果作为发放绩效工资、调整岗位、解聘续聘等的依据。在绩效工资分配中，坚持多劳多得、优绩优酬，重点向全科医生等关键岗位、业务骨干和作出突出贡献的工作人员倾斜，适当拉开收入差距。

第八章 附 则

第三十八条 对工作成绩突出的乡镇卫生院及其工作人员，根据国家有关规定给予表彰奖励。

第三十九条 对违反本办法的，依据相关法律法规和规章制度，予以严肃处理。

第四十条 各省级人民政府卫生行政部门应当根据本办法，制定实施细则。

第四十一条 本办法由卫生部会同国家发展和改革委员会、财政部、人力资源和社会保障部、农业部负责解释。

第四十二条 本办法自印发之日起施行。1978 年 12 月 1 日发布的《全国农村人民公社卫生院暂行条例（草案）》同时废止。

人力资源和社会保障部、财政部、卫生部
关于印发公共卫生与基层医疗卫生事业单位
实施绩效工资的指导意见的通知

2009 年 12 月 24 日　　　人社部发〔2009〕182 号

各省、自治区、直辖市人力资源社会保障（人事）厅（局）、财政厅（局）、卫生厅（局），新疆生产建设兵团人事局、财务局、卫生局，国务院各有关部委人事、财务部门：

经国务院同意，现将《关于公共卫生与基层医疗卫生事业单位实施绩效工资的指导意见》印发给你们，请认真贯彻执行。

公共卫生与基层医疗卫生事业单位实施绩效工资，是事业单位收入分配制度改革的重要内容，是贯彻落实深化医药卫生体制改革特别是实行基本药物制度的重要措施，充分体现了党中央、国务院对广大公共卫生与基层医疗卫生事业单位工作人员的关心，对于保障和改善卫生人员工资待遇，建立保障公平效率的长效激励机制，提高公共医疗卫生公益服务水平，促进公共卫生与基层医疗卫生事业发展，具有十分重要的意义。

公共卫生与基层医疗卫生事业单位实施绩效工资，涉及这些单位广大卫生人员的切身利益，社会关注，政策性强。地方各级人民政府人力资源社会保障、财政、卫生部门一定要高度重视，在当地党委和政府的领导下，周密部署，认真组织实施。要把公共卫生与基层医疗卫生事业单位实施绩效工资，同深化医药卫生体制改革特别是实行基本药物制度、加强队伍建设和事业单位编制、人事、财务管理等其他配套改革相结合，妥善处理各方面关系，切实研究解决好实施中出现的问题，遇到重大问题要及时向三部门报告。要有针对性地进行正面引导，认真做好政策解释和思想政治工作，确保这项工作平稳顺利进行。

附件：

关于公共卫生与基层医疗卫生事业
单位实施绩效工资的指导意见

根据《中共中央、国务院关于深化医药卫生体制改革的意见》（中发〔2009〕6 号），为推进公共卫生与基层医疗卫生事业单位收入分配制度改革，决定在公共卫生与基层医疗卫生事业单位实施绩效工资。现提出以下指导意见。

一、实施范围和时间

按国家规定执行事业单位岗位绩效工资制度的公共卫生与基层医疗卫生事业单位正式工作人员，从 2009 年 10 月 1 日起实施绩效工资。

二、清理核查津贴补贴

公共卫生与基层医疗卫生事业单位实施绩效工资与规范津贴补贴结合进行。全面清理核查在国家统一规定的津贴补贴外发放的津贴补贴和奖金，摸清收入来源、支出去向、账户情况和津贴补贴实际发放水平，坚决取消资金来源不合法、不合规的项目。清理核查工作，在各级党委、政府的领导下，由同级人力资源社会保障（人事，下同）和纪检监察、组织、财政、审计部门负责组织协调，公共卫生与基层医疗卫生事业单位主管部门具体实施。

三、绩效工资总量和水平的核定

（一）公共卫生与基层医疗卫生事业单位绩效工资总量由相当于单位工作人员上年度 12 月份基本工资的额度和规范后的津贴补贴构成。绩效工资水平由县级以上人民政府人力资源社会保障、财政部门按照与当地事业单位工作人员平均工资水平相衔接的原则核定，各地结合本地实际确定具体核定办法。

（二）县级以上人力资源社会保障、财政部门综合考虑单位类别、人员结构、岗位设置、事业发展、经费来源等因素，核定本级政府有关部门所属公共卫生与基层医疗卫生事业单位的绩效工资总量。在人力资源社会保障、财政部门核定的绩效工资总量内，单位主管部门核定所属公共卫生与基层医疗卫生事业单位的绩效工资总量，并报同级政府人力资源社会保障、财政部门备案。

（三）公共卫生与基层医疗卫生事业单位绩效工资总量核定后，原则上当年不作调整。确因机构、人员和工作任务发生重大变化等特殊情况需要调整的，须报同级人力资源社会保障、财政部门批准。

四、绩效工资分配

（一）绩效工资分为基础性绩效工资和奖励性绩效工资两部分。基础性绩效工资主要体现地区经济发展、物价水平、岗位职责等因素，在绩效工资中所占比重为60%～70%，一般按月发放。奖励性绩效工资主要体现工作量和实际贡献等因素，根据考核结果发放，可采取灵活多样的分配方式和办法。根据实际情况，在绩效工资中可设立岗位津贴和综合目标考核奖励等项目。

（二）充分发挥绩效工资分配的激励导向作用。卫生部门要制定绩效考核办法，加强对公共卫生与基层医疗卫生事业单位内部考核的指导。公共卫生与基层医疗卫生事业单位要完善内部考核制度，根据专业技术、管理、工勤等岗位的不同特点，实行分类考核。根据考核结果，在分配中坚持多劳多得，优绩优酬，重点向关键岗位、业务骨干和作出突出成绩的工作人员倾斜。其中，公共卫生事业单位内部绩效工资分配，应向承担疾病防治、突发公共卫生事件处置与救治、环境恶劣的现场（实验室）工作等任务的岗位倾斜；基层医疗卫生事业单位内部绩效工资分配，应向承担公共卫生服务和临床一线工作任务的岗位倾斜。

（三）公共卫生与基层医疗卫生事业单位制定绩效工资分配办法要充分发扬民主，广泛征求职工意见。分配办法由单位领导班子集体研究后，报单位主管部门批准，并在本单位公开。

（四）公共卫生与基层医疗卫生事业单位主要领导的绩效工资，在人力资源社会保障、财政部门核定的绩效工资总量范围内，由主管部门根据对主要领导的考核结果统筹考虑确定。单位主要领导与本单位工作人员的绩效工资水平，要保持合理的关系。

五、相关政策

（一）《中共中央、办公厅国务院办公厅转发〈中央纪委、中央组织部、监察部、财政部、人事部、审计署关于严肃纪律加强公务员工资管理的通知〉的通知》（厅字〔2005〕10号）下发前，公共卫生与基层医疗卫生事业单位发放的改革性补贴，除超过规定标准和范围发放的之外，暂时保留，不纳入绩效工资，另行规范。在规范办法出台前，一律不得出台新的改革性补贴项目、提高现有改革性补贴项目的标准和扩大发放范围。

（二）公共卫生与基层医疗卫生事业单位原工资构成中津贴比例按国家规定高出30%的部分（不含特殊岗位原工资构成比例提高部分），纳入单位绩效工资总量，按本单位绩效工资分配办法执行，不再另行发放。

（三）在实施绩效工资的同时，对公共卫生与基层医疗卫生事业单位离退休人员发放生活补贴。其中，离休人员的补贴水平按中央纪委、中央组织部、监察部、财政部、人力资源社会保障部、审计署《关于解决离休人员待遇有关问题的通知》（中纪发〔2008〕40号）精神执行；退休人员的补贴标准由县级以上人民政府人力资源社会保障、财政部门确定。绩效工资不作为计发离退休费的基数。

（四）实施绩效工资后，公共卫生与基层医疗卫生事业单位不得在核定的绩效工资总量外自行发放任何津贴补贴或奖金，不得突破核定的绩效工资总量，不得违反规定的程序和办法进行分配。对违反政策规定的，坚决予以纠正，并进行严肃处理。

六、经费保障与财务管理

（一）公共卫生事业单位实施绩效工资所需经费，纳入财政预算全额安排，按现行财政体制和单位隶属关系，分别由中央财政和地方财政负担。政府举办的基层医疗卫生事业单位实施绩效工资所需经费的补助，按医改政府卫生投入文件有关规定执行。县级财政要保障公共卫生与基层医疗卫生事业单位实施绩效工资所需经费，省级财政要强化责任，加强经费统筹力度，中央财政进一步加大转移支付力度，对中西部及东部部分财力薄弱地区公共卫生与基层医疗卫生事业单位实施绩效工资给予适当支持。

（二）规范公共卫生与基层医疗卫生事业单位财务管理和国有资产管理，专业公共卫生事业单位按照规定取得的收入，应上缴财政的要全部按照国库集中收缴制度规定及时足额上缴国库或财政专户。

（三）公共卫生与基层医疗卫生事业单位绩效工资经费应专款专用，按照《财政部关于印发〈行政事业单位工资和津贴补贴有关会计核算办法〉的通知》（财库〔2006〕48 号）规定，加强会计核算管理。绩效工资应以银行卡的形式发放，原则上不得发放现金。单位工会经费、集体福利费和其他专项经费要严格按照现行财务会计制度规定的开支范围使用和核算。

七、组织实施

（一）省级人民政府人力资源社会保障、财政、卫生部门按照本指导意见制定本行政区域内公共卫生与基层医疗卫生事业单位绩效工资的实施意见，报人力资源社会保障部、财政部、卫生部备案。市、县级人民政府人力资源社会保障、财政、卫生部门制定的具体实施办法，报上级人民政府人力资源社会保障、财政、卫生部门批准后实施。各级人口计生部门要按要求做好从事计划生育技术服务的公共卫生事业单位绩效工资实施工作。

（二）各地区、各有关部门要统筹公共卫生与基层医疗卫生事业单位实施绩效工资与卫生事业单位人事制度改革和加强卫生人才队伍建设等各项工作。要及时研究和妥善处理实施中出现的问题，确保绩效工资平稳实施。

（三）有关部门要密切配合，加强工作指导，建立健全有效的监督检查工作机制，严格把握政策和程序，指导和督促公共卫生与基层医疗卫生事业单位严格执行绩效工资的有关政策。

（四）本意见所指公共卫生事业单位，包括疾病预防控制、健康教育、妇幼保健、精神卫生、应急救治、采供血、卫生监督、计划生育技术服务等专业公共卫生机构。基层医疗卫生事业单位，包括乡镇卫生院和城市社区卫生服务机构。

卫生部办公厅
关于印发《社区卫生服务机构
绩效考核办法（试行）》的通知

2011 年 6 月 17 日　　　卫办妇社发〔2011〕83 号

各省、自治区、直辖市卫生厅局，新疆生产建设兵团卫生局：

为贯彻落实《中共中央、国务院关于深化医药卫生体制改革的意见》（中发〔2009〕6 号）和卫生部《关于卫生事业单位实施绩效考核的指导意见》（卫人发〔2010〕98 号）等文件精神，加强对社区卫生服务机构的规范管理，经商国家中医药管理局，我部研究制定了《社区卫生服务机构绩效考核办法（试行）》。现印发给你们，请遵照执行。

附件：

社区卫生服务机构绩效考核办法（试行）

第一章　总　则

第一条　为规范社区卫生服务机构管理，完善服务功能，充分调动工作人员积极性，提高服务质量和工作效率，体现社区卫生服务公益性质，切实使群众受益，依据《中共中央、国务院关于深化医药卫生体制改革的意见》、《国务院关于印发医药卫生体制改革近期重点实施方案（2009—2011年）》和《卫生部关于卫生事业单位实施绩效考核的指导意见》，制定本办法。

第二条　社区卫生服务机构绩效考核是指卫生行政部门依据绩效考核指标体系，运用科学适宜的方法，对社区卫生服务机构的运行管理、功能实现、服务模式和服务效果等进行客观、公正的综合评价。

　　第三条　本办法考核对象为卫生行政部门登记注册的社区卫生服务中心和社区卫生服务站。实行一体化管理的社区卫生服务中心和社区卫生服务站作为整体接受考核。

　　第四条　考核原则：

　　（一）科学、规范、有序。科学制订社区卫生服务机构绩效考核内容及标准，规范绩效考核工作流程与方法，有序开展考核工作。

　　（二）公平、公正、公开。不同举办主体的社区卫生服务机构平等参与考核。统一考核内容、标准与方法，公开考核结果，接受社会监督。

　　（三）简便、适宜、高效。简化考核程序，将日常考核与年终考核相结合，采用适宜方法，提高工作效率。

　　（四）激励、促进、有效。发挥考核作用，奖励先进、改进不足，调动工作人员积极性，促进机构持续、健康发展，保证群众受益。

　　第五条　地方各级卫生行政部门要加强对社区卫生工作领导，积极协调相关政府部门，完善和落实社区卫生服务相关政策，加强对社区卫生服务机构的监督管理，保障社区卫生服务机构正常运转，为绩效考核提供条件。

第二章　考核内容与方法

　　第六条　考核内容：

　　（一）机构管理，包括机构环境、人力资源管理、财务资产管理、药品管理、文化建设、信息管理和服务模式等。

　　（二）公共卫生服务，包括居民健康档案管理、健康教育、预防接种，妇女、儿童和老年人健康管理，高血压、2型糖尿病和重性精神疾病患者管理，传染病和突发公共卫生事件报告和处理、卫生监督协管，计划生育技术指导等。

　　（三）基本医疗服务，包括医疗工作效率、医疗质量、合理用药、医疗费用、康复服务等。

　　（四）中医药服务，包括中医治未病、中医医疗服务。

　　（五）满意度，包括服务对象和卫生技术人员满意度。

　　第七条　考核指标体系：

（一）遵循科学性、重要性和可获得性原则制订绩效考核指标体系。

（二）考核指标分为一级指标、二级指标和三级指标，明确考核指标内容、权重、标准以及评分办法。

（三）地方卫生行政部门可对指标体系进行适当调整，并根据当地实际情况确定指标标准及评分办法。

（四）社区卫生服务站的考核指标体系由地方卫生行政部门根据当地实际情况进行调整。

第八条 考核方式方法：

采取日常考核与年终考核相结合、定性考核与定量考核相结合、内部考核与外部考核相结合、综合考核与专业考核相结合方式，通过现场查看、资料查阅、现场访谈与问卷调查等方法进行考核。

第三章 组织实施

第九条 考核主体：

（一）区（市、县）级卫生行政部门会同有关部门组织本辖区所有社区卫生服务机构的绩效考核。

（二）设区的市级卫生行政部门对区（市、县）考核结果抽取一定比例进行复核或组织统一考核。

（三）卫生部和国家中医药管理局、省级卫生行政部门和中医药管理部门对社区卫生服务机构绩效考核工作进行督导检查。

第十条 考核组织：

（一）设区的市、区（市、县）级卫生行政部门应当成立社区卫生服务机构绩效考核领导小组，负责绩效考核工作的领导与组织协调。

（二）成立绩效考核工作组，成员可由政府相关部门、医疗卫生机构、专业公共卫生机构、行业组织及社区居民代表等组成。

（三）鼓励有条件的地区委托第三方开展社区卫生服务机构绩效考核。

（四）原则上考核周期为一年。

第十一条 考核程序：

（一）组织准备。确定考核实施机构和考核人员，明确考核程序和工作安排。如委托第三方实施考核，应当签订相关协议。

（二）具体实施。制订考核方案，考核工作组根据方案对社区卫生服务机构进行考核，并将考核结果上报绩效考核领导小组。

（三）公示公布。绩效考核领导小组将考核结果以适当形式公示公布。

（四）沟通反馈。领导小组对被考核机构取得的成绩和存在的问题进行反馈，提出改进建议。

第十二条　考核工作要求：

（一）卫生行政部门要保证绩效考核工作经费，用于绩效考核组织与实施。

（二）建立绩效考核制度。制订本地社区卫生服务机构绩效考核办法，明确考核主体、考核内容和标准、考核程序和方法以及考核结果应用，完善绩效考核结果反馈机制。

（三）建立绩效考核责任制，明确考核相关人员职责和纪律要求，考核过程中尽可能不影响被考核机构业务的正常开展。

（四）被考核机构确保提供信息真实、准确，积极配合绩效考核工作。

第四章　结果应用

第十三条　绩效考核结果分为优秀、合格、不合格三个等次，各地根据实际情况自行确定各个等级的绩效分值。考核结果作为社区卫生服务机构资金拨付和负责人聘任的重要依据。对考核成绩优秀的社区卫生服务机构予以表彰或奖励；对考核成绩不合格的要求限期整改，整改后仍不合格的给予警告直至取消机构资格。

第十四条　社区卫生服务机构应当结合本办法建立和完善内部绩效考核制度，根据不同岗位职责和要求对工作人员实施分类考核，将考核结果作为工作人员绩效工资及人员聘用的重要依据。

第十五条　根据考核结果，总结推广先进经验，整改存在问题，调整考核指标体系，完善和规范日常管理，提高机构服务质量和效率。

第五章　附　则

第十六条　本办法由卫生部负责解释。

第十七条　地方各级卫生行政部门根据本办法制订本地区社区卫生服务机构绩效考核具体实施方案。

第十八条　本办法自发布之日后 30 日起施行。

国务院办公厅转发财政部
关于深化收支两条线改革
进一步加强财政管理意见的通知

2001 年 12 月 15 日　　国办发〔2001〕93 号

各省、自治区、直辖市人民政府，国务院各部委、各直属机构：

财政部《关于深化收支两条线改革进一步加强财政管理的意见》已经国务院同意，现转发给你们，请认真贯彻执行。

附件：

财政部
关于深化收支两条线改革进一步加强财政管理意见

党的十五届六中全会通过的《中共中央关于加强和改进党的作风建设的决定》明确提出，要"推行和完善部门预算、国库集中收付、政府采购、招投标等制度"。"强化预算管理和审计监督，经费按预算支出，不得随意追加。加强财政专户管理，逐步实行预算内外资金统管的财政综合预算。清理和取消'小金库'，严禁设立账外账"。"执收执罚部门都要严格执行收支两条制度"。从制度上、源头上治理腐败，加强和改进党的作风建设。为了认真贯彻这一精神，从根本上解决预算外资金管理中存在的突出问题，我部在反复研究并征求有关部门意见的基础上，对深化收支两条线改革，进一步加强财政管理提出以下意见。

一、目前预算外资金管理的有关情况

近年来，各地区、各部门按照国务院和中纪委的有关规定，不断推进和

加强政府收费和罚没收入"收支两条线"的管理工作，财政部先后会同有关部门制定了一系列收费和罚没收入"收支两条线"管理以及银行账户管理等方面的规定。

罚没收入和相当一部分收费收入已纳入预算管理，对绝大部分预算外资金实行了财政专户管理。当前存在的主要问题是：上缴的收费和罚没收入与执收单位的支出安排仍存在挂钩现象；部门预算未将执收单位预算内外资金统筹安排；中央本级大部分收费仍由单位自收自缴，没有实行收缴分离；执收单位预算外资金使用仍不够规范、合理等，从而导致部门之间行政开支、职工收入水平差距较大，收费和罚没收入中乱收、乱罚、截留、挪用现象比较突出，群众意见较大，影响了党和政府的形象。

二、深化"收支两条线"改革的意见

深化"收支两条线"改革需要做好三个方面的工作：一是要将各部门的预算外收入全部纳入财政专户管理，有条件的纳入预算管理，任何部门不得"坐收"、"坐支"。二是部门预算要全面反映部门及所属单位预算内外资金收支状况，提高各部门支出的透明度。同时，财政部门要合理核定支出标准，并按标准足额供给经费。三是要根据新的情况，修订、完善有关法规和规章制度，使"收支两条线"管理工作法制化、制度化、规范化。

（一）对中央部门区分不同情况，分别采取将预算外资金纳入预算管理或实行收支脱钩管理等办法

1. 抓好基础工作，继续清理整顿现行收费。在进一步清理整顿的基础上，陆续公布取消不合法、不合理的收费项目；将部分不体现政府行为的行政事业性收费为经营服务性收费并依法征税。同时，加强对收费的财政审批管理和监督检查，规范收费行为。

2. 将公安部、最高人民法院、海关总署、工商总局、环保总局 5 个行政执行部门按规定收取的预算外收入（不含所属院校的收费，下同。见附件 1）全部纳入预算，全额上缴中央国库；其支出由财政部按该部门履行职能的需要核定，确保经费供给。

3. 对国家质检总局、外经贸部、证监会、保监会等 28 个中央部门的预算外资金（见附件 2），实行收支脱钩管理。其预算外收入缴入财政专户，

财政部按核定的综合定额标准，统筹安排年度财政支出，编制综合财政预算。

4. 改变国税系统、海关系统按收入比例提取经费的办法，实行"预算制"。从 2002 年起，按照部门预算的统一要求核定经费支出。

5. 为了保证试点单位的支出需要，对上述实行预算外收入纳入预算管理和收支脱钩试点的部门，按适当的比例核定部门机动经费，由部门按规定使用。

6. 其他有预算外收入的部门，暂维持现行管理方式，但要进一步强化预算外收支管理，今后将根据改革的进展情况研究制定规范的管理办法。

（二）从 2002 年开始，在编制部门预算时，中央级行政事业单位要编制基本支出预算、项目预算以及政府采购预算

1. 对中央级行政单位和依照国家公务员制度管理的一级事业单位所开支的行政性收费，以及具备试行定员定额管理条件的事业单位开支的事业费，要按定员定额管理方式编制基本支出预算。

2. 所有编制基本支出预算的单位，要同时编制项目预算。项目支出预算要在对申报项目进行充分的可行性论证和严格审核的基础上，按照轻重缓急进行项目排序，并结合当年财务状况，优先安排急需、可行的项目。对财政预算安排的项目，其他实施过程及完成结果要进行绩效考评，追踪问效。

3. 所有编制项目预算的单位，都要正式编制政府采购预算，财政部在批复其部门预算时一并批复。

（三）改革预算外资金收缴制度，实行收缴分离

从 2002 年开始，按照财政国库管理制度改革方案的要求，对中央单位现行的预算外资金收缴制度进行改革，实行收缴分离。

1. 取消现行各执收单位开设的各类预算外资金外资金账户，改由财政部门按执收单位分别开设预算外资金财政汇缴专户，从根本上避免资金的截留、挤占、挪用和坐收坐支。该账户只能用于预算外收入收缴，不得用于执收单位的支出。应缴纳有关收费的单位或个人，根据执行单位发出的缴款通知，直接将收入缴入指定的预算外资金财政汇缴专户。暂时难以直接缴入财政汇缴专户的少量零星收入和当场执收的收入（如工本费等），可先由缴款

单位和个人直接缴给执行单位，再由执行单位及时将收入缴入预算外资金财政汇缴专户。同时，取消原对一些单位实行的预算外收入按一定比例留用、不上缴财政专户的管理办法。

2. 对预算外资金汇缴专户实行零余额管理。预算外资金财政汇缴专户的收缴清算业务，由财政部门按规定程序委托代理银行办理。每日由代理银行通过资金汇划清算系统将缴入预算外资金财政汇缴专户的资金，全部划转到预算外资金财政专户，实行零余额管理。同时，代理银行根据财政部门的规定，按照与财政部门签订的委托代理协议的要求，对收缴的收入按部门进行分账核算，并及时向执收单位及其主管部门、财政部门反馈有关信息。

预算外资金收入收缴制度改革是实施财政收入收缴制度改革的第一步。今后，还将对纳入预算管理的其他非税收收入和税收收入收缴制度实施改革。

（四）促进地方加大"收支两条线"改革力度

从总体上看，地方都在大力推进"收支两条线"的改革工作，但地区之间不平衡。为了进一步促进地方加强"收支两条线"管理，从 2002 年起，地方公安、法院、工商、环保、计划生育等执行收执罚部门的预算外收费收入要全部上缴地方国库，纳入预算管理。地方其他行政事业单位收费一律纳入财政专户管理。在收缴制度上，继续推行和完善收费、罚没收入实行"单位开票、银行代理、财政统管"的征管体制。同时，地方要加快部门预算的改革步伐。2002 年省级财政都要对公安、法院、工商、环保、计划生育等部门实行部门预算，并尽可能扩大省级实行部门预算的范围；地（市）级财政也要对上述部门实行部门预算，并为扩大部门预算改革范围做好准备；有条件的地区还可以在县级财政进行部门预算改革试点。2003 年省级财政对全部行政单位都要实行部门预算，省以下单位实行部门预算的范围要进一步扩大。

三、推进上述改革需要注意解决的几个问题

对实行规范的"收支两条线"管理可能遇到的有关问题，采取以下措施妥善解决：

（一）关于各单位津贴补助水平问题。目前，各部门为了解决本单位福利待遇问题，在国家统一规定的工资之外，还发放了数额不等的津贴。这些津贴补助所需资金有的来自预算外收入，有的来自机关服务中心或从下属单位集中的资金。改革后，由于这部分津贴失去部分资金来源，可能要影响到部分单位的津贴补助水平。对此，应通过建立规范的津贴制度解决。考虑到2002年部门预算已经开始编制，为在2002年部门预算中体现深化"收支两条线"改革的要求，先采取以下过渡办法：请各部门如实报送上年发放津贴补助的数额及资金来源，在核定的基础上，对其中用预算外资金安排的部分，由财政在部门预算中予以安排；用其他资金来源安排的部分可暂维持原渠道。采取上述办法后。各部门不得再从预算外资金中另行安排相应的支出。

（二）关于差旅费等公用经费问题。过去财政核定的差旅费等公用经费标准偏低，是造成各部门行政经费紧张的重要原因之一，相当一部分用预算外资金或向下转移等办法弥补差旅费、会议费、接待费等公用经费的不足。对此，财政部已经在2001年进行定员定额试点时，较大幅度提高了行政单位的支出定额，在编制2002年部门预算时，财政部将进一步提高支出定额，逐步使行政经费预算能够基本符合行政单位行使职能的实际支出需要，杜绝部门乱拉、挪用其他资金弥补行政支出的问题。在提高行政单位支出定额的同时，财政部要积极会同有关部门抓紧研究修改差旅费等公用经费开支标准。

（三）关于公费医疗经费超支问题。目前一些部门公费医疗经费超支严重，许多部门使用预算外收入弥补公费医疗经费不足。由于2002年中央、国家机关和事业单位将按属地化的原则参加北京市的公费医疗制度改革，单位缴付的基本医疗保险费和公务员的医疗补助经费由财政列入当年财政预算予以保证，并实行专款专用、单独建账、单独管理，因此不会再出现公费医疗经费超支的情况。对于以前年度积累下来的公费医疗超支经费，财政部将会同有关部门尽快研究解决办法。

（四）关于事业单位改革问题。中央事业单位的预算外资金规模较大，加强这部分预算外资金的管理，需要与事业单位改革结合起来。我们将根据事业单位改革的进展情况，提出事业单位预算外资金管理改革的措施。

（五）关于一些单位支出水平过高的问题。目前有些单位因情况特殊和历史原因，人员经费、日常公用经费水平很高，又缺乏相应的开支标准，实行收支脱钩管理后，支出核定亟须制订相应的标准。为保证 2002 年部门预算及时编制，对有关单位暂维持其现有的开支水平。同时，由财政部会同有关部门抓紧研究制订这些单位的经费开支标准，待国务院批准后，从 2003 年起改按新的开支标准核定支出。

（六）关于超编人员的经费处理问题。目前，一些部门，尤其是地方部门的超编人员经费主要通过预算外资金解决，深化"收支两条线"改革后，各项收费全部纳入预算上缴国库，支出由财政根据职能需要重新核定，超编人员经费将失去来源。在国务院有关部门研究提出妥善解决人员超编问题的办法之前，可采取过渡办法，即在一定时间内财政只安排超编人员的个人经费，不再安排公用经费。

（七）关于可能出现上缴收入下降问题。实行收支脱钩以后，如果管理工作跟不上，一些部门和相关人员可能出现应收不收、应罚不罚，弱化执法力度问题，也会加大中央和地方财政的支出压力。对此，有关部门要切实贯彻《违反行政事业性收费和罚没收入收支两条线管理规定行政处分暂行规定》（国务院令第 281 号），加强监督检查，对不履行职责，应收不收，应罚不罚的有关责任人员，要予以严肃查处，并选择典型案例予以曝光，确保预算外资金的依法收缴和清算。

（八）关于严肃财经纪律问题。深化"收支两条线"改革后，各部门必须严格执行国务院有关规定，将罚没收入、行政性收费和预算外收入，及时足额地缴入国库或预算外资金财政专户，严禁转移、截留资金，严禁私设过渡性收入账户滞留不缴，严禁挪用、坐支，严禁私分或擅自用于职工福利，严禁将执收执罚权力擅自下放给所属事业单位。违反上述规定的，监察部门要严肃时追究有关部门主要领导和相关人员的责任，给予必要的政纪处分。触犯刑律的，要追究刑事责任。

深化"收支两条线"改革是一项复杂的工作。财政部要切实转变工作作风。从讲政治、顾大局、反腐败的高度认识这项改革的重大意义，增强改革意识、服务意识和保障意识。该保证的经费要足额安排，该拨付的资金要及时拨付，确保预算单位行使职能不受影响。要充分考虑改革单位的实际情况，实事求是地合理核定收支规模与支出标准。2002 年中央和地方预算安排都要留有余地，确保如出现收入下降时能保证必需的支出。

　　附件：1. 预算外资金纳入预算管理部门及预算外收入项目表

　　　　　2. 预算外资金实行收支脱钩管理部门及预算外收入项目表

附件1：预算外资金纳入预算管理部门及预算外收入项目表

	部门名称	预算外收入项目
1	公安部	消防产品质量认证收费
2	最高人民法院	诉讼费
3	海关总署	车辆超时占用验场费，报关员培训考试发证费，货物行李物品保管费，验车费
4	环保总局	环境监测服务费，核设施环境影响报告审评费，化学品进口登记费，利用外资项目管理费
5	工商总局	经济合同示范文本工本费
6	外交部	驻外使馆公证翻译费，代办外国签证费，代发电报收费，其他预算外收入
7	外经贸部	机电产品进口证明工本费，政府性基金（援外合资合作基金、对外工程保函基金）
8	国土资源部	饮用天然矿泉水生产审评费，地质成果资料有偿使用费，地质勘察报告审批费，探矿权、采矿权使用费和价款，大型精密仪器协作共用费
9	人事部	高级公务员培训费，价格鉴定师执业资格考试考务费，经济员资格考试报名考务费，人才流动服务费，职称外语等级考试合格证书工本费，注册城市规划师资格考试考务费，专业技术资格证书工本费，机关事业单位工人技术岗位证书费，国际商务师考务费，执业药师考务费，监理工程师考务费，造价工程师考务费，注册税务师考务费，企业法律顾问考务费，资产评估师考务费
10	测绘局	测绘成果成图资料收费，测绘产品质量监检费，测绘仪器检测收费，测绘工作证、资格证工本费，主管部门集中的收入
11	民航总局	其他预算外收入
12	中国贸促会	货物原产地证明书费，认证费，仲裁费，涉外经贸调解费，ATA 单证册收费
13	药品监管局	药品检验费，麻醉药品、精神药物进出口许可证费，特殊化学品出口许可证费
14	劳动保障部	主管部门集中收入

续表

	部门名称	预算外收入项目
10	国防科工委	核应急准备基金
15	中直机关事务管理局	明传电报收费，商用密码产品科研、生产单位证估费，商用密码产品特许销售年费
16	海洋局	海洋废弃物倾倒费
17	文化部	其他预算外收入
18	建设部	城市规划设计证书收费
19	国管局	培训费，考试费，会计证工本费
20	档案局	档案收费，科学技术档案信息资源收费
21	统计局	统计专业职称资格考试报名费，统计人员岗位培训费
22	中国对外友好协会	其他预算外收入

注：各部门预算外收入均未包括其高校、中专的院校收费。

附件2：预算外资金实行收支脱钩管理部门及预算外收入项目表

	部门名称	预算外收入项目
19	铁道部	罐车安全生产许可证费
20	人民银行	贷款收费
21	知识产权局	专利代理人资格考试报名考务费，知识产权培训中心办学经费
22	中央党校	其他预算外收入
23	行政学院	培训费
24	武警消防局	消防产品生产许可证费，消防产品质量认证费
25	外文出版发行事业局	主管部门集中收入
26	质检总局	条形码服务费，统一代码标识证书费，计量器具检定收费，仲裁检定费，新产品定型检定费，计量检定费，定级鉴定费，制造、修理计量器具许可证费，棉花监督检验收费，棉花检验师资格考试收费，产品质量监督检验费，计量器具型式合格证书费，锅炉压力容器、管道及特许设备制造许可证费，生产许可证收费，进出口商品检验鉴定费，进出境动植物检疫费，国境卫生检疫费，进口食品卫生检验费
27	证监会	证券、期货市场监管费，报名考试费，证券、期货从业人员资格证书工本费。

中华人民共和国会计法

　　1985 年 1 月 21 日第六届全国人民代表大会常务委员会第九次会议通过，根据 1993 年 12 月 29 日第八届全国人民代表大会常务委员会第五次会议《关于修改〈中华人民共和国会计法〉的决定》修正，1999 年 10 月 31 日第九届全国人民代表大会常务委员会第十二次会议修订，自 2000 年 7 月 1 日起施行。

目　录

第一章　总　则

　　第一条　为了规范会计行为，保证会计资料真实、完整，加强经济管理和财务管理，提高经济效益，维护社会主义市场经济秩序，制定本法。

　　第二条　国家机关、社会团体、公司、企业、事业单位和其他组织（以下统称单位）必须依照本法办理会计事务。

　　第三条　各单位必须依法设置会计账簿，并保证其真实、完整。

　　第四条　单位负责人对本单位的会计工作和会计资料的真实性、完整性负责。

　　第五条　会计机构、会计人员依照本法规定进行会计核算，实行会计监督。任何单位或者个人不得以任何方式授意、指使、强令会计机构、会计人员伪造、变造会计凭证、会计账簿和其他会计资料，提供虚假财务会计报告。任何单位或者个人不得对依法履行职责、抵制违反本法规定行为的会计人员实行打击报复。

第六条　对认真执行本法，忠于职守，坚持原则，做出显著成绩的会计人员，给予精神的或者物质的奖励。

第七条　国务院财政部门主管全国的会计工作。

县级以上地方各级人民政府财政部门管理本行政区域内的会计工作。

第八条　国家实行统一的会计制度。国家统一的会计制度由国务院财政部门根据本法制定并公布。

国务院有关部门可以依照本法和国家统一的会计制度制定对会计核算和会计监督有特殊要求的行业实施国家统一的会计制度的具体办法或者补充规定，报国务院财政部门审核批准。

中国人民解放军总后勤部可以依照本法和国家统一的会计制度制定军队实施国家统一的会计制度的具体办法，报国务院财政部门备案。

第二章　会计核算

第九条　各单位必须根据实际发生的经济业务事项进行会计核算，填制会计凭证，登记会计账簿，编制财务会计报告。

任何单位不得以虚假的经济业务事项或者资料进行会计核算。

第十条　下列经济业务事项，应当办理会计手续，进行会计核算：

（一）款项和有价证券的收付；

（二）财物的收发、增减和使用；

（三）债权债务的发生和结算；

（四）资本、基金的增减；

（五）收入、支出、费用、成本的计算；

（六）财务成果的计算和处理；

（七）需要办理会计手续、进行会计核算的其他事项。

第十一条　会计年度自公历 1 月 1 日起至 12 月 31 日止。

第十二条　会计核算以人民币为记账本位币。

业务收支以人民币以外的货币为主的单位，可以选定其中一种货币作为记账本位币，但是编报的财务会计报告应当折算为人民币。

第十三条　会计凭证、会计账簿、财务会计报告和其他会计资料，必须符合国家统一的会计制度的规定。

使用电子计算机进行会计核算的，其软件及其生成的会计凭证、会计账簿、财务会计报告和其他会计资料，也必须符合国家统一的会计制度的规定。

任何单位和个人不得伪造、变造会计凭证、会计账簿及其他会计资料，不得提供虚假的财务会计报告。

第十四条　会计凭证包括原始凭证和记账凭证。

办理本法第十条所列的经济业务事项，必须填制或者取得原始凭证并及时送交会计机构。

会计机构、会计人员必须按照国家统一的会计制度的规定对原始凭证进行审核，对不真实、不合法的原始凭证有权不予接受，并向单位负责人报告；对记载不准确、不完整的原始凭证予以退回，并要求按照国家统一的会计制度的规定更正、补充。

原始凭证记载的各项内容均不得涂改；原始凭证有错误的，应当由出具单位重开或者更正，更正处应当加盖出具单位印章。原始凭证金额有错误的，应当由出具单位重开，不得在原始凭证上更正。

记账凭证应当根据经过审核的原始凭证及有关资料编制。

第十五条　会计账簿登记，必须以经过审核的会计凭证为依据，并符合有关法律、行政法规和国家统一的会计制度的规定。会计账簿包括总账、明细账、日记账和其他辅助性账簿。

会计账簿应当按照连续编号的页码顺序登记。会计账簿记录发生错误或者隔页、缺号、跳行的，应当按照国家统一的会计制度规定的方法更正，并由会计人员和会计机构负责人（会计主管人员）在更正处盖章。

使用电子计算机进行会计核算的，其会计账簿的登记、更正，应当符合国家统一的会计制度的规定。

第十六条 各单位发生的各项经济业务事项应当在依法设置的会计账簿上统一登记、核算，不得违反本法和国家统一的会计制度的规定私设会计账簿登记、核算。

第十七条 各单位应当定期将会计账簿记录与实物、款项及有关资料相互核对，保证会计账簿记录与实物及款项的实有数额相符、会计账簿记录与会计凭证的有关内容相符、会计账簿之间相对应的记录相符、会计账簿记录与会计报表的有关内容相符。

第十八条 各单位采用的会计处理方法，前后各期应当一致，不得随意变更；确有必要变更的，应当按照国家统一的会计制度的规定变更，并将变更的原因、情况及影响在财务会计报告中说明。

第十九条 单位提供的担保、未决诉讼等或有事项，应当按照国家统一的会计制度的规定，在财务会计报告中予以说明。

第二十条 财务会计报告应当根据经过审核的会计账簿记录和有关资料编制，并符合本法和国家统一的会计制度关于财务会计报告的编制要求、提供对象和提供期限的规定；其他法律、行政法规另有规定的，从其规定。

财务会计报告由会计报表、会计报表附注和财务情况说明书组成。向不同的会计资料使用者提供的财务会计报告，其编制依据应当一致。有关法律、行政法规规定会计报表、会计报表附注和财务情况说明书须经注册会计师审计的，注册会计师及其所在的会计师事务所出具的审计报告应当随同财务会计报告一并提供。

第二十一条 财务会计报告应当由单位负责人和主管会计工作的负责人、会计机构负责人（会计主管人员）签名并盖章；设置总会计师的单位，还须由总会计师签名并盖章。

单位负责人应当保证财务会计报告真实、完整。

第二十二条 会计记录的文字应当使用中文。在民族自治地方，会计记录可以同时使用当地通用的一种民族文字。在中华人民共和国境内的外商投资企业、外国企业和其他外国组织的会计记录可以同时使用一种外国文字。

第二十三条 各单位对会计凭证、会计账簿、财务会计报告和其他会计资料应当建立档案，妥善保管。会计档案的保管期限和销毁办法，由国务院财政部门会同有关部门制定。

第三章　公司、企业会计核算的特别规定

第二十四条　公司、企业进行会计核算，除应当遵守本法第二章的规定外，还应当遵守本章规定。

第二十五条　公司、企业必须根据实际发生的经济业务事项，按照国家统一的会计制度的规定确认、计量和记录资产、负债、所有者权益、收入、费用、成本和利润。

第二十六条　公司、企业进行会计核算不得有下列行为：

（一）随意改变资产、负债、所有者权益的确认标准或者计量方法，虚列、多列、不列或者少列资产、负债、所有者权益；

（二）虚列或者隐瞒收入，推迟或者提前确认收入；

（三）随意改变费用、成本的确认标准或者计量方法，虚列、多列、不列或者少列费用、成本；

（四）随意调整利润的计算、分配方法，编造虚假利润或者隐瞒利润；

（五）违反国家统一的会计制度规定的其他行为。

第四章　会计监督

第二十七条　各单位应当建立、健全本单位内部会计监督制度。单位内部会计监督制度应当符合下列要求：

（一）记账人员与经济业务事项和会计事项的审批人员、经办人员、财物保管人员的职责权限应当明确，并相互分离、相互制约；

（二）重大对外投资、资产处置、资金调度和其他重要经济业务事项的决策和执行的相互监督、相互制约程序应当明确；

（三）财产清查的范围、期限和组织程序应当明确；

（四）对会计资料定期进行内部审计的办法和程序应当明确。

第二十八条　单位负责人应当保证会计机构、会计人员依法履行职责，不得授意、指使、强令会计机构、会计人员违法办理会计事项。

会计机构、会计人员对违反本法和国家统一的会计制度规定的会计事

项，有权拒绝办理或者按照职权予以纠正。

第二十九条　会计机构、会计人员发现会计账簿记录与实物、款项及有关资料不相符的，按照国家统一的会计制度的规定有权自行处理的，应当及时处理；无权处理的，应当立即向单位负责人报告，请求查明原因，作出处理。

第三十条　任何单位和个人对违反本法和国家统一的会计制度规定的行为，有权检举。收到检举的部门有权处理的，应当依法按照职责分工及时处理；无权处理的，应当及时移送有权处理的部门处理。收到检举的部门、负责处理的部门应当为检举人保密，不得将检举人姓名和检举材料转给被检举单位和被检举人个人。

第三十一条　有关法律、行政法规规定，须经注册会计师进行审计的单位，应当向受委托的会计师事务所如实提供会计凭证、会计账簿、财务会计报告和其他会计资料以及有关情况。

任何单位或者个人不得以任何方式要求或者示意注册会计师及其所在的会计师事务所出具不实或者不当的审计报告。

财政部门有权对会计师事务所出具审计报告的程序和内容进行监督。

第三十二条　财政部门对各单位的下列情况实施监督：

（一）是否依法设置会计账簿；

（二）会计凭证、会计账簿、财务会计报告和其他会计资料是否真实、完整；

（三）会计核算是否符合本法和国家统一的会计制度的规定；

（四）从事会计工作的人员是否具备从业资格。

在对前款第（二）项所列事项实施监督，发现重大违法嫌疑时，国务院财政部门及其派出机构可以向与被监督单位有经济业务往来的单位和被监督单位开立账户的金融机构查询有关情况，有关单位和金融机构应当给予支持。

第三十三条　财政、审计、税务、人民银行、证券监管、保险监管等部门应当依照有关法律、行政法规规定的职责，对有关单位的会计资料实施监督检查。

　　前款所列监督检查部门对有关单位的会计资料依法实施监督检查后，应当出具检查结论。有关监督检查部门已经作出的检查结论能够满足其他监督检查部门履行本部门职责需要的，其他监督检查部门应当加以利用，避免重复查账。

　　第三十四条　依法对有关单位的会计资料实施监督检查的部门及其工作人员对在监督检查中知悉的国家秘密和商业秘密负有保密义务。

　　第三十五条　各单位必须依照有关法律、行政法规的规定，接受有关监督检查部门依法实施的监督检查，如实提供会计凭证、会计账簿、财务会计报告和其他会计资料以及有关情况，不得拒绝、隐匿、谎报。

第五章　会计机构和会计人员

　　第三十六条　各单位应当根据会计业务的需要，设置会计机构，或者在有关机构中设置会计人员并指定会计主管人员；不具备设置条件的，应当委托经批准设立从事会计代理记账业务的中介机构代理记账。

　　国有的和国有资产占控股地位或者主导地位的大、中型企业必须设置总会计师。总会计师的任职资格、任免程序、职责权限由国务院规定。

　　第三十七条　会计机构内部应当建立稽核制度。

　　出纳人员不得兼任稽核、会计档案保管和收入、支出、费用、债权债务账目的登记工作。

　　第三十八条　从事会计工作的人员，必须取得会计从业资格证书。

　　担任单位会计机构负责人（会计主管人员）的，除取得会计从业资格证书外，还应当具备会计师以上专业技术职务资格或者从事会计工作三年以上经历。

　　会计人员从业资格管理办法由国务院财政部门规定。

　　第三十九条　会计人员应当遵守职业道德，提高业务素质。对会计人员的教育和培训工作应当加强。

　　第四十条　因有提供虚假财务会计报告，做假账，隐匿或者故意销毁会计凭证、会计账簿、财务会计报告，贪污，挪用公款，职务侵占等与会计职务有关的违法行为被依法追究刑事责任的人员，不得取得或者重新取得会计从业资格证书。

除前款规定的人员外，因违法违纪行为被吊销会计从业资格证书的人员，自被吊销会计从业资格证书之日起五年内，不得重新取得会计从业资格证书。

第四十一条　会计人员调动工作或者离职，必须与接管人员办清交接手续。

一般会计人员办理交接手续，由会计机构负责人（会计主管人员）监交；会计机构负责人（会计主管人员）办理交接手续，由单位负责人监交，必要时主管单位可以派人会同监交。

第六章　法律责任

第四十二条　违反本法规定，有下列行为之一的，由县级以上人民政府财政部门责令限期改正，可以对单位并处三千元以上五万元以下的罚款；对其直接负责的主管人员和其他直接责任人员，可以处二千元以上二万元以下的罚款；属于国家工作人员的，还应当由其所在单位或者有关单位依法给予行政处分：

（一）不依法设置会计账簿的；

（二）私设会计账簿的；

（三）未按照规定填制、取得原始凭证或者填制、取得的原始凭证不符合规定的；

（四）以未经审核的会计凭证为依据登记会计账簿或者登记会计账簿不符合规定的；

（五）随意变更会计处理方法的；

（六）向不同的会计资料使用者提供的财务会计报告编制依据不一致的；

（七）未按照规定使用会计记录文字或者记账本位币的；

（八）未按照规定保管会计资料，致使会计资料毁损、灭失的；

（九）未按照规定建立并实施单位内部会计监督制度或者拒绝依法实施的监督或者不如实提供有关会计资料及有关情况的；

（十）任用会计人员不符合本法规定的。

有前款所列行为之一，构成犯罪的，依法追究刑事责任。

会计人员有第一款所列行为之一，情节严重的，由县级以上人民政府财政部门吊销会计从业资格证书。

有关法律对第一款所列行为的处罚另有规定的，依照有关法律的规定办理。

第四十三条　伪造、变造会计凭证、会计账簿，编制虚假财务会计报告，构成犯罪的，依法追究刑事责任。

有前款行为，尚不构成犯罪的，由县级以上人民政府财政部门予以通报，可以对单位并处五千元以上十万元以下的罚款；对其直接负责的主管人员和其他直接责任人员，可以处三千元以上五万元以下的罚款；属于国家工作人员的，还应当由其所在单位或者有关单位依法给予撤职直至开除的行政处分；对其中的会计人员，并由县级以上人民政府财政部门吊销会计从业资格证书。

第四十四条　隐匿或者故意销毁依法应当保存的会计凭证、会计账簿、财务会计报告，构成犯罪的，依法追究刑事责任。

有前款行为，尚不构成犯罪的，由县级以上人民政府财政部门予以通报，可以对单位并处五千元以上十万元以下的罚款；对其直接负责的主管人员和其他直接责任人员，可以处三千元以上五万元以下的罚款；属于国家工作人员的，还应当由其所在单位或者有关单位依法给予撤职直至开除的行政处分；对其中的会计人员，并由县级以上人民政府财政部门吊销会计从业资格证书。

第四十五条　授意、指使、强令会计机构、会计人员及其他人员伪造、变造会计凭证、会计账簿，编制虚假财务会计报告或者隐匿、故意销毁依法应当保存的会计凭证、会计账簿、财务会计报告，构成犯罪的，依法追究刑事责任；尚不构成犯罪的，可以处五千元以上五万元以下的罚款；属于国家工作人员的，还应当由其所在单位或者有关单位依法给予降级、撤职、开除的行政处分。

第四十六条　单位负责人对依法履行职责、抵制违反本法规定行为的会计人员以降级、撤职、调离工作岗位、解聘或者开除等方式实行打击报复，构成犯罪的，依法追究刑事责任；尚不构成犯罪的，由其所在单位或者有关单位依法给予行政处分。对受打击报复的会计人员，应当恢复其名誉和原有职务、级别。

第四十七条 财政部门及有关行政部门的工作人员在实施监督管理中滥用职权、玩忽职守、徇私舞弊或者泄露国家秘密、商业秘密，构成犯罪的，依法追究刑事责任；尚不构成犯罪的，依法给予行政处分。

第四十八条 违反本法第三十条规定，将检举人姓名和检举材料转给被检举单位和被检举人个人的，由所在单位或者有关单位依法给予行政处分。

第四十九条 违反本法规定，同时违反其他法律规定的，由有关部门在各自职权范围内依法进行处罚。

第七章 附 则

第五十条 本法下列用语的含义：

单位负责人，是指单位法定代表人或者法律、行政法规规定代表单位行使职权的主要负责人。

国家统一的会计制度，是指国务院财政部门根据本法制定的关于会计核算、会计监督、会计机构和会计人员以及会计工作管理的制度。

第五十一条 个体工商户会计管理的具体办法，由国务院财政部门根据本法的原则另行规定。

第五十二条 本法自 2000 年 7 月 1 日起施行。

事业单位财务规则

2012 年 2 月 7 日　　　财政部令第 68 号

第一章　总　则

第一条　为了进一步规范事业单位的财务行为，加强事业单位财务管理和监督，提高资金使用效益，保障事业单位健康发展，制定本规则。

第二条　本规则适用于各级各类事业单位（以下简称事业单位）的财务活动。

第三条　事业单位财务管理的基本原则是：执行国家有关法律、法规和财务规章制度；坚持勤俭办事业的方针；正确处理事业发展需要和资金供给的关系，社会效益和经济效益的关系，国家、单位和个人三者利益的关系。

第四条　事业单位财务管理的主要任务是：合理编制单位预算，严格预算执行，完整、准确编制单位决算，真实反映单位财务状况；依法组织收入，努力节约支出；建立健全财务制度，加强经济核算，实施绩效评价，提高资金使用效益；加强资产管理，合理配置和有效利用资产，防止资产流失；加强对单位经济活动的财务控制和监督，防范财务风险。

第五条　事业单位的财务活动在单位负责人的领导下，由单位财务部门统一管理。

第二章　单位预算管理

第六条　事业单位预算是指事业单位根据事业发展目标和计划编制的年度财务收支计划。

事业单位预算由收入预算和支出预算组成。

第七条　国家对事业单位实行核定收支、定额或者定项补助、超支不补、结转和结余按规定使用的预算管理办法。

定额或者定项补助根据国家有关政策和财力可能，结合事业特点、事业发展目标和计划、事业单位收支及资产状况等确定。定额或者定项补助可以为零。

非财政补助收入大于支出较多的事业单位，可以实行收入上缴办法。具体办法由财政部门会同有关主管部门制定。

第八条　事业单位参考以前年度预算执行情况，根据预算年度的收入增减因素和措施，以及以前年度结转和结余情况，测算编制收入预算；根据事业发展需要与财力可能，测算编制支出预算。

事业单位预算应当自求收支平衡，不得编制赤字预算。

第九条　事业单位根据年度事业发展目标和计划以及预算编制的规定，提出预算建议数，经主管部门审核汇总报财政部门（一级预算单位直接报财政部门，下同）。事业单位根据财政部门下达的预算控制数编制预算，由主管部门审核汇总报财政部门，经法定程序审核批复后执行。

第十条　事业单位应当严格执行批准的预算。预算执行中，国家对财政补助收入和财政专户管理资金的预算一般不予调整。上级下达的事业计划有较大调整，或者根据国家有关政策增加或者减少支出，对预算执行影响较大时，事业单位应当报主管部门审核后报财政部门调整预算；财政补助收入和财政专户管理资金以外部分的预算需要调增或者调减的，由单位自行调整并报主管部门和财政部门备案。

收入预算调整后，相应调增或者调减支出预算。

第十一条　事业单位决算是指事业单位根据预算执行结果编制的年度报告。

第十二条　事业单位应当按照规定编制年度决算，由主管部门审核汇总后报财政部门审批。

第十三条　事业单位应当加强决算审核和分析，保证决算数据的真实、准确，规范决算管理工作。

第三章　收入管理

第十四条　收入是指事业单位为开展业务及其他活动依法取得的非偿还性资金。

第十五条 事业单位收入包括：

（一）财政补助收入，即事业单位从同级财政部门取得的各类财政拨款。

（二）事业收入，即事业单位开展专业业务活动及其辅助活动取得的收入。其中：按照国家有关规定应当上缴国库或者财政专户的资金，不计入事业收入；从财政专户核拨给事业单位的资金和经核准不上缴国库或者财政专户的资金，计入事业收入。

（三）上级补助收入，即事业单位从主管部门和上级单位取得的非财政补助收入。

（四）附属单位上缴收入，即事业单位附属独立核算单位按照有关规定上缴的收入。

（五）经营收入，即事业单位在专业业务活动及其辅助活动之外开展非独立核算经营活动取得的收入。

（六）其他收入，即本条上述规定范围以外的各项收入，包括投资收益、利息收入、捐赠收入等。

第十六条 事业单位应当将各项收入全部纳入单位预算，统一核算，统一管理。

第十七条 事业单位对按照规定上缴国库或者财政专户的资金，应当按照国库集中收缴的有关规定及时足额上缴，不得隐瞒、滞留、截留、挪用和坐支。

第四章 支出管理

第十八条 支出是指事业单位开展业务及其他活动发生的资金耗费和损失。

第十九条 事业单位支出包括：

（一）事业支出，即事业单位开展专业业务活动及其辅助活动发生的基本支出和项目支出。基本支出是指事业单位为了保障其正常运转、完成日常工作任务而发生的人员支出和公用支出。项目支出是指事业单位为了完成特定工作任务和事业发展目标，在基本支出之外所发生的支出。

（二）经营支出，即事业单位在专业业务活动及其辅助活动之外开展非独立核算经营活动发生的支出。

（三）对附属单位补助支出，即事业单位用财政补助收入之外的收入对附属单位补助发生的支出。

（四）上缴上级支出，即事业单位按照财政部门和主管部门的规定上缴上级单位的支出。

（五）其他支出，即本条上述规定范围以外的各项支出，包括利息支出、捐赠支出等。

第二十条　事业单位应当将各项支出全部纳入单位预算，建立健全支出管理制度。

第二十一条　事业单位的支出应当严格执行国家有关财务规章制度规定的开支范围及开支标准；国家有关财务规章制度没有统一规定的，由事业单位规定，报主管部门和财政部门备案。事业单位的规定违反法律制度和国家政策的，主管部门和财政部门应当责令改正。

第二十二条　事业单位在开展非独立核算经营活动中，应当正确归集实际发生的各项费用数；不能归集的，应当按照规定的比例合理分摊。

经营支出应当与经营收入配比。

第二十三条　事业单位从财政部门和主管部门取得的有指定项目和用途的专项资金，应当专款专用、单独核算，并按照规定向财政部门或者主管部门报送专项资金使用情况；项目完成后，应当报送专项资金支出决算和使用效果的书面报告，接受财政部门或者主管部门的检查、验收。

第二十四条　事业单位应当加强经济核算，可以根据开展业务活动及其他活动的实际需要，实行内部成本核算办法。

第二十五条　事业单位应当严格执行国库集中支付制度和政府采购制度等有关规定。

第二十六条　事业单位应当加强支出的绩效管理，提高资金使用的有效性。

第二十七条　事业单位应当依法加强各类票据管理，确保票据来源合法、内容真实、使用正确，不得使用虚假票据。

第五章　结转和结余管理

第二十八条　结转和结余是指事业单位年度收入与支出相抵后的余额。

结转资金是指当年预算已执行但未完成，或者因故未执行，下一年度需要按照原用途继续使用的资金。结余资金是指当年预算工作目标已完成，或者因故终止，当年剩余的资金。

经营收支结转和结余应当单独反映。

第二十九条　财政拨款结转和结余的管理，应当按照同级财政部门的规定执行。

第三十条　非财政拨款结转按照规定结转下一年度继续使用。非财政拨款结余可以按照国家有关规定提取职工福利基金，剩余部分作为事业基金用于弥补以后年度单位收支差额；国家另有规定的，从其规定。

第三十一条　事业单位应当加强事业基金的管理，遵循收支平衡的原则，统筹安排、合理使用，支出不得超出基金规模。

第六章　专用基金管理

第三十二条　专用基金是指事业单位按照规定提取或者设置的有专门用途的资金。

专用基金管理应当遵循先提后用、收支平衡、专款专用的原则，支出不得超出基金规模。

第三十三条　专用基金包括：

（一）修购基金，即按照事业收入和经营收入的一定比例提取，并按照规定在相应的购置和修缮科目中列支（各列50%），以及按照其他规定转入，用于事业单位固定资产维修和购置的资金。事业收入和经营收入较少的事业单位可以不提取修购基金，实行固定资产折旧的事业单位不提取修购基金。

（二）职工福利基金，即按照非财政拨款结余的一定比例提取以及按照其他规定提取转入，用于单位职工的集体福利设施、集体福利待遇等的资金。

（三）其他基金，即按照其他有关规定提取或者设置的专用资金。

第三十四条 各项基金的提取比例和管理办法，国家有统一规定的，按照统一规定执行；没有统一规定的，由主管部门会同同级财政部门确定。

第七章 资产管理

第三十五条 资产是指事业单位占有或者使用的能以货币计量的经济资源，包括各种财产、债权和其他权利。

第三十六条 事业单位的资产包括流动资产、固定资产、在建工程、无形资产和对外投资等。

第三十七条 事业单位应当建立健全单位资产管理制度，加强和规范资产配置、使用和处置管理，维护资产安全完整，保障事业健康发展。

第三十八条 事业单位应当按照科学规范、从严控制、保障事业发展需要的原则合理配置资产。

第三十九条 流动资产是指可以在一年以内变现或者耗用的资产，包括现金、各种存款、零余额账户用款额度、应收及预付款项、存货等。

前款所称存货是指事业单位在开展业务活动及其他活动中为耗用而储存的资产，包括材料、燃料、包装物和低值易耗品等。

事业单位应当建立健全现金及各种存款的内部管理制度，对存货进行定期或者不定期的清查盘点，保证账实相符。对存货盘盈、盘亏应当及时处理。

第四十条 固定资产是指使用期限超过一年，单位价值在 1 000 元以上（其中：专用设备单位价值在 1 500 元以上），并在使用过程中基本保持原有物质形态的资产。单位价值虽未达到规定标准，但是耐用时间在一年以上的大批同类物资，作为固定资产管理。

固定资产一般分为六类：房屋及构筑物；专用设备；通用设备；文物和陈列品；图书、档案；家具、用具、装具及动植物。行业事业单位的固定资产明细目录由国务院主管部门制定，报国务院财政部门备案。

第四十一条 事业单位应当对固定资产进行定期或者不定期的清查盘点。年度终了前应当进行一次全面清查盘点，保证账实相符。

第四十二条　在建工程是指已经发生必要支出，但尚未达到交付使用状态的建设工程。

在建工程达到交付使用状态时，应当按照规定办理工程竣工财务决算和资产交付使用。

第四十三条　无形资产是指不具有实物形态而能为使用者提供某种权利的资产，包括专利权、商标权、著作权、土地使用权、非专利技术、商誉以及其他财产权利。

事业单位转让无形资产，应当按照有关规定进行资产评估，取得的收入按照国家有关规定处理。事业单位取得无形资产发生的支出，应当计入事业支出。

第四十四条　对外投资是指事业单位依法利用货币资金、实物、无形资产等方式向其他单位的投资。

事业单位应当严格控制对外投资。在保证单位正常运转和事业发展的前提下，按照国家有关规定可以对外投资的，应当履行相关审批程序。事业单位不得使用财政拨款及其结余进行对外投资，不得从事股票、期货、基金、企业债券等投资，国家另有规定的除外。

事业单位以非货币性资产对外投资的，应当按照国家有关规定进行资产评估，合理确定资产价值。

第四十五条　事业单位资产处置应当遵循公开、公平、公正和竞争、择优的原则，严格履行相关审批程序。

事业单位出租、出借资产，应当按照国家有关规定经主管部门审核同意后报同级财政部门审批。

第四十六条　事业单位应当提高资产使用效率，按照国家有关规定实行资产共享、共用。

第八章　负债管理

第四十七条　负债是指事业单位所承担的能以货币计量，需要以资产或者劳务偿还的债务。

第四十八条　事业单位的负债包括借入款项、应付款项、暂存款项、应缴款项等。

应缴款项包括事业单位收取的应当上缴国库或者财政专户的资金、应缴税费，以及其他按照国家有关规定应当上缴的款项。

第四十九条　事业单位应当对不同性质的负债分类管理，及时清理并按照规定办理结算，保证各项负债在规定期限内归还。

第五十条　事业单位应当建立健全财务风险控制机制，规范和加强借入款项管理，严格执行审批程序，不得违反规定举借债务和提供担保。

第九章　事业单位清算

第五十一条　事业单位发生划转、撤销、合并、分立时，应当进行清算。

第五十二条　事业单位清算，应当在主管部门和财政部门的监督指导下，对单位的财产、债权、债务等进行全面清理，编制财产目录和债权、债务清单，提出财产作价依据和债权、债务处理办法，做好资产的移交、接收、划转和管理工作，并妥善处理各项遗留问题。

第五十三条　事业单位清算结束后，经主管部门审核并报财政部门批准，其资产分别按照下列办法处理：

（一）因隶属关系改变，成建制划转的事业单位，全部资产无偿移交，并相应划转经费指标。

（二）转为企业管理的事业单位，全部资产扣除负债后，转作国家资本金。需要进行资产评估的，按照国家有关规定执行。

（三）撤销的事业单位，全部资产由主管部门和财政部门核准处理。

（四）合并的事业单位，全部资产移交接收单位或者新组建单位，合并后多余的资产由主管部门和财政部门核准处理。

（五）分立的事业单位，资产按照有关规定移交分立后的事业单位，并相应划转经费指标。

第十章　财务报告和财务分析

第五十四条　财务报告是反映事业单位一定时期财务状况和事业成果的

总结性书面文件。

事业单位应当定期向主管部门和财政部门以及其他有关的报表使用者提供财务报告。

第五十五条　事业单位报送的年度财务报告包括资产负债表、收入支出表、财政拨款收入支出表、固定资产投资决算报表等主表，有关附表以及财务情况说明书等。

第五十六条　财务情况说明书，主要说明事业单位收入及其支出、结转、结余及其分配、资产负债变动、对外投资、资产出租出借、资产处置、固定资产投资、绩效考评的情况，对本期或者下期财务状况发生重大影响的事项，以及需要说明的其他事项。

第五十七条　财务分析的内容包括预算编制与执行、资产使用、收入支出状况等。

财务分析的指标包括预算收入和支出完成率、人员支出与公用支出分别占事业支出的比率、人均基本支出、资产负债率等。主管部门和事业单位可以根据本单位的业务特点增加财务分析指标。

第十一章　财务监督

第五十八条　事业单位财务监督主要包括对预算管理、收入管理、支出管理、结转和结余管理、专用基金管理、资产管理、负债管理等的监督。

第五十九条　事业单位财务监督应当实行事前监督、事中监督、事后监督相结合，日常监督与专项监督相结合。

第六十条　事业单位应当建立健全内部控制制度、经济责任制度、财务信息披露制度等监督制度，依法公开财务信息。

第六十一条　事业单位应当依法接受主管部门和财政、审计部门的监督。

第十二章　附　则

第六十二条　事业单位基本建设投资的财务管理，应当执行本规则，但国家基本建设投资财务管理制度另有规定的，从其规定。

第六十三条　参照公务员法管理的事业单位财务制度的适用，由国务院财政部门另行规定。

第六十四条　接受国家经常性资助的社会力量举办的公益服务性组织和社会团体，依照本规则执行；其他社会力量举办的公益服务性组织和社会团体，可以参照本规则执行。

第六十五条　下列事业单位或者事业单位特定项目，执行企业财务制度，不执行本规则：

（一）纳入企业财务管理体系的事业单位和事业单位附属独立核算的生产经营单位；

（二）事业单位经营的接受外单位要求投资回报的项目；

（三）经主管部门和财政部门批准的具备条件的其他事业单位。

第六十六条　行业特点突出，需要制定行业事业单位财务管理制度的，由国务院财政部门会同有关主管部门根据本规则制定。

部分行业根据成本核算和绩效管理的需要，可以在行业事业单位财务管理制度中引入权责发生制。

第六十七条　省、自治区、直辖市人民政府财政部门可以根据本规则结合本地区实际情况制定事业单位具体财务管理办法。

第六十八条　本规则自 2012 年 4 月 1 日起施行。

附件：

事业单位财务分析指标

1. 预算收入和支出完成率，衡量事业单位收入和支出总预算及分项预算完成的程度。计算公式为：

预算收入完成率＝年终执行数÷（年初预算数±年中预算调整数）×100%

式中，年终执行数不含上年结转和结余收入数

预算支出完成率＝年终执行数÷（年初预算数±年中预算调整数）×100%

式中，年终执行数不含上年结转和结余支出数

2. 人员支出、公用支出占事业支出的比率，衡量事业单位事业支出结构。计算公式为：

人员支出比率 = 人员支出 ÷ 事业支出 × 100%

公用支出比率 = 公用支出 ÷ 事业支出 × 100%

3. 人均基本支出，衡量事业单位按照实际在编人数平均的基本支出水平。计算公式为：

人均基本支出 =（基本支出 − 离退休人员支出）÷ 实际在编人数

4. 资产负债率，衡量事业单位利用债权人提供资金开展业务活动的能力，以及反映债权人提供资金的安全保障程度。计算公式为：

资产负债率 = 负债总额 ÷ 资产总额 × 100%

会计基础工作规范

1996 年 6 月 17 日　　财政部财会字〔1996〕19 号

第一章　总　则

第一条　为了加强会计基础工作，建立规范的会计工作秩序，提高会计工作水平，根据《中华人民共和国会计法》的有关规定，制定本规范。

第二条　国家机关、社会团体、企业、事业单位、个体工商户和其他组织的会计基础工作，应当符合本规范的规定。

第三条　各单位应当依据有关法规、法规和本规范的规定，加强会计基础工作，严格执行会计法规制度，保证会计工作依法有序地进行。

第四条　单位领导人对本单位的会计基础工作负有领导责任。

第五条　各省、自治区、直辖市财政厅（局）要加强对会计基础工作的管理和指导，通过政策引导、经验交流、监督检查等措施，促进基层单位加强会计基础工作，不断提高会计工作水平。

国务院各业务主管部门根据职责权限管理本部门的会计基础工作。

第二章　会计机构和会计人员

第一节　会计机构设置和会计人员配备

第六条　各单位应当根据会计业务的需要设置会计机构；不具备单独设置会计机构条件的，应当在有关机构中配备专职会计人员。

事业行政单位会计机构的设置和会计人员的配备，应当符合国家统一事业行政单位会计制度的规定。

设置会计机构，应当配备会计机构负责人；在有关机构中配备专职会计人员，应当在专职会计人员中指定会计主管人员。

会计机构负责人、会计主管人员的任免，应当符合《中华人民共和国会计法》和有关法律的规定。

第七条　会计机构负责人、会计主管人员应当具备下列基本条件：

（一）坚持原则，廉洁奉公；

（二）具有会计专业技术资格；

（三）主管一个单位或者单位内一个重要方面的财务会计工作时间不少于2年；

（四）熟悉国家财经法律、法规、规章和方针、政策，掌握本行业业务管理的有关知识；

（五）有较强的组织能力；

（六）身体状况能够适应本职工作的要求。

第八条　没有设置会计机构和配备会计人员的单位，应当根据《代理记账管理暂行办法》委托会计师事务所或者持有代理记账许可证书的其他代理记账机构进行代理记账。

第九条　大、中型企业、事业单位、业务主管部门应当根据法律和国家有关规定设置总会计师。总会计师由具有会计师以上专业技术资格的人员担任。

总会计师行使《总会计师条例》规定的职责、权限。

总会计师的任命（聘任）、免职（解聘）依照《总会计师条例》和有关法律的规定办理。

第十条　各单位应当根据会计业务需要配备持有会计证的会计人员。未取得会计证的人员，不得从事会计工作。

第十一条　各单位应当根据会计业务需要设置会计工作岗位。

会计工作岗位一般可分为：会计机构负责人或者会计主管人员，出纳，财产物资核算，工资核算，成本费用核算，财务成果核算，资金核算，往来结算，总账报表，稽核，档案管理等。开展会计电算化和管理会计的单位，可以根据需要设置相应工作岗位，也可以与其他工作岗位相结合。

第十二条　会计工作岗位，可以一人一岗、一人多岗或者一岗多人。但出纳人员不得兼管稽核、会计档案保管和收入、费用、债权债务账目的登记工作。

第十三条　会计人员的工作岗位应当有计划地进行轮换。

第十四条　会计人员应当具备必要的专业知识和专业技能，熟悉国家有关法律、法规、规章和国家统一会计制度，遵守职业道德。

会计人员应当按照国家有关规定参加会计业务的培训。各单位应当合理安排会计人员的培训，保证会计人员每年有一定时间用于学习和参加培训。

第十五条　各单位领导人应当支持会计机构、会计人员依法行使职权；对忠于职守，坚持原则，做出显著成绩的会计机构、会计人员，应当给予精神的和物质的奖励。

第十六条　国家机关、国有企业、事业单位任用会计人员应当实行回避制度。

单位领导人的直系亲属不得担任本单位的会计机构负责人、会计主管人员。会计机构负责人、会计主管人员的直系亲属不得在本单位会计机构中担任出纳工作。

需要回避的直系亲属为：夫妻关系、直系血亲关系、三代以内旁系血亲以及配偶亲关系。

第二节　会计人员职业道德

第十七条　会计人员在会计工作中应当遵守职业道德，树立良好的职业品质、严谨的工作作风，严守工作纪律，努力提高工作效率和工作质量。

第十八条　会计人员应当热爱本职工作，努力钻研业务，使自己的知识和技能适应所从事工作的要求。

第十九条　会计人员应当熟悉财经法律、法规、规章和国家统一会计制度，并结合会计工作进行广泛宣传。

第二十条　会计人员应当按照会计法规、法规和国家统一会计制度规定的程序和要求进行会计工作，保证所提供的会计信息合法、真实、准确、及时、完整。

第二十一条　会计人员办理会计事务应当实事求是、客观公正。

第二十二条　会计人员应当熟悉本单位的生产经营和业务管理情况，运用掌握的会计信息和会计方法，为改善单位内部管理、提高经济效益服务。

第二十三条　会计人员应当保守本单位的商业秘密。除法律规定和单位领导人同意外，不能私自向外界提供或者泄露单位的会计信息。

第二十四条　财政部门、业务主管部门和各单位应当定期检查会计人员遵守职业道德的情况，并作为会计人员晋升、晋级、聘任专业职务、表彰奖励的重要考核依据。

会计人员违反职业道德的，由所在单位进行处罚；情节严重的，由会计证发证机关吊销其会计证。

第三节　会计工作交接

第二十五条　会计人员工作调动或者因故离职，必须将本人所经管的会计工作全部移交给接替人员。没有办清交接手续的，不得调动或者离职。

第二十六条　接替人员应当认真接管移交工作，并继续办理移交的未了事项。

第二十七条　会计人员办理移交手续前，必须及时做好以下工作：

（一）已经受理的经济业务尚未填制会计凭证的，应当填制完毕。

（二）尚未登记的账目，应当登记完毕，并在最后一笔余额后加盖经办人员印章。

（三）整理应该移交的各项资料，对未了事项写出书面材料。

（四）编制移交清册，列明应当移交的会计凭证、会计账簿、会计报表、印章、现金、有价证券、支票簿、发票、文件、其他会计资料和物品等内容；实行会计电算化的单位，从事该项工作的移交人员还应当在移交清册中列明会计软件及密码、会计软件数据磁盘（磁带等）及有关资料、实物等内容。

第二十八条　会计人员办理交接手续，必须有监交人负责监交。一般会计人员交接，由单位会计机构负责人、会计主管人员负责监交；会计机构负责人、会计主管人员交接，由单位领导人负责监交，必要时可由上级主管部门派人会同监交。

第二十九条　移交人员在办理移交时，要按移交清册逐项移交；接替人员要逐项核对点收。

（一）现金、有价证券要根据会计账簿有关记录进行点交。库存现金、有价证券必须与会计账簿记录保持一致。不一致时，移交人员必须限期查清。

（二）会计凭证、会计账簿、会计报表和其他会计资料必须完整无缺。如有短缺，必须查清原因，并在移交清册中注明，由移交人员负责。

（三）银行存款账户余额要与银行对账单核对，如不一致，应当编制银行存款余额调节表调节相符，各种财产物资和债权债务的明细账户余额要与总账有关账户余额核对相符；必要时，要抽查个别账户的余额，与实物核对相符，或者与往来单位、个人核对清楚。

（四）移交人员经管的票据、印章和其他实物等，必须交接清楚；移交人员从事会计电算化工作的，要对有关电子数据在实际操作状态下进行交接。

第三十条　会计机构负责人、会计主管人员移交时，还必须将全部财务会计工作、重大财务收支和会计人员的情况等，向接替人员详细介绍。对需要移交的遗留问题，应当写出书面材料。

第三十一条　交接完毕后，交接双方和监交人员要在移交注册上签名或者盖章。并应在移交注册上注明：单位名称，交接日期，交接双方和监交人员的职务、姓名，移交清册页数以及需要说明的问题和意见等。

移交清册一般应当填制一式三份，交接双方各执一份，存档一份。

第三十二条　接替人员应当继续使用移交的会计账簿，不得自行另立新账，以保持会计记录的连续性。

第三十三条　会计人员临时离职或者因病不能工作且需要接替或者代理的，会计机构负责人、会计主管人员或者单位领导人必须指定有关人员接替或者代理，并办理交接手续。

临时离职或者因病不能工作的会计人员恢复工作的，应当与接替或者代理人员办理交接手续。

移交人员因病或者其他特殊原因不能亲自办理移交的，经单位领导人批准，可由移交人员委托他人代办移交，但委托人应当承担本规范第三十五条规定的责任。

第三十四条　单位撤销时，必须留有必要的会计人员，会同有关人员办理清理工作，编制决算。未移交前，不得离职。接收单位和移交日期由主管部门确定。

单位合并、分立的，其会计工作交接手续比照上述有关规定办理。

第三十五条　移交人员对所移交的会计凭证、会计账簿、会计报表和其他有关资料的合法性、真实性承担法律责任。

第三章　会计核算

第一节　会计核算一般要求

第三十六条　各单位应当按照《中华人民共和国会计法》和国家统一会计制度的规定建立会计账册，进行会计核算，及时提供合法、真实、准确、完整的会计信息。

第三十七条　各单位发生的下列事项，应当及时办理会计手续、进行会计核算：

（一）款项和有价证券的收付；

（二）财物的收发、增减和使用；

（三）债权债务的发生和结算；

（四）资本、基金的增减；

（五）收入、支出、费用、成本的计算；

（六）财务成果的计算和处理；

（七）其他需要办理会计手续、进行会计核算的事项。

第三十八条　各单位的会计核算应当以实际发生的经济业务为依据，按照规定的会计处理方法进行，保证会计指标的口径一致、相互可比和会计处理方法的前后各期相一致。

第三十九条　会计年度自公历1月1日起至12月31日止。

第四十条　会计核算以人民币为记账本位币。

收支业务以外国货币为主的单位，也可以选定某种外国货币作为记账本位币，但是编制的会计报表应当折算为人民币反映。

境外单位向国内有关部门编报的会计报表，应当折算为人民币反映。

第四十一条　各单位根据国家统一会计制度的要求，在不影响会计核算要求、会计报表指标汇总和对外统一会计报表的前提下，可以根据实际情况自行设置和使用会计科目。

事业行政单位会计科目的设置和使用，应当符合国家统一事业行政单位会计制度的规定。

第四十二条　会计凭证、会计账簿、会计报表和其他会计资料的内容和要求必须符合国家统一会计制度的规定，不得伪造、变造会计凭证和会计账簿，不得设置账外账，不得报送虚假会计报表。

四十三条各单位对外报送的会计报表格式由财政部统一规定。

第四十四条　实行会计电算化的单位，对使用的会计软件及其生成的会计凭证、会计账簿、会计报表和其他会计资料的要求，应当符合财政部关于会计电算化的有关规定。

第四十五条　各单位的会计凭证、会计账簿、会计报表和其他会计资料，应当建立档案，妥善保管。会计档案建档要求、保管期限、销毁办法等依据《会计档案管理办法》的规定进行。

实行会计电算化的单位，有关电子数据、会计软件资料等应当作为会计档案进行管理。

第四十六条　会计记录的文字应当使用中文，少数民族自治地区可以同时使用少数民族文字。中国境内的外商投资企业、外国企业和其他外国经济组织也可以同时使用某种外国文字。

第二节　填制会计凭证

第四十七条　各单位办理本规范第三十七条规定的事项，必须取得或者填制原始凭证，并及时送交会计机构。

第四十八条　原始凭证的基本要求是：

（一）原始凭证的内容必须具备：凭证的名称；填制凭证的日期；填制凭证单位名称或者填制人姓名；经办人员的签名或者盖章；接受凭证单位名

称；经济业务内容；数量、单价和金额。

（二）从外单位取得的原始凭证，必须盖有填制单位的公章；从个人取得的原始凭证，必须有填制人员的签名或者盖章。自制原始凭证必须有经办单位领导人或者其指定的人员签名或者盖章。对外开出的原始凭证，必须加盖本单位公章。

（三）凡填有大写和小写金额的原始凭证，大写与小写金额必须相符。购买实物的原始凭证，必须有验收证明。支付款项的原始凭证，必须有收款单位和收款人的收款证明。

（四）一式几联的原始凭证，应当注明各联的用途，只能以一联作为报销凭证。

一式几联的发票和收据，必须用双面复写纸（发票和收据本身具备复写纸功能的除外）套写，并连续编号。作废时应当加盖"作废"戳记，连同存根一起保存，不得撕毁。

（五）发生销货退回的，除填制退货发票外，还必须有退货验收证明；退款时，必须取得对方的收款收据或者汇款银行的凭证，不得以退货发票代替收据。

（六）职工公出借款凭据，必须附在记账凭证之后。收回借款时，应当另开收据或者退还借据副本，不得退还原借款收据。

（七）经上级有关部门批准的经济业务，应当将批准文件作为原始凭证附件。如果批准文件需要单独归档的，应当在凭证上注明批准机关名称、日期和文件字号。

第四十九条　原始凭证不得涂改、挖补。发现原始凭证有错误的，应当由开出单位重开或者更正，更正处应当加盖开出单位的公章。

第五十条　会计机构、会计人员要根据审核无误的原始凭证填制记账凭证。

记账凭证可以分为收款凭证、付款凭证和转账凭证，也可以使用通用记账凭证。

第五十一条　记账凭证的基本要求是：

（一）记账凭证的内容必须具备：填制凭证的日期；凭证编号；经济业

务摘要；会计科目；金额；所附原始凭证张数；填制凭证人员、稽核人员、记账人员、会计机构负责人、会计主管人员签名或者盖章。收款和付款记账凭证还应当由出纳人员签名或者盖章。

以自制的原始凭证或者原始凭证汇总表代替记账凭证的，也必须具备记账凭证应有的项目。

（二）填制记账凭证时，应当对记账凭证进行连续编号。一笔经济业务需要填制两张以上记账凭证的，可以采用分数编号法编号。

（三）记账凭证可以根据每一张原始凭证填制，或者根据若干张同类原始凭证汇总填制，也可以根据原始凭证汇总表填制。但不得将不同内容和类别的原始凭证汇总填制在一张记账凭证上。

（四）除结账和更正错误的记账凭证可以不附原始凭证外，其他记账凭证必须附有原始凭证。如果一张原始凭证涉及几张记账凭证，可以把原始凭证附在一张主要的记账凭证后面，并在其他记账凭证上注明附有该原始凭证的记账凭证的编号或者附原始凭证复印机。

一张复始凭证所列支出需要几个单位共同负担的，应当将其他单位负担的部分，开给对方原始凭证分割单，进行结算。原始凭证分割单必须具备原始凭证的基本内容：凭证名称、填制凭证日期、填制凭证单位名称或者填制人姓名、经办人的签名或者盖章、接受凭证单位名称、经济业务内容、数量、单价、金额和费用分摊情况等。

（五）如果在填制记账凭证时发生错误，应当重新填制。

已经登记入账的记账凭证，在当年内发现填写错误时，可以用红字填写一张与原内容相同的记账凭证，在摘要栏注明"注销某月某日某号凭证"字样，同时再用蓝字重新填制一张正确的记账凭证，注明"订正某月某日某号凭证"字样。如果会计科目没有错误，只是金额错误，也可以将正确数字与错误数字之间的差额，另编一张调整的记账凭证，调增金额用蓝字，调减金额用红字。发现以前年度记账凭证有错误的，应当用蓝字填制一张更正的记账凭证。

（六）记账凭证填制完经济业务事项后，如有空行，应当自金额栏最后一笔金额数字下的空行处至合计数上的空行处划线注销。

第五十二条　填制会计凭证，字迹必须清晰、工整，并符合下列要求：

（一）阿拉伯数字应当一个一个地写，不得连笔写。阿拉伯金额数字前面应当书写货币币种符号或者货币名称简写和币种符号。币种符号与阿拉伯金额数字之间不得留有空白。凡阿拉伯数字前写有币种符号的，数字后面不再写货币单位。

（二）所有以元为单位（其他货币种类为货币基本单位，下同）的阿拉伯数字，除表示单价等情况外，一律填写到角分；无角分的，角位和分位可写"00"，或者符号"——"；有角无分的，分位应当写"0"，不得用符号"——"代替。

（三）汉字大写数字金额如零、壹、贰、叁、肆、伍、陆、柒、捌、玖、拾、佰、仟、万、亿等，一律用正楷或者行书体书写，不得用0、一、二、三、四、五、六、七、八、九、十等简化字代替，不得任意自造简化字。大写金额数字到元或者角为止的，在"元"或者"角"字之后应当写"整"字或者"正"字；大写金额数字有分的，分字后面不写"整"或者"正"字。

（四）大写金额数字前未印有货币名称的，应当加填货币名称，货币名称与金额数字之间不得留有空白。

（五）阿拉伯金额数字中间有"0"时，汉字大写金额要写"零"字；阿拉伯数字金额中间连续有几个"0"时，汉字大写金额中可以只写一个"零"字；阿拉伯金额数字元位是"0"，或者数字中间连续有几个"0"、元位也是"0"但角位不是"0"时，汉字大写金额可以只写一个"零"字，也可以不写"零"字。

第五十三条　实行会计电算化的单位，对于机制记账凭证，要认真审核，做到会计科目使用正确，数字准确无误。打印出的机制记账凭证要加盖制单人员、审核人员、记账人员及会计机构负责人、会计主管人员印章或者签字。

第五十四条　各单位会计凭证的传递程序应当科学、合理，具体办法由各单位根据会计业务需要自行规定。

第五十五条　会计机构、会计人员要妥善保管会计凭证。

（一）会计凭证应当及时传递，不得积压。

（二）会计凭证登记完毕后，应当按照分类和编号顺序保管，不得散乱丢失。

（三）记账凭证应当连同所附的原始凭证或者原始凭证汇总表，按照编号顺序，折叠整齐，按期装订成册，并加具封面，注明单位名称、年度、月份和起讫日期、凭证种类、起讫号码，由装订人在装订线封签外签名或者盖章。

对于数量过多的原始凭证，可以单独装订保管，在封面上注明记账凭证日期、编号、种类，同时在记账凭证上注明"附件另订"和原始凭证名称及编号。

各种经济合同、存出保证金收据以及涉外文件等重要原始凭证，应当另编目录，单独登记保管，并在有关的记账凭证和原始凭证上相互注明日期和编号。

（四）原始凭证不得外借，其他单位如因特殊原因需要使用原始凭证时，经本单位会计机构负责人、会计主管人员批准，可以复制。向外单位提供的原始凭证复制件，应当在专设的登记簿上登记，并由提供人员和收取人员共同签名或者盖章。

（五）从外单位取得的原始凭证如有遗失，应当取得原开出单位盖有公章的证明，并注明原来凭证的号码、金额和内容等，由经办单位会计机构负责人、会计主管人员和单位领导人批准后，才能代作原始凭证。如果确实无法取得证明的，如火车、轮船、飞机票等凭证，由当事人写出详细情况，由经办单位会计机构负责人、会计主管人员和单位领导人批准后，代作原始凭证。

第三节　　登记会计账簿

第五十六条　各单位应当按照国家统一会计制度的规定和会计业务的需要设置会计账簿。会计账簿包括总账、明细账、日记账和其他辅助性账簿。

第五十七条　现金日记账和银行存款日记账必须采用订本式账簿。不得用银行对账单或者其他方法代替日记账。

第五十八条　实行会计电算化的单位，用计算机打印的会计账簿必须连续编号，经审核无误后装订成册，并由记账人员和会计机构负责人、会计主管人员签字或者盖章。

第五十九条　启用会计账簿时，应当在账簿封面上写明单位名称和账簿名称。在账簿扉页上应当附启用表，内容包括：启用日期、账簿页数、记账人员和会计机构负责人、会计主管人员姓名，并加盖名章和单位公章。记账人员或者会计机构负责人、会计主管人员调动工作时，应当注明交接日期、接办人员或者监交人员姓名，并由交接双方人员签名或者盖章。

启用订本式账簿，应当从第一页到最后一页顺序编定页数，不得跳页、缺号。使用活页式账页，应当按账户顺序编号，并须定期装订成册。装订后再按实际使用的账页顺序编定页码。另加目录，记明每个账户的名称和页次。

第六十条　会计人员应当根据审核无误的会计凭证登记会计账簿。登记账簿的基本要求是：

（一）登记会计账簿时，应当将会计凭证日期、编号、业务内容摘要、金额和其他有关资料逐项记入账内，做到数字准确、摘要清楚、登记及时、字迹工整。

（二）登记完毕后，要在记账凭证上签名或者盖章，并注明已经登账的符号，表示已经记账。

（三）账簿中书写的文字和数字上面要留有适当空格，不要写满格；一般应占格距的二分之一。

（四）登记账簿要用蓝黑墨水或者碳素墨水书写，不得使用圆珠笔（银行的复写账簿除外）或者铅笔书写。

（五）下列情况，可以用红色墨水记账：

1. 按照红字冲账的记账凭证，冲销错误记录；

2. 在不设借贷等栏的多栏式账页中，登记减少数；

3. 在三栏式账户的余额栏前，如未印明余额方向的，在余额栏内登记负数余额；

4. 根据国家统一会计制度的规定可以用红字登记的其他会计记录。

（六）各种账簿按页次顺序连续登记，不得跳行、隔页。如果发生跳行、隔页，应当将空行、空页划线注销，或者注明"此行空白"、"此页空白"字样，并由记账人员签名或者盖章。

（七）凡需要结出余额的账户，结出余额后，应当在"借或贷"等栏内写明"借"或者"贷"等字样。没有余额的账户，应当在"借或贷"等栏内写"平"字，并在余额栏内用"Q"表示。

现金日记账和银行存款日记账必须逐日结出余额。

（八）每一账页登记完毕结转下页时，应当结出本页合计数及余额，写在本页最后一行和下页第一行有关栏内，并在摘要栏内注明"过次页"和"承前页"字样；也可以将本页合计数及金额只写在下页第一行有关栏内，并在摘要栏内注明"承前页"字样。

对需要结计本月发生额的账户，结计"过次页"的本页合计数应当为自本月初起至本页末止的发生额合计数；对需要结计本年累计发生额的账户，结计"过次页"的本页合计数应当为自年初起至本页末止的累计数；对既不需要结计本月发生额也不需要结计本年累计发生额的账户，可以只将每页末的余额结转次页。

第六十一条　实行会计电算化的单位，总账和明细账应当定期打印。

发生收款和付款业务的，在输入收款凭证和付款凭证的当天必须打印出现金日记账和银行存款日记账，并与库存现金核对无误。

第六十二条　账簿记录发生错误，不准涂改、挖补、刮擦或者用药水消除字迹，不准重新抄写，必须按照下列方法进行更正：

（一）登记账簿时发生错误，应当将错误的文字或者数字划红线注销，但必须使原有字迹仍可辨认；然后在划线上方填写正确的文字或者数字，并由记账人员在更正处盖章。对于错误的数字，应当全部划红线更正，不得只更正其中的错误数字。对于文字错误，可只划去错误的部分。

（二）由于记账凭证错误而使账簿记录发生错误，应当按更正的记账凭证登记账簿。

第六十三条　各单位应当定期对会计账簿记录的有关数字与库存实物、货币资金、有价证券、往来单位或者个人等进行相互核对，保证账证相符、账账相符、账实相符。对账工作每年至少进行一次。

（一）账证核对。核对会计账簿记录与原始凭证、记账凭证的时间、凭证字号、内容、金额是否一致，记账方向是否相符。

（二）账账核对。核对不同会计账簿之间的账簿记录是否相符，包括：总账有关账户的余额核对，总账与明细账核对，总账与日记账核对，会计部门的财产物资明细账与财产物资保管和使用部门的有关明细账核对等。

（三）账实核对。核对会计账簿记录与财产等实有数额是否相符。包括：现金日记账账面余额与现金实际库存数相核对；银行存款日记账账面余额定期与银行对账单相核对；各种财物明细账账面余额与财物实存数额相核对；各种应收、应付款明细账账面余额与有关债务、债权单位或者个人核对等。

第六十四条　各单位应当按照规定定期结账。

（一）结账前，必须将本期内所发生的各项经济业务全部登记入账。

（二）结账时，应当结出每个账户的期末余额。需要结出当月发生额的，应当在摘要栏内注明"本月合计"字样，并在下面通栏划单红线。需要结出本年累计发生额的，应当在摘要栏内注明"本年累计"字样，并在下面通栏划单红线；12月末的"本年累计"就是全年累计发生额。全年累计发生额下面应当通栏划双红线。年度终了结账时，所有总账账户都应当结出全年发生额和年末余额。

（三）年度终了，要把各账户的余额结转到下一会计年度，并在摘要栏注明"结转下年"字样；在下一会计年度新建有关会计账簿的第一行余额栏内填写上年结转的余额，并在摘要栏注明"上年结转"字样。

第四节　编制财务报告

第六十五条　各单位必须按照国家统一会计制度的规定，定期编制财务报告。

财务报告包括会计报表及其说明。会计报表包括会计报表主表、会计报表附表、会计报表附注。

第六十六条　各单位对外报送的财务报告应当根据国家统一会计制度规

定的格式和要求编制。

单位内部使用的财务报告，其格式和要求由各单位自行规定。

第六十七条　会计报表应当根据登记完整、核对无误的会计账簿记录和其他有关资料编制，做到数字真实、计算准确、内容完整、说明清楚。

任何人不得篡改或者授意、指使、强令他人篡改会计报表的有关数字。

第六十八条　会计报表之间、会计报表各项目之间，凡有对应关系的数字，应当相互一致。本期会计报表与上期会计报表之间有关的数字应当相互衔接。如果不同会计年度会计报表中各项目的内容和核算方法有变更的，应当在年度会计报表中加以说明。

第六十九条　各单位应当按照国家统一会计制度的规定认真编写会计报表附注及其说明，做到项目齐全，内容完整。

第七十条　各单位应当按照国家规定的期限对外报送财务报告。

对外报送的财务报告，应当依次编写页码，加具封面，装订成册，加盖公章。封面上应当注明：单位名称，单位地址，财务报告所属年度、季度、月度，送出日期，并由单位领导人、总会计师、会计机构负责人、会计主管人员签名或者盖章。

单位领导人对财务报告的合法性、真实性负法律责任。

第七十一条　根据法律和国家有关规定应当对财务报告进行审计的，财务报告编制单位应当先行委托注册会计师进行审计，并将注册会计师出具的审计报告随同财务报告按照规定的期限报送有关部门。

第七十二条　如果发现对外报送的财务报告有错误，应当及时办理更正手续。除更正本单位留存的财务报告外，并应同时通知接受财务报告的单位更正。错误较多的，应当重新编报。

第四章　会计监督

第七十三条　各单位的会计机构、会计人员对本单位的经济活动进行会计监督。

第七十四条　会计机构、会计人员进行会计监督的依据是：

（一）财经法律、法规、规章；

（二）会计法律、法规和国家统一会计制度；

（三）各省、自治区、直辖市财政厅（局）和国务院业务主管部门根据《中华人民共和国会计法》和国家统一会计制度制定的具体实施办法或者补充规定；

（四）各单位根据《中华人民共和国会计法》和国家统一会计制度制定的单位内部会计管理制度；

（五）各单位内部的预算、财务计划、经济计划、业务计划等。

第七十五条　会计机构、会计人员应当对原始凭证进行审核和监督。

对不真实、不合法的原始凭证，不予受理。对弄虚作假、严重违法的原始凭证，在不予受理的同时，应当予以扣留，并及时向单位领导人报告，请求查明原因，追究当事人的责任。

对记载不准确、不完整的原始凭证，予以退回，要求经办人员更正、补充。

第七十六条　会计机构、会计人员对伪造、变造、故意毁灭会计账簿或者账外设账行为，应当制止和纠正；制止和纠正无效的，应当向上级主管单位报告，请求作出处理。

第七十七条　会计机构、会计人员应当对实物、款项进行监督，督促建立并严格执行财产清查制度。发现账簿记录与实物、款项不符时，应当按照国家有关规定进行处理。超出会计机构、会计人员职权范围的，应当立即向本单位领导报告，请求查明原因，作出处理。

第七十八条　会计机构、会计人员对指使、强令编造、篡改财务报告行为，应当制止和纠正；制止和纠正无效的，应当向上级主管单位报告，请求处理。

第七十九条　会计机构、会计人员应当对财务收支进行监督。

（一）对审批手续不全的财务收支，应当退回，要求补充、更正。

（二）对违反规定不纳入单位统一会计核算的财务收支，应当制止和纠正。

（三）对违反国家统一的财政、财务、会计制度规定的财务收支，不予办理。

（四）对认为是违反国家统一的财政、财务、会计制度规定的财务收支，应当制止和纠正；制止和纠正无效的，应当向单位领导人提出书面意见请求处理。

单位领导人应当在接到书面意见起十日内作出书面决定，并对决定承担责任。

（五）对违反国家统一的财政、财务、会计制度规定的财务收支，不予制止和纠正，又不向单位领导人提出书面意见的，也应当承担责任。

（六）对严重违反国家利益和社会公众利益的财务收支，应当向主管单位或者财政、审计、税务机关报告。

第八十条　会计机构、会计人员对违反单位内部会计管理制度的经济活动，应当制止和纠正；制止和纠正无效的，向单位领导人报告，请求处理。

第八十一条　会计机构、会计人员应当对单位制定的预算、财务计划、经济计划、业务计划的执行情况进行监督。

第八十二条　各单位必须依照法律和国家有关规定接受财政、审计、税务等机关的监督，如实提供会计凭证、会计账簿、会计报表和其他会计资料以及有关情况、不得拒绝、隐匿、谎报。

第八十三条　按照法律规定应当委托注册会计师进行审计的单位，应当委托注册会计师进行审计，并配合注册会计师的工作，如实提供会计凭证、会计账簿、会计报表和其他会计资料以及有关情况，不得拒绝、隐匿、谎报，不得示意注册会计师出具不当的审计报告。

第五章　内部会计管理制度

第八十四条　各单位应当根据《中华人民共和国会计法》和国家统一会计制度的规定，结合单位类型和内容管理的需要，建立健全相应的内部会计管理制度。

第八十五条　各单位制定内部会计管理制度应当遵循下列原则：

（一）应当执行法律、法规和国家统一的财务会计制度。

（二）应当体现本单位的生产经营、业务管理的特点和要求。

（三）应当全面规范本单位的各项会计工作，建立健全会计基础，保证会计工作的有序进行。

（四）应当科学、合理，便于操作和执行。

（五）应当定期检查执行情况。

（六）应当根据管理需要和执行中的问题不断完善。

第八十六条　各单位应当建立内部会计管理体系。主要内容包括：单位领导人、总会计师对会计工作的领导职责；会计部门及其会计机构负责人、会计主管人员的职责、权限；会计部门与其他职能部门的关系；会计核算的组织形式等。

第八十七条　各单位应当建立会计人员岗位责任制度。主要内容包括：会计人员的工作岗位设置；各会计工作岗位的职责和标准；各会计工作岗位的人员和具体分工；会计工作岗位轮换办法；对各会计工作岗位的考核办法。

第八十八条　各单位应当建立账务处理程序制度。主要内容包括：会计科目及其明细科目的设置和使用；会计凭证的格式、审核要求和传递程序；会计核算方法；会计账簿的设置；编制会计报表的种类和要求；单位会计指标体系。

第八十九条　各单位应当建立内部牵制制度。主要内容包括：内部牵制制度的原则；组织分工；出纳岗位的职责和限制条件；有关岗位的职责和权限。

第九十条　各单位应当建立稽核制度。主要内容包括：稽核工作的组织形式和具体分工；稽核工作的职责、权限；审核会计凭证和复核会计账簿、会计报表的方法。

第九十一条　各单位应当建立原始记录管理制度。主要内容包括：原始记录的内容和填制方法；原始记录的格式；原始记录的审核；原始记录填制人的责任；原始记录签署、传递、汇集要求。

第九十二条　各单位应当建立定额管理制度。主要内容包括：定额管理的范围；制定和修订定额的依据、程序和方法；定额的执行；定额考核和奖惩办法等。

第九十三条　各单位应当建立计量验收制度。主要内容包括：计量检测手段和方法；计量验收管理的要求；计量验收人员的责任和奖惩办法。

第九十四条　各单位应当建立财产清查制度。主要内容包括：财产清查的范围；财产清查的组织；财产清查的期限和方法；对财产清查中发现问题的处理办法；对财产管理人员的奖惩办法。

第九十五条　各单位应当建立财务收支审批制度。主要内容包括：财务收支审批人员和审批权限；财务收支审批程序；财务收支审批人员的责任。

第九十六条　实行成本核算的单位应当建立成本核算制度。主要内容包括：成本核算的对象；成本核算的方法和程序；成本分析等。

第九十七条　各单位应当建立财务会计分析制度。主要内容包括：财务会计分析的主要内容；财务会计分析的基本要求和组织程序；财务会计分析的具体方法；财务会计分析报告的编写要求等。

第六章　附　则

第九十八条　本规范所称国家统一会计制度，是指由财政部制定、或者财政部与国务院有关部门联合制定、或者经财政部审核批准的在全国范围内统一执行的会计规章、准则、办法等规范性文件。

本规范所称会计主管人员，是指不设置会计机构、只在其他机构中设置专职会计人员的单位行使会计机构负责人职权的人员。

本规范第三章第二节和第三节关于填制会计凭证、登记会计账簿的规定，除特别指出外，一般适用于手工记账。实行会计电算化的单位，填制会计凭证和登记会计账簿的有关要求，应当符合财政部关于会计电算化的有关规定。

第九十九条　各省、自治区、直辖市财政厅（局）、国务院各业务主管部门可以根据本规范的原则，结合本地区、本部门的具体情况，制定具体实施办法，报财政部备案。

第一百条　本规范由财政部负责解释、修改。

第一百零一条　本规范自公布之日起实施。1984 年 4 月 24 日财政部发布的《会计人员工作规则》同时废止。

会计档案管理办法

1998 年 8 月 21 日　　　财政部、国家档案局

第一条　为了加强会计档案管理，统一会计档案管理制度，更好地为发展社会主义市场经济服务，根据《中华人民共和国会计法》和《中华人民共和国档案法》的规定，制定本办法。

第二条　国家机关、社会团体、企业、事业单位、按规定应当建账的个体工商户和其他组织（以下简称各单位），应当依照本办法管理会计档案。

第三条　各级人民政府财政部门和档案行政管理部门共同负责会计档案工作的指导、监督和检查。

第四条　各单位必须加强对会计档案管理工作的领导，建立会计档案的立卷、归档、保管、查阅和销毁等管理制度，保证会计档案妥善保管、有序存放、方便查阅，严防毁损、散失和泄密。

第五条　会计档案是指会计凭证、会计账簿和财务报告等会计核算专业材料，是记录和反映单位经济业务的重要史料和证据。具体包括：

（一）会计凭证类：原始凭证，记账凭证，汇总凭证，其他会计凭证。

（二）会计账簿类：总账，明细账，日记账，固定资产卡片，辅助账簿，其他会计账簿。

（三）财务报告类：月度、季度、年度财务报告，包括会计报表、附表、附注及文字说明，其他财务报告。

（四）其他类：银行存款余额调节表，银行对账单，其他应当保存的会计核算专业资料，会计档案移交清册，会计档案保管清册，会计档案销毁清册。

第六条　各单位每年形成的会计档案，应当由会计机构按照归档要求，负责整理立卷，装订成册，编制会计档案保管清册。

当年形成的会计档案，在会计年度终了后，可暂由会计机构保管一年，

期满之后，应当由会计机构编制移交清册，移交本单位档案机构统一保管；未设立档案机构的，应当在会计机构内部指定专人保管。出纳人员不得兼管会计档案。

移交本单位档案机构保管的会计档案，原则上应当保持原卷册的封装。个别需要拆封重新整理的，档案机构应当会同会计机构和经办人员共同拆封整理，以分清责任。

第七条　各单位保存的会计档案不得借出。如有特殊需要，经本单位负责人批准，可以提供查阅或者复制，并办理登记手续。查阅或者复制会计档案的人员，严禁在会计档案上涂画、拆封和抽换。

各单位应当建立健全会计档案查阅、复制登记制度。

第八条　会计档案的保管期限分为永久、定期两类。定期保管期限分为3年、5年、10年、15年、25年5类。

会计档案的保管期限，从会计年度终了后的第一天算起。

第九条　本办法规定的会计档案保管期限为最低保管期限，各类会计档案的保管原则上应当按照本办法附表所列期限执行。

各单位会计档案的具体名称如有同本办法附表所列档案名称不相符的，可以比照类似档案的保管期限办理。

第十条　保管期满的会计档案，除本办法第十一条规定的情形外，可以按照以下程序销毁：

（一）由本单位档案机构会同会计机构提出销毁意见，编制会计档案销毁清册，列明销毁会计档案的名称、卷号、册数、起止年度和档案编号、应保管期限、已保管期限、销毁时间等内容。

（二）单位负责人在会计档案销毁清册上签署意见。

（三）销毁会计档案时，应当由档案机构和会计机构共同派员监销。国家机关销毁会计档案时，应当由同级财政部门、审计部门派员参加监销。财政部门销毁会计档案时，应当由同级审计部门派员参加监销。

（四）监销人在销毁会计档案前，应当按照会计档案销毁清册所列内容清点核对所要销毁的会计档案；销毁后，应当在会计档案销毁清册上签名盖章，并将监销情况报告本单位负责人。

第十一条　保管期满但未结清的债权债务原始凭证和涉及其他未了事项的原始凭证，不得销毁，应当单独抽出立卷，保管到未了事项完结时为止。单独抽出立卷的会计档案，应当在会计档案销毁清册和会计档案保管清册中列明。

正在项目建设期间的建设单位，其保管期满的会计档案不得销毁。

第十二条　采用电子计算机进行会计核算的单位，应当保存打印出的纸质会计档案。

具备采用磁带、磁盘、光盘、微缩胶片等磁性介质保存会计档案条件的，由国务院业务主管部门统一规定，并报财政部、国家档案局备案。

第十三条　单位因撤销、解散、破产或者其他原因而终止的，在终止和办理注销登记手续之前形成的会计档案，应当由终止单位的业务主管部门或财产所有者代管或移交有关档案馆代管。法律、行政法规另有规定的，从其规定。

第十四条　单位分立后原单位存续的，其会计档案应当由分立后的存续方统一保管，其他方可查阅、复制与其业务相关的会计档案；单位分立后原单位解散的，其会计档案应当经各方协商后由其中一方代管或移交档案馆代管，各方可查阅、复制与其业务相关的会计档案。单位分立中未结清的会计事项所涉及的原始凭证，应当单独抽出由业务相关方保存，并按规定办理交接手续。

单位因业务移交其他单位办理所涉及的会计档案，应当由原单位保管，承接业务单位可查阅、复制与其业务相关的会计档案，对其中未结清的会计事项所涉及的原始凭证，应当单独抽出由业务承接单位保存，并按规定办理交接手续。

第十五条　单位合并后原各单位解散或一方存续其他方解散的，原各单位的会计档案应当由合并后的单位统一保管；单位合并后原各单位仍存续的，其会计档案仍应由原各单位保管。

第十六条　建设单位在项目建设期间形成的会计档案，应当在办理竣工决算后移交给建设项目的接受单位，并按规定办理交接手续。

第十七条　单位之间交接会计档案的，交接双方应当办理会计档案交接手续。

移交会计档案的单位，应当编制会计档案移交清册，列明应当移交的会计档案名称、卷号、册数、起止年度和档案编号、应保管期限、已保管期限等内容。

交接会计档案时，交接双方应当按照会计档案移交清册所列内容逐项交接，并由交接双方的单位负责人负责监交。交接完毕后，交接双方经办人和监交人应当在会计档案移交清册上签名或者盖章。

第十八条　我国境内所有单位的会计档案不得携带出境。驻外机构和境内单位在境外设立的企业（简称境外单位）的会计档案，应当按照本办法和国家有关规定进行管理。

第十九条　预算、计划、制度等文件材料，应当执行文书档案管理规定，不适用本办法。

第二十条　各省、自治区、直辖市人民政府财政部门、档案管理部门，国务院各业务主管部门，中国人民解放军总后勤部，可以根据本办法的规定，结合本地区、本部门的具体情况，制定实施办法，报财政部和国家档案局备案。

第二十一条　本办法由财政部负责解释，自 1999 年 1 月 1 日起执行。1984 年 6 月 1 日财政部、国家档案局发布的《会计档案管理办法》自本办法执行之日起废止。

附表一：企业和其他组织会计档案保管期限表

附表二：财政总预算、行政单位、事业单位和税收会计档案保管期限表

附表一：企业和其他组织会计档案保管期限表

序号	档案名称	保管期限	备注
一	会计凭证类		
1	原始凭证	15 年	
2	记账凭证	15 年	
3	汇总凭证	15 年	

续表

序号	档案名称	保管期限	备注
二	会计账簿类		
4	总账	15 年	包括日记总账。
5	明细账	15 年	
6	日记账	15 年	现金和银行存款日记账保管 25 年。
7	固定资产卡片		固定资产报废清理后保管 5 年。
8	辅助账簿	15 年	
三	财务报告类		包括各级主管部门汇总财务报告。
9	月、季度财务报告	3 年	包括文字分析。
10	年度财务报告（决算）	永久	包括文字分析。
四	其他类		
11	会计移交清册	15 年	
12	会计档案保管清册	永久	
13	会计档案销毁清册	永久	
14	银行余额调节表	5 年	
15	银行对账单	5 年	

附表二：财政总预算、行政单位
事业单位和税收会计档案保管期限表

序号	档案名称	保管期限			备注
		财政总预算	行政单位事业单位	税收会计	
一	会计凭证类				
1	国家金库编送的各种报表及缴库退库凭证	10 年		10 年	
2	各收入机关编送的报表	10 年			
3	行政单位和事业单位的各种会计凭证		15 年		包括：原始凭证、记账凭证和传票汇总表。

续表

序号	档案名称	保管期限			备注
		财政总预算	行政单位事业单位	税收会计	
4	各种完税凭证和缴、退库凭证			15 年	缴款书存根联在销号保管2 年。
5	财政总预算拨款凭证及其他会计凭证	15 年			包括：拨款凭证和其他会计凭证。
6	农牧业税结算凭证			15 年	
二	会计账簿类				
7	日记账		15 年	15 年	
8	总账	15 年	15 年	15 年	
9	税收日记账（总账）和税收票证分类出纳账			25 年	
10	明细分类、分户账或登记簿	15 年	15 年	15 年	
11	现金出纳账、银行存款账		25 年	25 年	
12	行政单位和事业单位固定资产明细账（卡片）				行政单位和事业单位固定资产报废清理后保管5 年。
三	财务报告类				
13	财政总预算	永久			
14	行政单位和事业单位决算	10 年	永久		
15	税收年报（决算）	10 年		永久	
16	国家金库年报（决算）	10 年			
17	基本建设拨、贷款年报（决算）	10 年			
18	财政总预算会计旬报	3 年			所属单位报送的保管2 年。
19	财政总预算会计月、季度报表	5 年			所属单位报送的保管2 年。

续表

序号	档案名称	保管期限			备注
		财政总预算	行政单位事业单位	税收会计	
20	行政单位和事业单位会计月、季度报表		5 年		所属单位报送的保管2 年。
21	税收会计报表（包括票证报表）			10 年	电报保管 1 年，所属税务机关报送的保管 3 年。
四	其他类				
22	会计移交清册	15 年	15 年	15 年	
23	会计档案保管清册	永久	永久	永久	
24	会计档案销毁清册	永久	永久	永久	

注：税务机关的税务经费会计档案保管期限，按行政单位会计档案保管期限规定办理。

财政部
关于印发基层医疗卫生机构新旧会计制度
有关衔接问题的处理规定的通知

2011 年 4 月 2 日　　财会〔2011〕6 号

各省、自治区、直辖市、计划单列市财政厅（局），新疆生产建设兵团财务局：

我部印发的《基层医疗卫生机构会计制度》（财会〔2010〕26 号，以下简称新制度）将于 2011 年 7 月 1 日起在全国基层医疗卫生机构施行，原《医院会计制度》（财会字〔1998〕58 号）届时停止执行。为了做好基层医疗卫生机构新旧会计制度的衔接工作，确保新制度施行平稳、顺利，我们制定了《基层医疗卫生机构新旧会计制度有关衔接问题的处理规定》，现印发给你们，请遵照执行。执行中有何问题，请及时反馈我部。

附件：

基层医疗卫生机构新旧会计制度有关衔接问题的处理规定

根据《财政部关于印发〈基层医疗卫生机构会计制度〉的通知》（财会〔2010〕26 号）的规定，基层医疗卫生机构将于 2011 年 7 月 1 日起执行《基层医疗卫生机构会计制度》（以下简称新制度），不再执行原《医院会计制度》（财会字〔1998〕58 号，以下简称原制度）。为了做好新制度与原制度的衔接工作，现对基层医疗卫生机构执行新制度的有关衔接问题规定如下：

一、新旧制度衔接总要求

（一）新旧制度衔接前的准备

基层医疗卫生机构在新旧会计制度衔接前，应对本单位的资产和负债进行全面清查和盘点，并按照原制度的规定将清查和盘点事项进行处理。

（二）旧账的截止和新账的建立

2011 年 7 月 1 日之前，基层医疗卫生机构仍应按照原制度进行会计核算，并按照原制度的规定编制 2011 年上半年度（1－6 月）会计报表。自 2011 年 7 月 1 日起，基层医疗卫生机构应根据新制度设置新账，将原账中 2011 年 6 月 30 日的各会计科目期末余额转入新账并按新制度进行调整。基层医疗卫生机构应根据调整后的科目余额编制科目余额表，作为新账中各会计科目 2011 年 7 月 1 日的期初余额，并按照新制度编制 2011 年 7 月 1 日的期初资产负债表。

上述"原账中的各会计科目"是指原制度规定的会计科目以及基层医疗卫生机构参照财政部印发的相关补充规定增设的会计科目。

新旧会计科目对照情况参见本规定附表。

二、新旧会计科目衔接

（一）资产类

1. "现金"、"银行存款"、"零余额账户用款额度"、"其他货币资金"、"财政应返还额度"、"应收医疗款"、"其他应收款"、"固定资产"、"在建工程"和"无形资产"科目

新制度设置了"库存现金"、"银行存款"、"零余额账户用款额度"、"其他货币资金"、"财政应返还额度"、"应收医疗款"、"其他应收款"、"固定资产"、"在建工程"和"无形资产"科目，其核算内容与原制度相应科目的核算内容基本相同。转账时，应将原账中以上科目的余额直接转入新账中相应科目。新账中相应科目设有明细科目的，应将原账中以上科目的余额加以分析后分别转入新账中相应科目的相关明细科目。

2. "药品"、"药品进销差价"、"库存物资"和"在加工材料"科目

新制度未设置"药品"、"药品进销差价"、"在加工材料"科目，但

设置了"库存物资"科目，其核算范围包括了原账中"药品"、"库存物资"、"在加工材料"科目的核算内容。转账时，应在新账中"库存物资"科目下设置"药品"、"卫生材料"、"低值易耗品"、"其他材料"等明细科目，将原账中"药品"、"库存物资"和"在加工材料"科目的明细科目余额分别转入新账中的"库存物资"科目的相应明细科目；将原账中"药品进销差价"科目相关明细科目的余额按照 2011 年 6 月各明细科目的药品综合差价率分摊后的金额，分别转入新账中"库存物资——药品"科目的相应明细科目。转入新账中"库存物资——药品"明细科目金额的合计数应等于原账中"药品"科目余额减去"药品进销差价"科目余额后的金额。

3. "应收在院病人医药费"、"坏账准备"、"待摊费用"和"开办费"科目。

新制度未设置"应收在院病人医药费"、"坏账准备"、"待摊费用"和"开办费"科目。转账时，应将原账中的以上科目的余额结转入新账中的"事业基金"科目

4. "待处理财产损溢"科目

新制度未设置"待处理财产损溢"科目。转账时，如原账中的"待处理财产损溢"科目尚未按照相关规定完成批准程序，应在"其他应收款"科目下设置"待处理财产损溢"明细科目，并将原账中的"待处理财产损溢"科目转入新账中的"其他应收款——待处理财产损溢"明细科目。按照相关规定完成批准程序后，应将新账中的"其他应收款——待处理财产损溢"明细科目的余额结转入新账中的"事业基金"科目后予以核销。

5. "对外投资"科目

新制度未设置"对外投资"科目。转账时，如原账中的"对外投资"科目尚未结清，应在"其他应收款"科目下设置"对外投资"明细科目，并将原账中的"对外投资"科目的余额转入新账中的"其他应收款——对外投资"明细科目。待有关对外投资收回后，将新账中的"其他应收款——对外投资"明细科目予以核销，投资损益直接调整新账中的"事业基金"科目。

（二）负债类

1. "短期借款"科目

新制度未设置"短期借款"科目，但设置了"借入款"科目，其核算内容与原制度"短期借款"科目的核算内容基本相同。转账时，应将原账中的"短期借款"科目的余额直接转入新账中的"借入款"科目。

2. "应缴超收款"科目

新制度未设置"应缴超收款"科目，但设置了"应缴款项"科目，其核算内容与原制度中的"应缴超收款"不同。主要区别是：新制度中的"应缴款项"科目的核算范围比原制度中的"应缴超收款"科目的核算范围大，包括了按照规定应缴入国库或财政专户的全部款项。若原账中"应缴超收款"科目有期末余额，则应于转账时将其转入新账中的"应缴款项"科目

3. "应付账款"科目

新制度设置了"应付账款"科目，其核算内容与原制度"应付账款"科目的核算内容基本相同。转账时，应将原账中的"应付账款"科目的余额直接转入新账中的"应付账款"科目。

4. "预收医疗款"科目

新制度设置了"预收医疗款"科目，其核算内容与原制度相应科目有所不同，主要区别是：新制度下的"预收医疗款"科目核算基层医疗卫生机构预收住院病人医疗款和医疗保险机构预付并需结算的医疗保险金。转账时，应将原账中的"预收医疗款"科目中的预收住院病人医疗款和医疗保险机构预付并需结算的医疗保险金余额转入新账中的"预收医疗款"科目；应将原账中的"预收医疗款"科目中的医疗保险总额预付且不需结算的医疗保险金余额转入新账中的"事业基金"科目。

5. "应付工资（离退休费）"、"应付地方（部门）津贴补贴"、"应付其他个人收入"科目

新制度未设置"应付工资（离退休费）"、"应付地方（部门）津贴补贴"、"应付其他个人收入"科目，但设置了"应付职工薪酬"科目。转账时，应将原账中"应付工资（离退休费）"、"应付地方（部门）津贴补

贴"、"应付其他个人收入"科目的余额分析转入新账中的"应付职工薪酬"的相应明细科目。

6. "应付社会保障费"、"其他应付款"科目

新制度设置了"应付社会保障费"和"其他应付款"科目，其核算内容与原制度相应科目有所不同。主要区别是：新制度下的"应付社会保障费"科目的核算范围比原制度规定范围大，包括了代扣代交的住房公积金等；新制度下的"其他应付款"科目的核算范围比原制度规定范围小，不包括代扣代交的住房公积金、应交的各种税金等。新制度同时增设了"应交税费"科目。转账时，应将原账中"应付社会保障费"科目的余额转入新账中的"应付社会保障费"科目。应对原账中的"其他应付款"科目余额进行分析，对于其中属于代扣代交的住房公积金等应付社会保障费部分，转入新账中的"应付社会保障费"科目；对于其中属于应交税费的部分，转入新账中的"应交税费"科目；对于其中属于新制度"其他应付款"科目核算内容的部分，转入新账中的"其他应付款"科目。

实行"收支两条线"管理的基层医疗卫生机构，如有尚未确定应上缴或留用的医疗收费，应将相关款项从原账中的"其他应付款"等科目转入新账中的"待结算医疗款"科目；如有已确定上缴国库或财政专户的医疗收费，应将相关款项从原账中的"其他应付款"等科目转入新账中的"应缴款项"科目。

7. "预提费用"科目

新制度未设置"预提费用"科目。转账时，应将原账中的"预提费用"科目的余额转入新账中的"事业基金"科目。

8. "长期借款"、"长期应付款"科目

新制度未设置"长期借款"、"长期应付款"科目。转账时，如原账中的"长期借款"和"长期应付款"科目尚未结清，应在"其他应付款"科目下设置"长期借款"和"长期应付款"明细科目，并将原账中的"长期借款"、"长期应付款"科目的余额转入新账中的"其他应付款——长期借款"和"其他应付款——长期应付款"明细科目。"其他应付款——长期借款"和"其他应付款——长期应付款"明细科目待有关长期借款和长期应

付款偿还后予以核销。

（三）净资产类

1. "固定基金"科目

新制度设置了"固定基金"科目，其核算内容与原制度相应科目有所不同。主要区别是：新制度下的"固定基金"科目的核算范围比原制度规定范围大，包括了固定资产占用、在建工程占用和无形资产占用。转账时，应将原账中的"固定基金"科目的余额转入新账中的"固定基金——固定资产占用"明细科目，并分别按照新账中的"在建工程"、"无形资产"科目余额，借记新账中的"事业基金"科目，贷记新账中的"固定基金——在建工程占用"、"固定基金——无形资产占用"科目。

2. "事业基金"、"结余分配"科目

新制度设置了"事业基金"、"结余分配"科目，其核算内容与原制度"事业基金"、"结余分配"科目的核算内容基本相同。转账时，应将原账中的以上科目的余额直接转入新账中的相应科目。

3. "专用基金"科目

新制度设置了"专用基金"科目，其核算内容与原制度相应科目有所不同。主要区别是：新制度下的"专用基金"科目的核算范围与原制度规定范围不同，原制度"专用基金"科目包括修购基金、职工福利基金、住房基金、留本基金等，新制度"专用基金"科目包括医疗风险基金、职工福利基金、奖励基金和其他专用基金。转账时，应将原账中"专用基金——职工福利基金"明细科目的余额转入新账中"专用基金——职工福利基金"明细科目，对于职工福利基金中含有职工福利费的，应将其余额分析结转入新账中的"其他应付款"科目；应将原账中"专用基金——修购基金"明细科目的余额转入新账中"事业基金"科目。按照地方有关规定需要继续提取或保留住房基金和留本基金的，应将原账中"专用基金——住房基金"、"专用基金——留本基金"明细科目的余额转入新账中"专用基金——其他专用基金"明细科目；按照地方有关规定不再继续提取或保留住房基金和留本基金的，应将原账中"专用基金——住房基金"、"专用基金

——留本基金"明细科目的余额转入新账中"事业基金"明细科目。

4."收支结余"科目

新制度未设置"收支结余"科目，但设置了"本期结余"科目。转账时，应将原账中的"收支结余"科目的余额分析转入新账中的"本期结余"科目。

（四）收入支出类

"财政补助收入"、"上级补助收入"、"医疗收入"、"药品收入"、"其他收入"、"医疗支出"、"药品支出"、"管理费用"、"财政专项支出"、"其他支出"科目。

由于原账中以上收入支出科目期末无余额，不需要进行转账处理。自2011年7月1日起，基层医疗卫生机构应按照新制度设置收入、支出科目并进行账务处理，并按照新制度要求设置新账中的有关限定用途资金备查簿，即将尚未支用的财政补助资金和其他限定用途资金分析登记入"财政基本支出备查簿"、"财政项目支出备查簿"和"其他限定用途资金备查簿"。

三、新旧会计报表衔接

（一）2011年7月1日的期初资产负债表的编制

基层医疗卫生机构应根据上述规定转账并作调整后的各会计科目2011年7月1日的月初余额，按照新制度编制2011年7月1日的期初资产负债表。

（二）2011年会计报表的编。

1. 2011年7—12月会计报表

基层医疗卫生机构在编制2011年7—12月的月度资产负债表时，不要求填列"年初余额"栏。

基层医疗卫生机构在编制2011年7—12月的月度、季度收入支出总表、业务收支明细表和财政补助收支明细表时，应在表中"本月数"栏之前增加"1—6月"栏，该栏数据根据2011年1—6月原账中收支数据按新制度收支分类口径进行调整后的数据填列（不改变原账中收支计量口径）。表中"本月数"栏按新制度规定的填列口径填列7—12月各月份的数据。表中"本年累计数"栏按照表中"1—6月"栏数据加上7—12月按新制度口径计算的数据填列。

2. 2011 年度会计报表

基层医疗卫生机构应编制的 2011 年度会计报表包括资产负债表、收入支出总表、业务收支明细表、财政补助收支明细表和净资产变动表。

在编制 2011 年年末资产负债表和净资产变动表时，不要求填列"年初余额"栏。

在编制 2011 年度收入支出总表、业务收支明细表和财政补助收支明细表时，不要求填列上年比较数，但应在"本年累计数"栏之前增加"1—6月"栏，该栏数据的填列方法同上述 2011 年 7—12 月报表的编制。

（三）2012 年度会计报表的编制

基层医疗卫生机构应按照新制度规定编制 2012 年的月度、季度、年度会计报表。在编制 2012 年度收入支出总表、业务收支明细表和财政补助收支明细表时，不要求填列上年比较数。

附：

基层医疗卫生机构新旧会计科目对照表

| 序号 | 新科目 | | 原科目 |
	科目编号 一级科目明细	科目名称	
一、资产类			
1	101	库存现金	现金
2	102	银行存款	银行存款
3	103	零余额账户用款额度	＋零余额账户用款额度
4	104	其他货币资金	其他货币资金
5	110	财政应返还额度	＋财政应返还额度
	11001	财政直接支付	财政直接支付
	11002	财政授权支付	财政授权支付
			应收在院病人医药费

续表

序号	新科目 科目编号 一级科目明细	新科目 科目名称	原科目
6	111	应收医疗款	应收医疗款
7	112	其他应收款	其他应收款
			坏账准备
8	121	库存物资	药品
			药品进销差价
			库存物资
			在加工材料
			待摊费用
			对外投资
9	123	待摊支出	
10	131	固定资产	固定资产
11	133	在建工程	在建工程
12	141	无形资产	无形资产
			开办费
			待处理财产损溢
二、负债类			
13	201	借入款	短期借款
14	202	待结算医疗款	
15	203	应缴款项	应缴超收款
16	206	应付账款	应付账款
17	207	预收医疗款	预收医疗款
18	208	应付职工薪酬	+应付工资（离退休费）
			+应付地方（部门）津贴补贴
			+应付其他个人收入
19	210	应付社会保障费	应付社会保障费
20	211	应交税费	
21	221	其他应付款	其他应付款
			预提费用
			长期借款
			长期应付款

续表

序号	新科目 科目编号 一级科目明细		科目名称	原科目
三、净资产类				
22	301		固定基金	固定基金
	30101		固定资产占用	
	30102		在建工程占用	
	30103		无形资产占用	
23	302		事业基金	事业基金
				一般基金
				投资基金
24	303		专用基金	专用基金
25	304		本期结余	收支结余
26	305		财政补助结转（余）	
	30501		财政基本补助结转	
	30502		财政项目补助结转（余）	
27	306		其他限定用途结转（余）	
28	308		结余分配	结余分配
	30801		待分配结余	待分配结余
	30802		提取专用基金	提取职工福利基金
	30803		事业基金弥补亏损	事业基金弥补亏损
四、收入类				
29	401		医疗收入	医疗收入
	40101		门诊收入	药品收入
	40102		住院收入	
30	402		财政补助收入	财政补助收入
31	403		上级补助收入	上级补助收入
五、支出类				
32	406		其他收入	其他收入
33	501		医疗卫生支出	医疗支出
	50101		医疗支出	药品支出
	50102		公共卫生支出	

新科目			原科目
序号	科目编号	科目名称	
	一级科目明细		
34	502	财政基建设备补助支出	财政专项支出
35	506	其他支出	其他支出
			管理费用

注：上表中标有"＋"号的会计科目为基层医疗卫生机构参照财政部印发的相关补充规定增设的会计科目。其中，"应付工资（离退休费）"、"应付地方（部门）津贴补贴"、"应付其他个人收入"三个科目取代了原医院会计制度中"205 应付工资"科目。

后　记

2010 年 12 月，财政部、卫生部制定下发了《基层医疗卫生机构财务制度》《基层医疗卫生机构会计制度》。从 2011 年 7 月 1 日起，我国政府举办的基层医疗卫生机构开始实施新的《基层医疗卫生机构财务制度》和《基层医疗卫生机构会计制度》（以下简称新制度）。这是贯彻落实《中共中央、国务院关于深化医药卫生体制改革的意见》等医改文件精神的一项具体措施，也是推进基层医疗卫生机构综合改革的一项重要内容，对于强化经济管理、完善财务监督、规范会计核算、提高基层医疗卫生机构会计信息质量、促进事业健康发展具有十分重要的意义。

为保证新制度的顺利实施和有效执行，我们组织参与新制度制定的有关同志和专家编写了《基层医疗卫生机构财务与会计实务》，以帮助基层医疗卫生机构财务人员和管理者理解、掌握和运用新制度。本书比较全面、系统地介绍了新制度的具体内容，讲解了财务管理的基本要求，对新制度的重点、难点问题进行了详尽解释，列举了大量经济业务事项来说明会计核算的具体方法，兼具指导性和实用性。

本书具有 5 个特点：一是全面性。全书内容不仅包含财务管理与核算知识，还包含相关政策特别是医药卫生体制改革有关政策。二是新颖性。本书以解读基层医疗卫生机构会计核算为基础，将基层医疗卫生机构经济管理、会计核算、财务控制三方面有机融合在一起，体例更加新颖，内容上更有助于培养财务会计人员的综合职业能力。三是权威性。由参与新制度修订人员和具有丰富财务会计工作实践经验人员承担具体编写工作，对制度的理解更加深透，更具权威性、科学性和准确性。四是系统性。通过对基层医疗卫生机构会计核算、预算管理、财务监督、财务控制、报表编制、财务报告等内容的系统整合，使本书涵盖了基层医疗卫生机构财务管理与会计核算的各个方面。五是实用性。本书设计了大量案例，对基层医疗卫生机构财务制度、会计制度中的重点、难点和疑点进行了剖析，有助于基层医疗卫生机构财务人员熟悉掌握财务管理、会计核算的基本知识、基本技能、基本方法，适应新制度对财务会计岗位技术能力的需要。本书既可作为新制度的培训教材，也是基层医疗卫生机构财务人员和管理者必备的工具书。

本书由卫生部规划财务司组织编写。参加撰稿的人员有：张义宗、应亚珍、何克春、闫向东、刘金林、李明、谭敏华、高宪甫、王伟琴、冯仇美、赵晓宇、戚以萍、吴天、王辉、李鑫、王金玲、陈小可等。应亚珍、张义宗、何克春同志对全书进行了总纂，李斌、何锦国、朱洪彪同志对全书进行了修改和审定。

由于时间仓促，加之编者水平有限，难免存在疏漏和不妥之处，敬请批评指正。

卫生部规划财务司